实用消化
疾病诊疗与护理

沈晓玉 ◎著

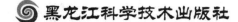
黑龙江科学技术出版社

图书在版编目（CIP）数据

实用消化疾病诊疗与护理 / 沈晓玉著. –– 哈尔滨：
黑龙江科学技术出版社，2022.4（2023.1 重印）
ISBN 978-7-5719-1289-5

Ⅰ.①实… Ⅱ.①沈… Ⅲ.①消化系统疾病–诊疗②
消化系统疾病–护理 Ⅳ.①R57②R473.5

中国版本图书馆CIP数据核字(2022)第033083号

实用消化疾病诊疗与护理
SHIYONG XIAOHUA JIBING ZHENLIAO YU HULI

作 者	沈晓玉	
责任编辑	陈元长	
封面设计	刘彦杰	
出 版	黑龙江科学技术出版社	
地 址	哈尔滨市南岗区公安街70-2号 邮编：150001	
电 话	（0451）53642106 传真：（0451）53642143	
网 址	www.lkcbs.cn www.lkpub.cn	
发 行	全国新华书店	
印 刷	三河市元兴印务有限公司	
开 本	787mm×1092mm 1/16	
印 张	17.25	
字 数	406千字	
版 次	2022年4月第1版	
印 次	2023年1月第2次印刷	
书 号	ISBN 978-7-5719-1289-5	
定 价	42.00元	

前　言

　　消化系统疾病与全身性疾病关系密切。一方面，消化系统疾病不仅仅是消化道内的疾病，它还会引起一些全身性表现，甚至在某个时期会掩盖本系统疾病的基本症状；另一方面，全身性疾病常以消化系统症状为主要表现。因此，消化专业医师必须具备坚实的一般临床基础，着眼于患者的整体，进行整体与局部相结合的诊治。消化科是内科一个重点的科室，保障其护理工作的顺利进行尤为重要。本书旨在为消化内科临床护理人员提供最新的专业理论和专业指导，帮助护理人员熟练掌握基本理论知识和临床护理技能，以提高护理质量。

　　本书是一本理论与实践紧密结合的治疗学专著，对消化系统疾病的临床表现、治疗诊断均做了全面论述。全书主要讲述了各种消化系统疾病的临床诊断与治疗技术，既有丰富的临床经验的总结，又有许多新知识，最后还详细论述了消化内科中的常见病及多发病，如胃炎、肝硬化、胆道感染、胰腺炎、溃疡性结肠炎等。全书力求详尽准确、语言简洁，以增强本书的实用性及可操作性，本书是一本实用的临床护理参考书，适合消化内科及相关专业护理人员和医生使用。

　　由于作者水平有限，加之编写时间仓促，书中难免存在缺点和不足，真切希望各位读者提出修改意见。

编　者

目　录

第一章　消化系统疾病基础

第一节　消化系统的结构和功能

一、概述

消化系统包括消化道、各种消化腺及与消化活动有关的神经、体液调节,其结构见图 1-1。消化道为经口腔、咽喉、食管、胃、小肠、大肠直至直肠、肛门的连续性管道,其中位于十二指肠悬韧带以上的食管、胃、十二指肠、空肠上段等消化管道,肝、胰腺等消化腺,以及胆道、胰管等腺体导管称上消化道,十二指肠悬韧带以下的消化管道称下消化道。

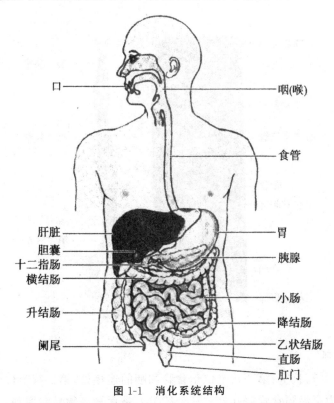

口　　　　　　　　　　咽(喉)

食管

肝脏　　　　　　　　　胃
胆囊　　　　　　　　　胰腺
十二指肠
横结肠

升结肠　　　　　　　　小肠

降结肠

阑尾　　　　　　　　　乙状结肠
直肠
肛门

图 1-1　消化系统结构

消化系统的功能是消化食物,吸收养料、水分和无机盐,并排出残渣(粪便)。消化包括物理性消化和化学性消化。物理性消化是指消化道对食物的机械作用,包括咀嚼、吞咽和各种形式的蠕动运动,以磨碎食物,使消化液充分与食物混合,并推动食团或食糜下移等;化学性消化是指消化腺分泌的消化液对食物进行化学分解,如把蛋白质分解为氨基酸,淀粉分解为葡萄糖,脂肪分解为脂肪酸和甘油,这些分解后的营养物质被小肠(主要是空肠)吸收,进入血液和淋巴。这两种消化方通常式同时进行,相互配合。不能被消化和吸收的食物残渣最终形成粪便,通过大肠排出体外。

消化腺可分为大消化腺和小消化腺,前者指大唾液腺、肝和胰,后者指唇腺、颊腺、舌腺、食管腺、胃腺和肠腺等。人体每日由各种消化腺分泌的消化液总量为 6～8 L,消化液的主要功能:①分解食物中的各种成分;②为各种消化酶提供适宜的 pH 环境;③保护消化道黏膜;④稀释食物,使其渗透压与血浆的渗透压相等。消化液的分泌包括从血液中摄取原料、在细胞内合成分泌物及将分泌物排出等一系列复杂的过程。腺细胞的分泌活动受神经、体液的调节。

消化道还具有内分泌功能,在消化道的黏膜下存在数种内分泌细胞,合成和释放多种有生物活性的化学物质,统称为胃肠激素,如胰高血糖素、胰岛素、生长抑素等。胃肠激素的主要作用是调节消化器官的功能,也可对体内的其他器官功能产生广泛影响。另外,一些肽类物质如胃泌素、胆囊收缩素、P 物质等,既存在于中枢神经系统,也存在于消化系统中,具有双重分布的特点,称为脑-肠肽。

二、食管的结构和功能

食管是一个前后扁平的肌性管,是消化道各部中最狭窄的部分,依其行程可分为颈部、胸部和腹部三段(图 1-2)。

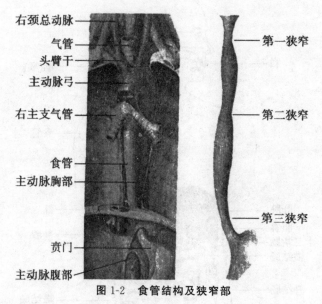

图 1-2　食管结构及狭窄部

1.食管的狭窄部

食管全程有三处较狭窄:第一狭窄位于食管和咽的连接处,第二狭窄位于食管与左支气管交叉处,第三狭窄为穿经膈食管裂孔处。三个狭窄处是食管异物易滞留和食管癌好发的部位。

2.食管壁的结构

食管壁厚 4 mm,具有消化管典型的四层结构,食管壁从内到外由黏膜、黏膜下层、肌层和外膜组成,但缺乏浆膜层。食管外膜由疏松结缔组织构成。

3.食管的消化功能

食管有两大功能,即让食物从口腔转运至胃和控制胃食管反流。

三、胃的结构和功能

胃是消化管的最膨大部分,容量为 1 500 mL。大部分位于腹上部的左季肋区,上连食管,下续十二指肠,具有暂时贮存食物的功能。食物在胃内完成胃液的化学性消化及胃壁肌肉运动的机械性消化。

(一)胃的形态和分部

胃上端与食管连接处是胃的入口,叫贲门;下端连接十二指肠的出口,叫幽门。贲门左侧食管末端左缘与胃底形成的锐角称为贲门切迹。胃上缘凹向右上方的部位叫胃小弯,其最低点弯度的明显折转处称角切迹,下缘凸向左下方的部位叫胃大弯。胃分为四部:贲门附近的部分称贲门部,贲门平面以上向左上方膨出的部分叫胃底,胃底向下至角切迹处的中间部分称为胃体,胃体下缘与幽门之间的部分叫幽门部。在幽门表面,由于幽门括约肌的存在,有一缩窄的环形沟,由幽门前静脉横过幽门前方,为幽门括约肌所在之处。幽门前方可见幽门前静脉,是手术时确认幽门的标志(图 1-3)。

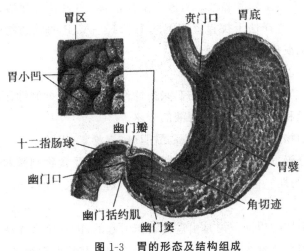

图 1-3 胃的形态及结构组成

胃的形态和位置因体形不同而差异较大,根据活体 X 线钡餐透视可将胃分成钩形胃、角型胃、长胃。

(二)胃壁的结构

胃壁共四层,自内向外依次为黏膜层、黏膜下层、肌层和浆膜层。

1.黏膜层

胃黏膜柔软,血供丰富,呈橘红色,胃空虚时形成许多皱襞,充盈时变平坦。胃小弯、幽门部的黏膜较平滑,神经分布丰富,是酸性食糜必经之路,易受机械损伤及胃酸消化酶的作用,所以易发生溃疡,临床上胃黏膜皱襞的改变常表示有病变发生。

2.黏膜下层

黏膜下层由疏松结缔组织和弹力纤维组成,起缓冲作用。当胃扩张或蠕动时,黏膜可伴随这种活动而伸展或移位。此层含有较大的血管、神经丛和淋巴管。胃黏膜炎或黏膜癌可经黏膜下层扩散。

3.肌层

胃壁的肌层较厚,由三层平滑肌组成:外层为纵行肌,大弯和小弯部分较发达;中层为环行肌,在贲门和幽门处变得很厚,形成贲门括约肌和幽门括约肌;内层为斜行肌,由贲门左侧沿胃底向胃体方向进行,以下渐渐分散变薄,以至不见。在环行肌与纵行肌之间含有肌层神经丛。胃的各种生理运动主要靠肌层来完成。

4.浆膜层

胃壁的浆膜层是胃的外膜,实际上是腹膜覆盖在胃表面的部分。其覆盖主要在胃的前上面和后下面,并在胃小弯和胃大弯处分别组成小网膜和大网膜。

(三)胃内的消化功能

1.胃液的分泌

胃黏膜是一个复杂的分泌器官,含有三种管状的外分泌腺细胞和多种内分泌细胞。贲门腺为黏液腺,分泌黏液;幽门腺是分泌碱性黏液的腺体;泌酸腺由壁细胞、主细胞和黏液颈细胞组成,分别分泌盐酸、胃蛋白酶原和黏液。胃液为酸性液体,主要含有盐酸,H^+的分泌靠壁细胞顶膜上的质子泵实现。选择性干扰胃壁细胞的H^+/K^+-ATP酶的药物已被用来有效抑制胃酸分泌,成为新型的抗溃疡药物。

2.胃液分泌的调节

胃液分泌受许多因素的影响,其中有的起兴奋性作用,有的起抑制性作用。进食是胃液分泌的自然刺激,通过神经和体液因素调节胃液的分泌。

(1)刺激胃酸分泌的物质有内源性物质、乙酰胆碱、胃泌素、组胺。

(2)消化期的胃液分泌:进食后胃液分泌的机制一般按接受食物刺激的部位分成三个时期来分析,即头期、胃期和肠期。但必须注意,三个时期的划分是人为的,实际上三个时期几乎是同时开始、相互重叠的。

①头期胃液分泌:头期的胃液分泌是由进食动作引起的,因其传入冲动均来自头部感受器(眼、耳、口腔、咽、食管等),故称为头期。头期胃液分泌的量和酸度都很高,而胃蛋白酶的含量尤其高。资料表明,头期胃液分泌与食欲有很大关系。

②胃期胃液分泌:食物入胃后,对胃产生机械性和化学性刺激,继续引起胃液分泌。其主要途径为扩张刺激胃底、胃体部的感受器,通过迷走神经长反射和壁内神经丛的短反射,引起胃腺分泌;扩张刺激胃幽门部,通过壁内神经丛,作用于G细胞,引起胃泌素的释放;食物的化学成分直接作用于G细胞,引起胃泌素的释放。

此期胃液的酸度也很高,但胃蛋白酶含量却比头期分泌的胃液少。

③肠期胃液分泌:将食糜提取液、蛋白胨液由瘘管直接注入十二指肠,也可引起胃液分泌的轻度增加,说明食物在离开胃进入小肠后,还有继续刺激胃液分泌的作用。机械扩张游离的空肠袢,胃液分泌也增加。肠期胃液分泌的量不大,占进食后胃液分泌总量的1/10,这可能与食物在小肠内同时还产生许多对胃液起抑制性作用的分泌调节有关。

(3)胃液分泌的抑制性因素:正常消化期的胃液分泌还受各种抑制性因素的调节,实际表现的胃液分泌正是兴奋和抑制性因素共同作用的结果。在消化期内,抑制胃液分泌的因素除精神、情绪因素外,主要有盐酸、脂肪和高张溶液三种。

四、小肠的结构和功能

小肠可分为十二指肠、空肠和回肠三部分。小肠是进行消化和吸收的重要器官,小肠内消化是消化过程中最重要的阶段。在小肠内,食糜受到胰液、胆汁和小肠液的化学性消化及小肠运动的机械性消化。食物通过小肠后,消化过程基本完成,许多营养物质也在这一部位被吸收,未被消化的食物残渣则从小肠进入大肠。食物在小肠内的存留时间与食物的性质有关,一般为3~8 h。

(一)十二指肠

十二指肠介于胃与空肠之间,因相当于十二个横指并列的长度而得名。十二指肠呈"C"形,包绕胰头,可分上部、降部、水平部和升部四部。十二指肠降部的后内侧壁上有胆总管和胰腺管的共同开口,胆汁和胰液由此流入小肠(图1-4)。十二指肠上部近幽门约2.5 cm的一段肠管壁较薄,黏膜面较光滑,没有或甚少环状襞,此段称十二指肠球部,是十二指肠溃疡的好发部位。

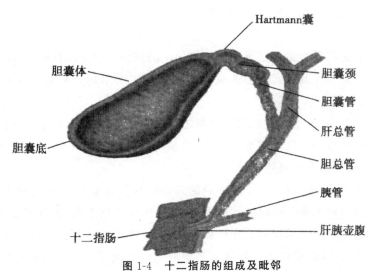

图 1-4　十二指肠的组成及毗邻

(二)空肠与回肠

空肠和回肠上端起自十二指肠空肠曲,下端接续盲肠,空肠和回肠一起被肠系膜悬系于腹后壁,合称系膜小肠。有系膜附着的边缘称系膜缘,其相对缘称游离缘或对系膜缘。

空肠和回肠之间无明显分界,它们在形态和结构上的变化是逐渐改变的。

(三)小肠壁的结构

小肠由黏膜层、黏膜下层、肌层和浆膜层四层构成。约2 %的成人在距回肠末端0.3~1 cm范围的回肠对系膜缘上有长2~5 cm的囊状突起,自肠壁向外突出,称梅克尔憩室,是胚胎时期卵黄囊管未完全消失形成的。梅克尔憩室易发炎或合并溃疡穿孔,并因其位置靠近阑尾,故症状与阑尾炎相似。

(四)小肠的消化功能

小肠内消化是消化过程中最重要的阶段。在小肠内,食糜受到胰液、胆汁和小肠液的化学性消化及小肠运动的机械性消化。食物通过小肠后,消化过程基本完成,许多营养物质也在这一部位吸收,未被消化的食物残渣则从小肠进入大肠。食物在小肠内的存留时间与食物的性质有关,一般为 3～8 h。

小肠有三大功能,即消化吸收、分泌及运动功能,以消化吸收功能和分泌功能为主。

1.小肠的消化吸收功能

在消化系统中,小肠是吸收的主要部位,食物在口腔和食管内实际上不被吸收。人的小肠长 5～7 m,黏膜具有环状皱褶,并拥有大量指状突起的绒毛,使吸收面增大 30 倍,达 10 m^2;食物在小肠内已被消化,适于吸收;食物在小肠内停留的时间也相对长。这些都是对小肠吸收非常有利的条件。

2.小肠的分泌功能

小肠的另一主要功能为分泌功能。小肠内有两种腺体:十二指肠腺和肠腺。十二指肠腺又称勃氏腺,是分布在十二指肠范围内的一种分支管泡状腺,位于黏膜下层内。其分泌碱性液体,内含黏蛋白,主要功能是保护十二指肠的上皮不被胃酸侵蚀。肠腺又称李氏腺,分布于全部小肠的黏膜层内,肠腺的分泌液构成小肠液的主要成分。

3.小肠的运动功能

小肠的运动功能是靠肠壁的两层平滑肌完成的。肠壁的外层是纵行肌,内层是环行肌。

(1)小肠的运动形式:小肠的运动形式包括紧张性收缩、分节运动和蠕动三种。

(2)小肠运动的调节:

①内在神经丛的作用:位于纵行肌和环行肌之间的肌间神经丛对小肠运动起主要调节作用。当机械和化学刺激作用于肠壁感受器时,通过局部反射可引起平滑肌的蠕动运动。切断小肠的外来神经,小肠的蠕动仍可进行。

②外来神经的作用:一般来说,副交感神经的兴奋能加强肠运动,而交感神经兴奋则产生抑制作用。但上述效果还因肠肌当时的状态而定,如肠肌的紧张性高,无论副交感或交感神经兴奋都使之受到抑制;相反,如肠肌的紧张性低,则这两种神经兴奋都有增强其活动的作用。

③体液因素的作用:小肠壁内的神经丛和平滑肌对各种化学物质具有广泛的敏感性。除两种重要的神经递质乙酰胆碱和去甲肾上腺素外,还有一些肽类激素和胺,如 P 物质、脑啡肽和 5-羟色胺,都有兴奋肠运动的作用。

小肠内容物向大肠的排放,除与回盲括约肌的活动有关外,还与食糜的流动性和回肠与结肠内的压力差有关:食糜越稀,通过回盲瓣也越容易;小肠腔内压力升高,也可迫使食糜通过括约肌。

五、大肠的结构和功能

大肠是消化管的下段,起自右髂窝,全长 1.5 m,全程围绕于空、回肠的周围,可分为盲肠、阑尾、结肠、直肠和肛管五部分。除直肠、肛管和阑尾外,结肠和盲肠具有三种特征性结构,即结肠带、结肠袋和肠脂垂。

(一)盲肠

盲肠是大肠的开始部分,位于右髂窝内,左接回肠,上通升结肠,下端为盲端。

回肠末端向盲肠的开口称回盲口。此处肠壁内的环行肌增厚,并覆以黏膜而形成上下两片半月形的皱襞,称回盲瓣,可以阻止小肠内容物过快地流入大肠,利于食物在小肠内的消化吸收,并可防止盲肠内容物逆流入回肠。

(二)阑尾

在盲肠下端的后内侧壁伸出一条细长的阑尾,其末端游离,外形酷似蚯蚓,又称引突。其长度因人而异,一般长 5～7 cm,内腔与盲肠相通。偶有长约 20 cm 或短至 1 cm 者,阑尾缺如者少见。成人阑尾的管径多在 0.5～1 cm,并随着年龄增长而缩小,容易被肠石阻塞导致阑尾炎。

阑尾的位置主要取决于盲肠的位置,因此阑尾与盲肠一起位于右髂窝内,少数情况下可随盲肠位置变化而出现异位阑尾,如高位阑尾、低位阑尾及左下腹阑尾等。阑尾根部的体表投影点通常在右髂前上棘与脐连线的中、外 1/3 交点处,该点称阑尾麦氏点(McBurney point)。

(三)结肠

结肠是介于盲肠与直肠之间的一段大肠,整体呈"M"形,围绕在空回肠的周围,可分为升结肠、横结肠、降结肠和乙状结肠四部分。

结肠肠壁分为黏膜、黏膜下层、肌层和外膜四部分。

(四)直肠

直肠是消化管位于盆腔下部的一段,全长 10～14 cm,从第 3 骶椎前方起自乙状结肠后,沿骶、尾骨前面下行穿过盆膈移行于肛管。

(五)肛管

肛管的上界为直肠穿过盆膈的平面,下界为肛门,长 4 cm。男性肛管前面与尿道及前列腺相毗邻,女性则为子宫及阴道,后为尾骨。肛管被肛门括约肌包绕,平时处于收缩状态,有控制排便的功能。

肛柱内有直肠上动脉终末支和由直肠上静脉丛形成的同名静脉,内痔即由此静脉丛曲张、扩大而成。

大肠的消化功能:

人类大肠内没有重要的消化活动。大肠的主要生理功能包括:吸收水和电解质,参与机体对水、电解质平衡的调节;完成对食物残渣的加工,形成并贮存粪便;吸收结肠内微生物产生的维生素 B 和维生素 K。此外,大肠壁尚有内分泌细胞,产生数种激素,并具有较强的免疫功能,如大肠的免疫组织接受肠道抗原刺激后可产生局部的免疫应答,抗体主要有分泌型 IgA(SI-gA)、IgM 和 IgG 等。

六、肝的结构和功能

肝是人体中最大的腺体,也是最大的实质性脏器,肝主要位于右季肋部和上腹部。

(一)肝的形态

肝呈不规则的楔形,右端圆钝厚重,左端窄薄,有上下两面,前后四缘。上面隆凸贴于膈,称为膈面,由矢状位的镰状韧带分为左、右两叶。肝左叶小而薄,肝右叶大而厚。膈面后部无腹膜被覆,直接与膈相贴的部分称裸区,裸区左侧部分有一较宽的沟,称为腔静脉沟,内有下腔静脉通过。肝下面略凹,邻接附近脏器,又称脏面。此面有略呈"H"形的纵沟及横沟,左纵沟窄而深,沟的前部内有肝圆韧带通过,称肝圆韧带裂;右纵沟阔而浅,前部有胆囊窝容纳胆囊,后部容纳静脉韧带,称静脉韧带裂。横沟内有门静脉、肝动脉、肝管、神经及淋巴管出入,称为肝门。出入肝门的这些结构被结缔组织包绕,称肝蒂。肝蒂中主要结构的位置关系是肝左、右管居前,肝固有动脉左、右支居中,肝门静脉左、右支居后。在腔静脉沟的上端处,由肝左、中、右静脉出肝后立即注入下腔静脉,临床上常称此处为第二肝门。

肝的脏面借"H"形的沟、裂和窝将肝分为四叶:左叶位于肝圆韧带裂与静脉韧带裂的左侧,即左纵沟的左侧;右叶位于胆囊窝与静脉沟的右侧,即右纵沟的右侧;方叶位于肝门之前,肝圆韧带裂与胆囊窝之间;尾状叶位于肝门之后,静脉韧带裂与腔静脉沟之间。脏面的肝左叶与膈面一致;脏面的肝右叶、方叶和尾状叶一起,相当于膈面的肝右叶(图 1-5)。

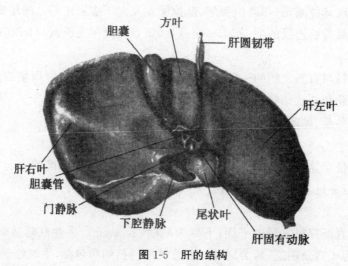

图 1-5　肝的结构

(二)肝外胆道系统(图 1-6)

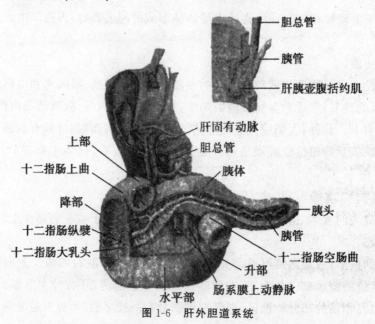

图 1-6　肝外胆道系统

1.胆囊

胆囊是贮存和浓缩胆汁的囊状器官,呈长茄子状,位于肝脏脏面胆囊窝内,上面借疏松结缔组织与肝相连,其余各面均由腹膜包被。

2.肝管与肝总管

肝左、右管分别由左、右肝内的毛细胆管逐渐汇合而成，走出肝门之后即合成肝总管。肝总管长 3 cm，下行于肝十二指肠韧带内，在韧带内与胆囊管以锐角结合成胆总管。

3.胆总管

胆总管由肝总管与胆囊管汇合而成，管壁内有大量弹性纤维，有一定收缩力。根据胆总管的经过，可将其分为十二指肠上段、十二指肠后段、胰腺段和十二指肠壁段四段。

（三）肝的功能

肝脏的主要功能是进行糖的分解，贮存糖原，参与蛋白质、脂肪、维生素、激素的代谢，解毒，分泌胆汁，吞噬、防御功能，制造凝血因子，调节血容量及水电解质平衡，产生热量等。在胚胎时期肝脏还有造血功能。

1.肝脏与糖代谢

肝脏是调节血糖浓度的主要器官，维持血糖浓度的恒定。餐后血糖浓度升高时，肝脏利用血糖合成糖原（肝糖原占肝重的 5 %，占全身总量的 20 %）。肝脏将过多的糖转变为脂肪，加速磷酸戊糖循环，从而降低血糖；相反，当血糖过低时，肝糖原分解及糖异生作用加强，生成葡萄糖送入血中，调节血糖浓度，使之不致过低。肝脏可将甘油、乳糖及生糖氨基酸等转化为葡萄糖或糖原，称为糖异生。严重肝病时易出现空腹血糖降低，主要是肝糖原贮存减少及糖异生作用障碍的缘故。

肝细胞中葡萄糖经磷酸戊糖通路，为脂肪酸及胆固醇合成提供必需的烟酰胺腺嘌呤二核苷酸磷酸（nicotinamide-adenine dinucleotide phosphate，NADP），又称还原型辅酶Ⅱ，其通过糖醛酸代谢生成 UDP-葡萄糖醛酸，参与肝脏生物转化作用。

2.肝脏与脂类代谢

脂肪与类脂（磷脂、糖脂、胆固醇和胆固醇脂等）的总称为脂类。肝脏参与脂类的合成、贮存、转运和转化，故是脂类代谢的中心。肝脏是氧化分解脂肪酸的主要场所，也是人体内生成酮体的主要场所。

（1）肝脏在脂类代谢中的作用：肝脏有合成脂肪酸的作用。乙酰辅酶 A 羧化酶是合成脂肪的加速酶，这个酶体系需要乙酰辅酶 A、二氧化碳、还原型辅酶Ⅱ（NADP）和生物素等参加。人类细胞质的脂肪酸合成酶系统是一个多酶复合体。肝脏不仅合成脂肪酸，而且进行脂肪酸的氧化。

（2）肝脏在胆固醇代谢中的作用：肝脏对胆固醇代谢有多方面影响，可以合成内源性胆固醇并使其酯化，分解和排泄胆固醇，将胆固醇转化为胆汁酸，调节血液胆固醇浓度。

肝脏是体内合成胆固醇的主要脏器，肝脏每日合成胆固醇 1.0～1.5 g，胆固醇的去路包括：在肝内降解，形成胆酸；在肝内还原成为双氢胆固醇，可透过肠壁或随胆汁而排泄；胆固醇未经转化即从胆汁排出，一部分被小肠重吸收，另一部分受肠菌作用还原成类固醇，从粪便排出。

3.肝脏与蛋白质代谢

肝脏是血浆蛋白的主要来源，肝细胞在微粒体上合成血浆蛋白，与粗面内质网结合并分泌进入血浆。肝脏合成白蛋白的能力很强，成人肝脏每日合成 12 g 白蛋白，占肝脏合成蛋白质总量的 1/4。白蛋白在肝内的合成过程与其他分泌蛋白相似，首先以前身物形式合成，即前白蛋白原，经剪切信号肽后转变为白蛋白原，再进一步修饰加工，成为成熟的白蛋白。其分子量为 69 000，由 550 个氨基酸残基组成。

肝脏在血浆蛋白质分解代谢中亦起重要作用。肝细胞表面有特异性受体，可识别某些血浆蛋白质（如铜蓝蛋白、α_1 抗胰蛋白酶等），经胞饮作用吞入肝细胞，被溶酶体水解酶降解。而蛋白所含氨基酸可在肝脏内进行转氨基、脱氨基及脱羧基等反应进一步分解。严重肝病时，血浆中支链氨基酸与芳香族氨基酸的比值下降。

在蛋白质代谢中，肝脏还具有一个极为重要的功能，即将氨基酸代谢产生的有毒的氨通过鸟氨酸循环的特殊酶系合成尿素以解毒。鸟氨酸循环不仅解除氨的毒性，而且因为在尿素合成中消耗了产生呼吸性 H^+ 的 CO_2，故在维持机体酸碱平衡中具有重要作用。

肝脏也是胺类物质解毒的重要器官，肠道细菌作用于氨基酸产生的芳香胺类等有毒物质被吸收入血，主要在肝细胞中进行转化以减少其毒性。当肝功能不全或门体侧支循环形成时，这些芳香胺可不经处理进入神经组织，进行 β-羟化，生成苯乙醇胺和 β-多巴胺。结构类似于儿茶酚胺类神经递质，并能抑制后者的功能，属于"假神经递质"，与肝性脑病的发生有一定关系。

4.肝脏与胆汁酸代谢

胆汁酸是胆汁的重要组成成分之一，主要在肝脏内合成。在肝内胆固醇经一系列羟化合成初级胆汁酸，包括胆酸和鹅脱氧胆酸。初级胆汁酸在肝内与甘氨酸或牛磺酸结合成胆盐，在肠道内经细菌作用形成二级胆酸的脱氧胆酸；在回肠末端重吸收入肝脏，在肝内形成三级胆酸的熊去氧胆酸。

5.肝脏与胆红素代谢

胆红素是一种四吡咯类色素，是血红素的终末产物，这些游离胆红素是非极性、脂溶性的，不能溶在尿中，在血浆中以白蛋白为载体输送入肝。在肝细胞内，游离胆红素与谷胱甘肽 S-转移酶结合，转换为胆红素葡萄糖醛酸酯，即结合型胆红素，是极性、水溶性的。这一过程由葡萄糖醛酸转移酶催化，苯巴比妥可以诱导这一过程。结合胆红素由肝细胞向毛细胆管排泄。胆汁中的结合胆红素不能由小肠吸收，在结肠中由细菌的葡萄糖醛酸酶将其水解为游离型，而后还原为粪（尿）胆原，由粪（尿）排出。少量非极性的粪胆原和游离胆红素由小肠吸收，可进入肝脏再循环，称为胆红素的肠肝循环。

胎儿的葡萄糖醛酸转移酶活性较低，仅为成人的 1 %；出生后迅速增长，14 周后达到成人水平。

七、胰腺的结构和功能

胰腺是人体的第二大消化腺。由于胰腺的位置较深，前方有胃、横结肠和大网膜等遮盖，胰腺病变时，体征常不明显。胰腺由外分泌部和内分泌部组成。外分泌部由腺泡和导管构成，腺泡由锥体形的腺细胞围成。腺细胞分泌胰液，胰液内含多种消化酶，经各级导管流入胰管。内分泌部是指散在外分泌部之间的细胞团，称为胰岛，分泌胰岛素，直接进入血液和淋巴，主要参与糖代谢的调节。

(一)胰腺的结构

胰腺可分为头、体、尾三部分，各部分之间无明显界线。头、颈部在腹中线右侧，体、尾部在腹中线左侧。胰腺的总输出管称胰管,从胰尾行向胰头,纵贯胰腺实质,与胆总管汇合后共同开口于十二指肠大乳头。

(1)胰头为胰右端膨大的部分,位于第 2 腰椎体的右前方,其上、下方和右侧被十二指肠包绕。在胰头的下部有一向左后方的钩突,将肝门静脉起始部和肠系膜上动、静脉夹在胰头、胰颈与钩突之间。

(2)胰颈是位于胰头与胰体之间的狭窄、扁薄的部分。前上方邻接胃幽门,后面有肠系膜上静脉通过,并与脾静脉汇合成肝门静脉。

(3)胰体位于胰颈与胰尾之间,占胰的大部分,略呈三棱柱形。胰体横位于第 1 腰椎体前方,故向前凸起。

(4)胰尾较细,行向左上方至左季肋区,在脾门下方与脾的脏面相接触。

(二)胰液的成分及分泌调节

1.胰液的成分

胰液是无色无臭的碱性液体,胰液中含有无机物和有机物。在无机成分中,碳酸氢(HCO_3^-)盐的含量很高,是由胰腺内的小导管细胞分泌的。除 HCO_3^- 外,占第二位的主要负离子是 Cl^-。Cl^- 的浓度随 HCO_3^- 的浓度变化而有变化,当 HCO_3^- 浓度升高时,Cl^- 的浓度就下降。胰液中的正离子有 Na^+、K^+、Ca^{2+} 等,在胰液中的浓度与血浆中的浓度非常接近,不依赖于分泌的速度。

胰液中的有机物主要是蛋白质,含量为 0.7 %～10 %,多数为酶蛋白和前酶,其余为血浆蛋白质、胰蛋白酶抑制物和黏蛋白。蛋白质含量随分泌的速度不同而不同。胰液中的蛋白质主要由多种消化酶组成,由腺泡细胞分泌。胰液中的消化酶主要有胰淀粉酶、胰脂肪酶、胰蛋白酶和糜蛋白酶。正常胰液中还含有羧基肽酶、核糖核酸酶、脱氧核糖核酸酶等水解酶。羧基肽酶可作用于多肽末端的肽键,释放出具有自由羧基的氨基酸,后两种酶则可使相应的核酸部分水解为单核苷酸。

2.胰液分泌的调节

在非消化期,胰液几乎是不分泌或很少分泌的。进食开始后,胰液分泌即开始。所以,食物是兴奋胰腺的自然因素。进食时,胰液受神经和体液双重调节,但以体液调节为主。

(1)神经调节:胰腺受副交感神经和交感神经系统支配。副交感神经纤维直接从迷走神经到达胰腺,也间接地经腹腔神经节、内脏神经,可能还经十二指肠壁内的神经丛到达胰腺。胆碱能神经元在消化期的头期、胃期和肠期,调节胰酶和碳酸氢盐的分泌。胰腺的肾上腺素能神经支配主要经由内脏神经到达胰腺,多数神经纤维分布于血管,少数可至腺泡和胰管。

迷走神经兴奋引起胰液分泌,特点是水分和碳酸氢盐含量很少,而酶的含量却很丰富。

内脏神经对胰液分泌的影响不明显。内脏神经中的胆碱能纤维可增加胰液分泌,但其上腺素能纤维则因使胰腺血管收缩,对胰液分泌产生抑制作用。

(2)体液调节:调节胰液分泌的体液因素主要有促胰液素和胆囊收缩素(也称促胰酶素)。

①促胰液素:最强有力的胰液和碳酸氢盐分泌的刺激物。促胰液素主要作用于胰腺小导管的上皮细胞,使其分泌大量水分和碳酸氢盐,因而使胰液的分泌量大为增加,胰酶的含量却很低。

②胆囊收缩素:这是小肠黏膜中细胞释放的一种肽类激素。引起胆囊收缩素释放的因素(由强至弱)为蛋白质分解产物、脂酸钠、盐酸、脂肪。糖类没有引起胆囊收缩素释放的作用。

促进胰液中各种酶的分泌是胆囊收缩素的一个重要作用,因而其也称促胰酶素;其另一重要作用是促进胆囊强烈收缩,排出胆汁。胆囊收缩素对胰腺组织还有营养作用,促进胰组织蛋白质和核糖核酸的合成。

促胰液素和胆囊收缩素之间具有协同作用,即一个激素可加强另一个激素的作用。此外,迷走神经对促胰液素的作用也有加强作用,如阻断迷走神经后,促胰液素引起的胰液分泌量将大大减少。激素之间,以及激素与神经之间的相互加强作用,对进餐时胰液的大量分泌具有重要意义。

第二节 消化系统疾病常见的临床表现

一、腹痛

腹痛是指各种原因引起的腹腔内外脏器的病变引起的腹部的疼痛。腹痛可分为急性与慢性两类,其病因极为复杂,包括炎症、肿瘤、出血、梗阻、穿孔、创伤及功能障碍等,见表 1-1。

表 1-1　腹痛的病因

急性腹痛	慢性腹痛
腹膜急性炎症	腹膜慢性炎症
腹腔器官急性炎症	腹腔器官慢性炎症
腹腔器官梗阻或扩张	腹腔器官慢性梗阻或扩张
腹部脏器的穿孔或破裂	腹膜或脏器包膜的牵张
腹部脏器血管病变	化学性刺激
胸部病变、脊柱病变	肿瘤的压迫或浸润
中毒和新陈代谢紊乱	慢性中毒与代谢障碍
变态反应及结缔组织病	先天性病变
急性溶血	内脏供血异常
神经源性疾病	胃肠道功能紊乱

(一)发生机制

1.内脏性腹痛

内脏性腹痛是分布于空腔或实质脏器的自主神经受到牵张所致。内脏的感觉通过自主神经传导,自主神经又称内脏神经,由交感神经、副交感神经组成,均分别有传入和传出纤维。腹腔的内脏感觉由传入神经先传入交感神经节,再通过白交通支到达后神经根,传入脊髓;传出神经则将中枢神经发出的冲动传递到内脏的平滑肌及腺体。一般认为交感神经含有痛觉纤维,副交感神经含有牵拉、膨胀等感觉纤维。内脏性腹痛的特点是定位性差,疼痛呈钝性或剧烈绞痛,不伴有皮肤痛觉过敏或腹肌痉挛。临床上多见于内脏动力功能异常,如胃肠道、胆道梗阻或痉挛,消化性溃疡,阑尾炎,胆囊炎等。

2.躯体性腹痛

躯体性腹痛是分布于壁腹膜的疼痛神经纤维受到化学或细菌刺激所致,通过脊神经传导疼痛。腹部皮肤、肌层和腹膜壁层由脊神经支配,神经纤维延伸到肠系膜根部和膈肌,当上述部位受到病变刺激后,传入神经将冲动向中枢神经传递,引起相应的脊髓神经所属皮区的疼痛。疼痛特点是定位准确,与病变内脏所在部位符合,疼痛程度剧烈而持续,常伴有明确、固定的压痛和腹肌反射性痉挛,甚至强直。临床上常见于胃肠道穿孔、化脓性胆囊炎或弥漫性腹膜炎等。

3.感应性腹痛

当内脏痛觉纤维受到强烈刺激时,内脏神经向心传导的兴奋影响相应节段的脊髓神经反映在该神经所管的皮区,因而体表产生疼痛,即感应性腹痛,又叫放射痛或牵涉痛。不同内脏传入神经与脊髓节段的关系是由大脑大致确定的,如体表感应性腹痛的特点是痛觉较尖锐、定位明确,相应体表皮肤痛觉过敏和有关脊髓节段的腹肌紧张。内脏病变引起感应性腹痛可放射至远处体表,如胆石症、胆囊炎除右上腹痛外,可出现右肩背部及右上臂疼痛。十二指肠韧带的向心纤维经右膈神经上行进入3~5颈神经所管右颈皮肤区及臂丛神经所属肩背、右上臂部皮肤区产生放射痛;食管病变疼痛可由胸骨后向左锁骨上窝、左腋窝放射;胃病变在心窝及两侧腹部及背部有放射痛;胰腺病变疼痛可放射到腰背部。

以上三种腹痛不是孤立的。内脏早期功能紊乱,常先表现为单纯性内脏痛,随病情发展继而出现感应性和躯体性腹痛。

(二)病史采集

1.一般资料

首先了解患者的年龄、性别和职业,对婴幼儿要注意有无先天性肠道异常、胆道蛔虫、肠套叠和肠系膜淋巴结炎症,青年患者以消化性溃疡、胃肠炎、胰腺炎、阑尾炎等常见,老年患者应多考虑胆囊炎、胆石症、血管病变的并发症和恶性肿瘤。还要注意有无长期的毒物接触史,要考虑中毒性腹痛。

2.现病史的采集

(1)诱因及起病方式:起病急并伴有休克,常提示有严重的腹膜炎、腹腔内出血或肠系膜上动脉栓塞等,近期有腹部外伤者应考虑器官破裂及其并发症,腹痛前有饮酒或进食油腻食物可诱发急性胰腺炎或胆道疾病,饮食不洁可导致急性胃肠炎,老年人的急性腹痛可由肠系膜动脉栓塞引起。

(2)腹痛的部位、性质和节律:应了解腹痛为局限性还是广泛性、腹痛的具体部位、最痛的部位及最初疼痛的部位。腹痛的性质有助于疾病的诊断。隐痛与钝痛提示深部的内脏痛;腹膜炎的疼痛为持续性;空腔脏器的梗阻往往表现为阵发性绞痛,疼痛逐渐加剧,迅速达到高峰时,持续一段时间而缓解;阵发性、钻顶样疼痛是胆道蛔虫、胰管蛔虫的特征;消化性溃疡穿孔多为烧灼性或刀割样的持续性锐痛,可迅速扩散至全腹。

(3)腹痛的程度:腹痛程度一定意义上反映了病情的轻重,通常腹膜炎及腹腔脏器梗阻、绞窄、缺血等病变引起的腹痛较剧烈。但有时腹痛程度和病变严重程度不尽相同,如急性阑尾炎腹痛突然缓解可能是发生穿孔的信号,老年人、应用过镇痛药物或反应差的患者,虽然病变较重,腹痛表现却不重。

(4)腹痛的放射:内脏病变表现的放射痛常有一定规律性,从放射痛的位置可联系腹痛的部位,进而推断受病变侵袭的器官。如右肩部放射痛而腹痛位于右上腹者常为胆囊炎、胆石症。

(5)腹痛与进食的关系:十二指肠溃疡的疼痛常为饥饿时痛或夜间痛,进食或服用碱性药物可缓解;胃溃疡则在进食半小时后出现疼痛,至下次进食前缓解。

(6)伴随症状:腹痛伴腹泻,应考虑急性胃肠炎或急性细菌性痢疾;慢性腹痛伴腹泻,应考虑肠道的慢性炎症,也可见于慢性肝病和胰腺疾病;腹痛伴有血便,要考虑肠系膜血管疾病;慢性腹痛伴呕吐,应考虑胃肠道梗阻性病变;腹痛伴血尿,应考虑泌尿系统疾病。

3.既往史

过去的病史有可能利于腹痛的诊断。胆绞痛、肾绞痛既往有类似的发作史,有房颤史的患者需警惕肠系膜动脉栓塞,有糖尿病病史者可并发代谢性酸中毒而引起急性腹痛,有过敏史者需考虑腹部变态反应性腹痛。

4.月经史

对于女性患者要了解末次月经日期、既往月经是否规律、有无停经史及停经后有无再出血,以及出血量与月经量是否相同等,以排除异位妊娠破裂的可能。

(三)体格检查

要注意全身情况,但重点应放在腹部。

1.一般情况

观察患者的神志、呼吸、脉搏、血压、体温、体位、痛苦程度、皮肤色泽和弹性,以及有无贫血、黄疸等,这些在一定程度上可反映患者病情的轻重。

2.腹部检查

腹部检查依照视诊、触诊、叩诊及听诊的顺序进行。先观察腹部的外形是否对称、有无隆起,胃肠型、蠕动波及呼吸运动等。触诊由浅入深、由轻到重进行,要注意肿块、压痛、反跳痛及肌紧张等情况。当有压痛、反跳痛及肌紧张的腹膜刺激征时,叩诊肝浊音界消失和移动性浊音阳性,提示胃肠道穿孔。听诊时,肠鸣音减弱或消失要警惕麻痹性肠梗阻。直肠指诊发现右侧陷窝压痛或包块,可能为阑尾炎或盆腔炎。直肠指诊后要注意指套上有无血迹和黏液。

(四)辅助检查

1.实验室检查

(1)血常规、尿常规、粪便常规:三大常规检查是例行检查,血白细胞计数及中性粒细胞增多多提示存在炎症,嗜酸性粒细胞增多应考虑寄生虫感染,尿常规检查发现脓尿和蛋白尿提示泌尿系统感染,粪便常规发现脓血便提示肠道感染,隐血阳性要注意消化性溃疡或胃肠道肿瘤。

(2)血生化检查:肝、肾功能及电解质检查对疾病鉴别及诊断亦有帮助。血清淀粉酶、脂肪酶检测对急性胰腺炎诊断有帮助;血糖、血气分析或血二氧化碳结合力检查对判定有无糖尿病酮症酸中毒诊断有帮助。

(3)肿瘤标志物检查:怀疑原发性肝癌可查甲胎蛋白(AFP),怀疑胃肠道肿瘤查癌胚抗原(CEA)等。

2.心电图检查

心电图检查有助于鉴别心绞痛、心肌梗死引起的腹痛。

3.影像学检查

腹部 X 线、超声、CT、MRI 等都可用于腹痛的诊断。腹部平片可以观察腹部脏器的形态、体积和位置,如发现肠腔积气和液平,提示肠梗阻。溃疡穿孔时,腹部平片可见膈下游离气体。选择性腹腔动脉造影或肠系膜上动脉造影对血管疾病有诊断意义。超声检查安全、简便、无创伤、无痛苦,易被患者接受,可对器官的位置、形态、大小及运动进行观察,可对实质脏器的占位性病变做到早期发现。CT、MRI 可以发现肝胆肿瘤、腹膜后肿瘤、椎间盘突出等,可以弥补超声在检查空腔脏器时穿透力不足、易受其他条件干扰等的缺点。

4.内镜检查

消化道内镜检查增加了胃肠道炎症、溃疡或肿瘤的诊断阳性率。另外,逆行性胰胆管造影利于胰腺及胆道疾病的诊断,必要时还可进行腹腔镜检查。

二、反酸和胸骨后烧灼感

胃内容物经食管反流达口咽部,口腔感觉到出现酸性物质,称为反酸。胃酸通过食管括约肌反流至食管下部可引起胸骨后烧灼感。有时胆汁或食物中的某些物质反流也会引起胸骨后烧灼感。

1.发生机制

下食管括约肌功能不全。下食管括约肌通常呈关闭状态,是防止胃食管反流的重要屏障。当下食管括约肌功能不全时,腹腔压力突然升高,胃内容物即反流入食管下端。

(1)胃排空功能降低:胃排空能力降低,导致含有消化液特别是胃酸的食物在胃内潴留,引起反酸。

(2)食管动力减低或障碍:食管具有通过蠕动清除酸性物质的功能,食管运动减低或障碍导致清除酸性物质的能力降低。

2.症状特点

反酸常伴有嗳气或胸前区疼痛,胸骨后烧灼感常起始于上腹部、剑突下或胸骨后,有一种温热感或酸感,严重时可放射至下胸两侧,甚至颈颌部,偶尔放射到背部。

3.辅助检查

内镜或十二指肠镜,食管测压及 24 h pH 监测,需要心电图排除心脏疾病。

三、吞咽困难

吞咽困难即吞咽费力,是指食物从咽至胃贲门运送过程中受阻而产生咽部、胸骨后或食管部位的梗阻停滞感觉,吞咽时间过长,伴有或不伴有咽部或胸骨后疼痛,严重时甚至不能咽下食物。

吞咽困难可分为机械性与运动性两类,一般由咽、食管或贲门的功能性或器质性梗阻引起。机械性吞咽困难是指吞咽食物通过的食管管腔狭窄或食团体积过大引起的吞咽困难。正常食管壁具有弹性,管腔直径扩张时可超过 4 cm。由于各种原因使食管管腔直径小于 2.5 cm 时,则可出现吞咽困难;而小于 1.3 cm 时,则肯定发生吞咽困难。食管炎症、肿瘤等病变造成食管管腔狭窄,可引起吞咽困难;颈骨关节病、咽后壁脓肿与包块、甲状腺极度肿大、纵隔肿物等外部的肿块压迫食管,也可以导致吞咽困难。

运动性吞咽困难是指各种原因引起的吞咽运动和吞咽反射运动的障碍,以致食管不能正常蠕动并将食物从口腔顺利地运送到胃。如吞咽性神经抑制失常引起的食管贲门失弛缓症、食管平滑肌蠕动失常所致蠕动减弱、原发性或继发性食管痉挛的吞咽困难。其他原因还有口腔病变、口咽麻醉、涎液缺乏、舌肌瘫痪、延髓麻痹、重症肌无力、肉毒中毒、马钱子碱中毒、有机磷中毒、多发性肌炎、皮肌炎、强直性肌营养不良、狂犬病、破伤风等。由此可知,不单食管本身的病变可以导致吞咽困难,其他全身疾病、中毒、肌肉疾病、传染病等也可以引起吞咽困难。

(一)主要症状和体征

1.主要症状

主要症状是吞咽困难或障碍,另外还要注意下面几点。

(1)部位:如患者能明确指出吞咽困难在胸部的梗阻部位,提示病变一般在该处。

(2)食物类型:如仅对固体食物有吞咽困难,食团可借助喝水通过,提示腔内有不严重的梗阻。

(3)病程和发生时间:是长期的还是急性的,经常性的还是间歇性的。急性、暂时性可能为炎症引起,慢性、进行性要怀疑有无食管肿瘤。

(4)体位:与体位有关的吞咽困难可能为功能性的。

2.伴随的症状

(1)吞咽困难伴呃逆者常提示食管下端病变,如贲门癌、贲门失弛缓症、膈疝等。

(2)伴呕血者见于食管癌、肉芽肿性病变、反流性食管炎或溃疡等。

(3)伴吞咽疼痛者多见于口咽部炎症或溃疡、食管炎症或溃疡、食管贲门失弛缓症等。

(4)伴单侧性喘鸣音者常提示有纵隔肿瘤压迫食管或压迫一侧主支气管可能。

3.体征

(1)咽部:扁桃体有无肿大、发红、化脓,咽后壁有无肿胀等。

(2)颈部:有无甲状腺肿大,有无异常包块,局部有无炎症、压痛,脊柱有无异常,活动是否受限。

(3)胸部:纵隔有无增宽,心界是否扩大等。

(4)神经系统:有无延髓性麻痹,有无肌张力减退或增强等。

(二)辅助检查

1.饮水试验

患者取坐位,将听诊器放置于患者剑突与左肋弓之间,嘱饮水一口,正常人在 8～10 s 后可听到喷射性杂音,如有食管梗阻或运动障碍则听不到声音或延迟出现,梗阻严重者甚至可将水呕出。此方法简单易行,可作为初步鉴别食管有无梗阻的方法。

2.食管滴酸试验

食管滴酸试验对诊断食管炎或食管溃疡有重要帮助。患者取坐位,导入鼻胃管,固定于距外鼻孔 30 cm 处,先滴注生理盐水,每分钟 10～12 mL,15 min 后再以同样速度滴注 0.1 mol/L 盐酸,食管炎或溃疡患者一般在 15 min 内出现胸骨后烧灼样疼痛或不适,再换用生理盐水滴注,疼痛逐渐缓解。

3.食管 24 h pH 监测

食管腔内行 24 h pH 监测，对诊断酸性或碱性反流有重要帮助。

4.进行有关免疫学及肿瘤标志物的检查

5.X 线检查

X 线胸部平片可了解纵隔有无占位性病变、压迫食管及食管有无异物等；食管 X 线钡餐检查可观察钡剂有无滞留，以判断病变为梗阻性还是肌蠕动失常性。必要时采用气钡双重造影，了解食管黏膜皱襞改变。

6.消化道内镜检查

可以看到病变的部位、性质，结合活体组织检查对诊断食管疾病很有价值。内镜及活组织检查可直接观察到食管病变，如食管黏膜充血、水肿、糜烂、溃疡或息肉、癌肿等；可观察食管有无狭窄或局限性扩张、有无贲门失弛缓等。胃镜下行活组织病理检查，对鉴别食管溃疡、良性肿瘤与食管癌有重要意义。

四、恶心及呕吐

恶心和呕吐是临床上最常见的症状。恶心是一种特殊的主观感觉，表现为胃部不适和胀满感，可伴有迷走神经兴奋的症状，如皮肤苍白、出汗、血压降低等，常为呕吐的前奏，多伴有流涎与反复的吞咽动作。呕吐是胃的一种反射性强力收缩，胃、食管、口腔、膈肌和腹肌等部位的协同作用，迫使胃内容物由胃、食管经口腔急速排出体外。恶心、呕吐可由多种迥然不同的疾病和病理生理机制引起，两者可以伴随或不相互伴随（表 1-2）。

(一)主要症状及体征

1.呕吐的伴随症状

呕吐伴发热者，须注意急性感染性疾病；呕吐伴有不洁饮食或同食者集体发病者，应考虑食物或药物中毒；呕吐伴胸痛者，常见于急性心肌梗死或急性肺梗死等；呕吐伴有腹痛者，常见于腹腔脏器炎症、梗阻和破裂；腹痛于呕吐后暂时缓解者，提示消化性溃疡、急性胃炎及胃肠道梗阻性疾病；呕吐后腹痛不能缓解者，常见于胆道疾患、泌尿系疾患、急性胰腺炎等；呕吐伴头痛者，除考虑颅内高压的疾患外，还应考虑偏头痛、鼻炎、青光眼及屈光不正等疾病；呕吐伴眩晕者，应考虑前庭、迷路疾病，基底椎动脉供血不足，小脑后下动脉供血不足及某些药物（氨基苷类抗生素）引起的脑神经损伤。

2.呕吐的方式和特征

喷射性呕吐多见于颅内炎症、水肿出血、占位性病变、脑膜炎症粘连等所致颅内压增高，通常不伴有恶心。此外，青光眼和第 8 对脑神经病变也可出现喷射性呕吐。呕吐不费力，餐后即发生，呕吐物量少，见于精神性呕吐，应注意呕吐物的量、性状和气味等。呕吐物量大，且含有腐烂食物，提示幽门梗阻伴胃潴留、胃轻瘫及小肠上段梗阻等；呕吐物为咖啡样或血性见于上消化道出血，含有未完全消化的食物则提示食管性呕吐（贲门失弛缓症、食管憩室、食管癌等）和神经性呕吐；含有胆汁者，常见于频繁剧烈呕吐、十二指肠乳头以下的十二指肠或小肠梗阻、胆囊炎、胆石症及胃大部切除术后等，有时见于妊娠剧吐、晕动症；呕吐物有酸臭味者，或胃内容物有粪臭味提示小肠低位梗阻、麻痹性肠梗阻、结肠梗阻而回盲瓣关闭不全或胃结肠瘘等。

表 1-2　恶心、呕吐的病因

中枢性呕吐	反射性呕吐
中枢神经系统疾病	消化系统疾病
脑膜炎	咽刺激
脑炎	食管疾病：食管炎、食管憩室等
肿瘤	胃及十二指肠疾病：溃疡、炎症等
脑血管病等	肠道疾病：肠梗阻、炎症等
精神性呕吐	其他系统疾病
神经官能症	心血管系统
癔症	心肌梗死
药物及化学毒物	心力衰竭
洋地黄	泌尿生殖系统
抗生素	输尿管结石
抗肿瘤药	泌尿系感染
一氧化碳	急性盆腔炎
有机磷农药	异位妊娠破裂
全身性疾病	卵巢肿瘤蒂扭转
病原微生物感染	急性输卵管炎
内分泌代谢紊乱	迷路病变
代谢性酸中毒	迷路炎
稀释性低钠血症	梅尼埃病

3.呕吐和进食的关系

进食过程或进食后早期发生呕吐，常见于幽门管溃疡或精神性呕吐；进食后期或进餐后呕吐，见于幽门梗阻、肠梗阻、胃轻瘫或肠系膜上动脉压迫导致十二指肠壅积；晨时呕吐多见于妊娠呕吐，有时亦见于尿毒症、慢性酒精中毒和颅内高压症等。

4.体征

肠梗阻有腹部压痛，腹部可触及肿块或见肠形及蠕动波，早期肠鸣音比较亢进；胆囊炎、胆囊结石可有墨菲（Murphy）征阳性；阑尾炎可有右下腹压痛，波及腹膜时可有腹肌紧张、板状腹；消化性溃疡可有中上腹压痛；肾结石可有肾区叩痛。

（二）辅助检查

辅助检查主要包括与炎症、内分泌代谢，以及水、盐、电解质代谢紊乱等有关的实验室检查，可做超声、脑电图、胃镜、ERCP、超声内镜、CT、磁共振等特殊检查。

五、腹泻

腹泻是一种常见症状，是指排便次数明显超过平日习惯的频率，粪质稀薄，水分增加，每日排便量超过 200 g，含未消化食物或脓血、黏液。腹泻常伴有排便急迫感、肛门不适、失禁等症状。腹泻分急性和慢性两类。急性腹泻发病急剧，病程在 2～3 周；慢性腹泻指病程在两个月以上或间歇期在 2～4 周的复发性腹泻（表 1-3）。

表 1-3　腹泻的病因

急性腹泻	慢性腹泻
肠道疾病	肠源性腹泻
细菌感染	慢性肠道细菌性感染
病毒感染	肠道寄生虫病
原虫感染	肠道真菌病
炎症性肠病	炎症性肠病
急性肠道缺血	肠肿瘤
放射性肠炎	胃源性腹泻
肿瘤	慢性萎缩性胃炎
全身性疾病	胃癌
败血症	胃空肠吻合术后
伤寒或副伤寒	胰源性腹泻
变态反应性肠炎	慢性胰腺炎
甲状腺功能亢进	胰腺广泛切除术后
尿毒症	肝胆疾病所致腹泻
过敏性紫癜	肝硬化
肾上腺功能减退	全身疾病
急性中毒	肾脏病
植物类中毒	内分泌代谢疾病
动物类中毒	风湿病
药物中毒	药物性、食物性过敏性腹泻

腹泻按发病机制又可分为下面几类。

(1)渗透性腹泻:食糜经过十二指肠进入空肠后,其分解产物被吸收或稀释,电解质已趋稳定,故空、回肠内容物呈等渗状态,渗透压主要由电解质构成。如果摄入的食物或药物是浓缩、高渗而又难消化和吸收的,则血浆和肠腔之间的渗透压差增大,血浆中的水分很快透过肠黏膜进入肠腔,直到肠内容物被稀释成等张为止。肠腔存留的大量液体可刺激肠运动而致腹泻。

(2)渗出性腹泻:肠黏膜炎症时渗出大量黏液、脓、血,可致腹泻。渗出性腹泻的病理生理是复杂的,因为炎性渗出物可增高肠内渗透压;如肠黏膜有大面积损伤,电解质、溶质和水的吸收可发生障碍;黏膜炎症可产生前列腺素,进而刺激分泌,增加肠的动力,引起腹泻。

(3)分泌性腹泻:肠道分泌主要是黏膜隐窝细胞的功能,吸收则靠肠绒毛腔面上皮细胞的作用。当分泌量超过吸收能力时可致腹泻。刺激肠黏膜分泌的因素有:细菌的肠毒素,如霍乱弧菌、大肠杆菌、沙门菌等的毒素;神经体液因子,如血管活性肠肽(VIP)、血清素、降钙素等;免疫炎性介质,如前列腺素、白三烯、血小板活化因子、肿瘤坏死因子、白介素等;去污剂,如胆盐和长链脂肪酸,通过刺激阴离子分泌和增加黏膜上皮通透性而引起分泌性腹泻;各种通便药,如蓖麻油、酚酞、双醋酚汀、芦荟、番泻叶等。

（4）运动性腹泻：许多药物、疾病和胃肠道手术可改变肠道的正常运动功能，促使肠蠕动加速，以致肠内容物过快通过肠腔，与黏膜接触时间过短，因而影响消化与吸收，发生腹泻。

（5）吸收不良性腹泻：肠黏膜的吸收面积减少或吸收障碍所致，如小肠大部分切除术后、吸收不良综合征等。

（一）主要症状和体征

1.症状

腹泻不是一种独立的疾病，而是很多疾病的共同表现，同时可伴有呕吐、发热、腹痛、腹胀、黏液便、血便等症状。伴有发热、腹痛、呕吐等常提示急性感染，伴大便带血、贫血、消瘦等需警惕肠癌，伴腹胀、食欲差等需警惕肝癌，伴水样便则需警惕霍乱弧菌感染。此外，腹泻还可引起脱水、营养不良，表现为皮肤干燥、眼球下陷、舌干燥、皮肤皱褶。

2.体征

要注意患者的一般情况，包括神志、精神状态、有无急性病容等；注意患者的体温、血压，有无直立性低血压；皮肤黏膜有无弹性下降、凹陷、出血点；腹部有无压痛、反跳痛、包块。

（二）辅助检查

1.常规化验

血常规和生化检查可了解患者有无贫血、白细胞增多、糖尿病及电解质和酸碱平衡情况。新鲜粪便检查是诊断急、慢性腹泻病因的最重要步骤，可发现出血、脓细胞、原虫、虫卵、脂肪瘤、未消化食物等。隐血试验可检出不显性出血。粪培养可发现致病微生物。鉴别分泌性腹泻和高渗性腹泻时，需要检查粪电解质和渗透性。

2.小肠吸收功能试验

（1）粪脂测定：将粪涂片用苏丹Ⅲ染色，在镜下观察脂肪滴是最简单的定性检查方法，粪脂含量在 15 %以上者多为阳性。脂肪平衡试验用化学方法测定每日粪脂含量，结果最准确。^{131}碘-甘油三酯和^{131}碘-油酸吸收试验较简便，但准确性不及平衡试验。粪脂量超过正常时，反映脂肪吸收不良，可为小肠黏膜病变、肠内细菌过度生长或胰腺外分泌不足等原因引起。

（2）D-木糖吸收试验：阳性者反映空肠疾病或小肠细菌过长引起的吸收不良，在仅有胰腺外分泌不足或仅累及回肠的疾病时，木糖试验正常。

（3）维生素 B_{12}吸收试验（希林试验）：在回肠功能不良或切除过多、肠内细菌过长及恶性贫血时，维生素 B_{12}尿排泄量低于正常。

（4）胰功能试验：功能异常时，表明小肠吸收不良是由胰腺病变引起的。

（5）呼气试验。

①^{14}C-甘氨酸呼气试验：在回肠功能不良或切除过多、肠内细菌过长时，肺呼出的$^{14}CO_2$和粪排出的$^{14}CO_2$明显增多。

②氢呼气试验：在诊断乳糖或其他双糖吸收不良，小肠内细菌过长，或小肠传递过速方面有价值。

3.X 线检查

X线钡餐、钡灌肠检查和腹部平片可显示胃肠道病变、运动功能状态、胆石、胰腺或淋巴结钙化。选择性血管造影和 CT 对诊断消化系统肿瘤尤有价值。

4.内镜检查

直肠镜、乙状结肠镜和活组织检查的操作简便,对相应肠段的癌肿有早期诊断价值。纤维结肠镜检查和活检可观察并诊断全结肠和末端回肠的病变。小肠镜的操作不易,可观察十二指肠和空肠近段病变并行活检。怀疑胆道和胰腺病变时,ERCP 有重要价值。

5.超声检查

超声检查为无创性和无放射性检查方法,应优先采用。

6.小肠黏膜活组织检查

对于弥漫性小肠黏膜病变,如热带性口炎性腹泻、乳糜泻、惠普尔病、弥漫性小肠淋巴瘤(α重链病)等,可经口插入小肠活检管吸取小肠黏膜行病理检查,以确定诊断。

六、便秘

便秘是指排便次数减少,7 天内排便次数少于 3 次,无规律性,粪质干硬,常伴有排便困难感。正常人排便习惯因人而异,由 2～3 天 1 次至每天 2～3 次不等,故不能以每天排便 1 次作为正常排便的标准。

便秘按病程可分为急性和慢性便秘,按有无器质性疾病分为器质性与功能性便秘,按粪块积留的部位分为结肠和直肠性便秘。结肠便秘是指食物残渣在结肠中运行过于迟缓,而直肠性便秘是指粪便早已抵达直肠,但滞留过久而未被排出,故又称为排便困难。

(一)症状和体征

便秘的主要症状是大便干结,排便费劲,并且用力排便可引起肛门疼痛、肛裂,甚至诱发痔疮和肛乳头炎。有时粪块嵌塞于直肠内难于排出,但有少量水样粪质绕过粪块自肛门流出,形成假性腹泻。

患者有头昏、头痛、腹胀、腹痛、恶心、食欲不振等症状。体检可在降结肠和乙状结肠部位触及粪块或痉挛的肠段。

(二)辅助检查

1.粪便检查

直肠性便秘排出的粪便多呈块状,痉挛性结肠便秘的粪便呈羊粪样。肠道有器质性病变时,粪便常伴有脓血和黏液,常规及潜血试验常有所发现。

2.肛门指诊

可发现直肠癌、痔疮、肛裂、炎症、狭窄、肛门括约肌痉挛或松弛等。

3.X 线检查

可看到肠道的蠕动情况,有无蠕动缓慢或肠道痉挛。另外,还可看到肠道有无肿瘤、结核、巨结肠等器质性病变。

4.内镜检查

可直接观察肠道黏膜是否有病变及病变性质,可取组织做病理学检查。

七、消瘦和食欲不振

体内脂肪与蛋白质减少,体重下降超过正常标准 10％时,即称为消瘦。这里所指的消瘦一般都是在短期内呈进行性的,有体重下降前后的体重数值对照,且有明显的衣服变宽松、腰带变松、鞋子变大及皮下脂肪减少、肌肉瘦弱、皮肤松弛、骨骼突出等。

(一)消瘦的常见原因

1.食物摄入不足

(1)食物缺乏、偏食或喂养不当引起的消瘦:可见于小儿营养不良、佝偻病等。

(2)进食或吞咽困难引起的消瘦:常见于口腔溃疡、下颌关节炎、骨髓炎及食管肿瘤等。

(3)厌食或食欲减退引起的消瘦:常见于神经性厌食、慢性胃炎、肾上腺皮质功能减退、急慢性感染、尿毒症及恶性肿瘤等。

2.食物消化、吸收、利用障碍

(1)慢性胃肠病:常见于胃及十二指肠溃疡、慢性胃炎、胃肠道肿瘤、慢性结肠炎、慢性肠炎、肠结核及克罗恩病等。

(2)慢性肝、胆、胰病:如慢性肝炎、肝硬化、肝癌、慢性胆道感染、慢性胰腺炎、胆囊和胰腺肿瘤等。

(3)内分泌与代谢性疾病:常见于糖尿病等。

(4)其他:久服泻剂或对胃肠有刺激的药物。

3.食物需要增加或消耗过多

如生长、发育、妊娠、哺乳、过劳、甲亢、长期发热、恶性肿瘤、创伤及大手术后等。

食欲不振是指对食物缺乏需求的欲望,严重的食欲不振称为厌食。食欲不振会直接影响身体所需营养的摄入,长时间摄入不足,所需营养得不到及时补充,会出现体重减轻、身体虚弱、精神不振等。

(二)引起食欲不振的原因

1.神经精神因素

如神经性厌食,精神病患者的拒食。

2.消化系统疾病

如胃部疾病中的急、慢性胃炎,胃癌,胃溃疡;肠道疾病中的肠结核、肠伤寒、结肠癌、慢性痢疾,肝脏,胆道及胰腺中的急慢性胰腺炎、胰腺癌。

3.胃肠道外疾病

如全身性疾病中各种原因引起的发热、低血钠、低血氯、酸中毒、严重贫血,心脏疾病中的右心衰竭,内分泌系统疾病中的肾上腺皮质功能不全、甲状腺功能低下、垂体功能低下。

(三)辅助检查

1.实验室检查

血、尿、粪便常规检查,肝功能,尿素氮,血糖,血钾、钠、氯、二氧化碳结合力检查,血沉检查。

2.特殊检查

X线、超声、CT、MRI、内镜检查。

八、消化道出血

消化道出血是临床常见的严重病症。消化道是指从食管到肛门的管道,包括胃、十二指肠、空肠、回肠、盲肠、结肠及直肠。上消化道出血部位指屈氏韧带以上的食管、胃、十二指肠、上段空肠及胰管和胆管的出血。屈氏韧带以下的肠道出血称为下消化道出血。大量消化道出血是指短时间内出血量超过 1 000 mL 或达机体血容量的 20 ％,常伴有血容量不足的表现。消化道出血的病因见表1-4。

表1-4　消化道出血的病因

上消化道出血	下消化道出血
门脉高压性出血	肠道原发性病变
肝硬化	直肠、肛管疾病
Budd-Chiari综合征	非特异性直肠炎
门脉高压性胃病	直肠息肉
非门脉高压性食管疾病	直肠癌
食管炎	结肠疾病
食管消化性溃疡	结肠肿瘤
食管损伤	结肠息肉
胃及十二指肠疾病	阿米巴痢疾
胃溃疡	血吸虫病
胃炎	结肠血管疾病
胃息肉	小肠疾病
胃肿瘤	肠结核
十二指肠溃疡	肠伤寒
十二指肠肿瘤	寄生虫病
全身性疾病	小肠肿瘤
血管性疾病	小肠血管疾病
遗传性出血毛细血管扩张症	全身疾病累及肠管血液系统疾病
弹性假黄疸	白血病
血液病	血友病
血友病	血小板减少性紫癜
血小板减少性紫癜	急性传染病
白血病	风湿性疾病
结缔组织病	结缔组织病

(一)消化道出血的症状和体征

消化道出血的临床表现取决于出血病变的性质、部位、失血量与速度,与患者的年龄、心肾功能等全身情况也有关系。

1.呕血与柏油样便

急性大量出血多数表现为呕血,慢性小量出血则为粪便潜血阳性表现。出血部位在空肠屈氏韧带以上时,临床表现为呕血,如出血后血液在胃内潴留时间较久,则因经胃酸作用变成酸性血红蛋白而呈咖啡色。如出血速度快而出血量多,呕血的颜色是鲜红色。柏油样便表示出血部位在上胃肠道,但如十二指肠部位病变的出血速度过快,在肠道停留时间短,粪便颜色会变成紫红色。右半结肠出血时,粪便颜色为鲜红色。在空回肠及右半结肠病变引起小量渗血时,也可有黑便。

2.失血性周围循环衰竭

上消化道大量出血导致急性周围循环衰竭。失血量大、出血不止或治疗不及时,可引起机体的组织血液灌注减少和细胞缺氧,进而可因缺氧、代谢性酸中毒和代谢产物的蓄积造成周围血管扩张,毛细血管广泛受损,以致大量体液淤滞于腹腔脾脏与周围组织,使有效血容量锐减,严重影响心、脑、肾的血液供应,形成不可逆转的休克,导致死亡。在出血周围循环衰竭发展过程中,临床上可出现头昏、心悸、恶心、口渴、黑矇或晕厥;皮肤由于血管收缩和血液灌注不足而灰白、湿冷;按压甲床后呈现苍白,且经久不见恢复;静脉充盈差,体表静脉往往瘪陷;患者感到疲乏无力,进一步可出现精神萎靡、烦躁不安,甚至反应迟钝、意识模糊。老年人器官储备功能低下,加之老年人常有脑动脉硬化、高血压病、冠心病、慢性支气管炎等老年基础病,虽出血量不大,也可引起多器官功能衰竭,增加死亡危险。

3.氮质血症

氮质血症可分为肠源性、肾性和肾前性氮质血症三种。肠源性氮质血症指在上消化道大量出血后,血液蛋白的分解产物在肠道被吸收,以致血中氮质升高。肾前性氮质血症是指失血性周围循环衰竭造成肾血流暂时性减少,肾小球滤过率和肾排泄功能降低,以致氮质潴留。在纠正低血压、休克后,血中尿素氮可迅速降至正常。肾性氮质血症是因严重而持久的休克造成肾小管坏死(急性肾功能衰竭)或失血,更加重原有肾病的肾脏损害。临床上可出现尿少或无尿。在出血停止的情况下,氮质血症往往持续4 d以上,经过补足血容量、纠正休克而血尿素氮不能恢复至正常。

4.发热

大量出血后,多数患者在24 h内常出现低热。发热的原因可能是血容量减少、贫血、周围循环衰竭、血分解蛋白的吸收等因素导致体温调节中枢的功能障碍。分析发热原因时要注意寻找其他因素,例如有无并发肺炎等。

5.血常规变化

上消化道大量出血后均有急性失血后的贫血(正细胞正色素性贫血)。在出血发生后几小时内,血红蛋白浓度、红细胞计数及血细胞比容可无变化,因为急性出血导致血浆和红细胞等量丧失。在随后的24～72 h,组织液渗入血管内皮使血液稀释,导致血细胞比容下降。出血24 h内,网织红细胞可增高,至出血后4～7 d可为5%～15%,以后逐渐降至正常。慢性、长期消化道出血常有血红蛋白含量、红细胞计数的降低。

(二)辅助检查

1.X线钡剂检查

仅适用于出血已停止和病情稳定的患者,对急性消化道出血病因诊断的阳性率不高。

2.放射性核素显像

应用放射性核素显像检查法来发现活动性出血的部位,方法是静脉注射硫化^{99m}锝胶体后行腹部扫描,以探测标记物从血管外溢的证据,可起到初步的定向作用。

(三)判断是否继续出血

(1)反复呕血、黑便次数及量增多,或排出暗红至鲜红色血便。

(2)胃管抽出物有较多新鲜血。

(3)在 24 h 内经积极输液、输血仍不能稳定血压和脉搏,一般状况未见改善;或经过迅速输液、输血后,中心静脉压仍在下降。

(4)血红蛋白、红细胞计数与血细胞比容继续下降,网织细胞计数持续增高。

九、腹水

腹腔内积聚过多的游离液体称为腹水。正常状态下,人体腹腔内有少量液体(一般少于 200 mL),腹水达 500 mL 时,可用肘膝位叩诊法证实;1 000 mL 以上的腹水可引起移动性浊音,大量腹水时两侧胁腹膨出如蛙腹,检查可有液波震颤,小量腹水则需经超声检查才能发现。

腹水是多种疾病的表现,根据其性状特点通常分为漏出性、渗出性和血性三大类。漏出性腹水的常见原因有肝源性、心源性、静脉阻塞性、肾源性、营养缺乏性、乳糜性等。渗出性腹水的常见原因有自发性细菌性腹膜炎,继发性腹膜炎(包括癌性腹水),结核性腹膜炎,胰源性、胆汁性、乳糜性、真菌性腹膜炎等。血性腹水的常见原因有急性门静脉血栓形成、肝细胞癌结节破裂、急性亚大块肝坏死、肝外伤性破裂、肝动脉瘤破裂、宫外孕等。

对腹水的体格检查除有移动性浊音外,常有原发病的体征。由心脏疾病引起的腹水查体时,可见发绀、周围水肿、颈静脉怒张、心脏扩大、心前区震颤、肝脾大、心律失常、心瓣膜杂音等体征。肝脏疾病常有面色晦暗或萎黄无光泽,皮肤巩膜黄染,面部、颈部或胸部可有蜘蛛痣或有肝掌、腹壁静脉曲张、肝脾大等体征。肾脏疾病引起的腹水可有面色苍白、周围水肿等体征。面色潮红、发热、腹部压痛、腹壁有柔韧感,可考虑结核性腹膜炎。患者有消瘦、恶病质、淋巴结肿大或腹部有肿块,多为恶性肿瘤。

实验室检查常为发现病因的重要手段。肝功能受损、低蛋白血症可提示有肝硬化。大量蛋白尿、血尿素氮及肌酐升高提示肾功能受损。免疫学检查对肝脏和肾脏疾病的诊断也有重要意义。通过腹腔穿刺液的检查,可确定腹水的性质,鉴别腹水的原因。

1.腹水一般性检查

(1)外观:漏出液多为淡黄色,稀薄透明,渗出液可呈不同颜色或混浊,不同病因的腹水可呈现不同的外观,如化脓性感染呈黄色脓性或脓血性;铜绿假单胞菌感染腹水呈绿色;黄疸时呈黄色;血性腹水见于急性结核性腹膜炎、恶性肿瘤;乳糜性腹水呈乳白色,可自凝,因为属非炎性产物,故仍属漏出液。

(2)相对密度:漏出液相对密度多在 1.018 以下,渗出液相对密度多在 1.018 以上。

(3)凝块形成:渗出液内含有纤维蛋白原及组织细胞破坏释放的凝血质,故易凝结成块或絮状物。

2.腹水生化检查

(1)黏蛋白定性试验:漏出液为阴性,渗出液为阳性。定量漏出液小于 0.25 g/L,渗出液大于 0.25 g/L。

(2)胰性腹水淀粉酶升高。

(3)细菌学及组织细胞学检查:腹水离心后涂片染色可查到细菌,抗酸染色可查到结核杆菌,必要时可进行细菌培养或动物接种,可在腹水中查瘤细胞,对腹腔肿瘤的诊断非常必要,其敏感度和特异性可达 90％。

3.超声及 CT 检查

不仅可显示少量的腹水,还可显示肝脏的大小,肝脏包膜的光滑度,肝内占位性病变,心脏的大小、结构,心脏流入道及流出道的情况,血流情况,肾脏的大小、形态、结构等。

4.心电图检查

可发现心律的变化、心脏供血情况。

十、黄疸

黄疸是血清中的胆红素升高导致皮肤、黏膜和巩膜发黄的症状和体征。正常胆红素最高为 17.1 mmol/L,其中结合胆红素为 3.42 mmol/L,非结合胆红素为13.68 mmol/L。胆红素在 17.1～34.2 mmol/L 时临床不易察觉,称为隐性黄疸,超过34.2 mmol/L时出现黄疸。

(一)黄疸的分类

1.溶血性黄疸

能引起溶血的疾病可以引起溶血性黄疸,包括先天性溶血性贫血和后天性获得性溶血性贫血。一方面,大量红细胞被破坏,形成大量非结合胆红素,超过了肝细胞的摄取、结合与排泌能力;另一方面,溶血造成的贫血、缺氧和红细胞破坏产物的毒性作用削弱了肝细胞对胆红素的代谢功能,使非结合胆红素在血中潴留,超过正常水平而出现黄疸。可见于海洋性贫血、遗传性球形红细胞增多症、自身免疫性溶血等。

2.肝细胞性黄疸

肝细胞的广泛损害也可以引起黄疸。肝细胞的广泛损伤导致肝细胞对胆红素的摄取、结合及排泄功能降低,因而血中的非结合胆红素增多。而未受损的肝细胞仍能将非结合胆红素转变为结合胆红素。结合胆红素一部分仍经毛细胆管从胆道排泄,另一部分经已经损害或坏死的肝细胞反流入血中;亦可因肝细胞肿胀、汇管区渗入性病变与水肿及小胆管内的胆栓形成,使胆汁排泄受阻而反流入血循环导致血中结合胆红素增加出现黄疸。见于病毒性肝炎、肝硬化、中毒性肝炎、败血症等。

3.胆汁瘀积性黄疸

胆汁瘀积性黄疸可分为肝内性黄疸和肝外性黄疸。肝内性又可分为肝内阻塞性胆汁瘀积和肝内胆汁瘀积。肝内阻塞性胆汁瘀积见于肝内泥沙样结石、癌栓、寄生虫病等,肝内胆汁瘀积见于病毒性肝炎、药物性胆汁瘀积。肝外性胆汁瘀积见于胆总管结石、狭窄、炎性水肿等。阻塞上方的压力升高,胆管扩张,最后导致小胆管与毛细胆管破裂,胆汁中的胆红素反流入血管。

4.先天性黄疸

先天性黄疸为肝细胞对胆红素的摄取、结合和排泄有缺陷所致的黄疸,比较少见。

(1)Gilbert 综合征:肝细胞摄取非结合胆红素功能障碍及微粒体内葡萄糖醛酸转移酶不足,致血中非结合胆红素增高而出现黄疸。

(2)Crigler-Najjar 综合征:肝细胞缺乏葡萄糖醛酸转移酶,致非结合胆红素不能形成结合胆红素,血中非结合胆红素增多,出现黄疸。

(3)Rotor 综合征:肝细胞摄取非结合胆红素和排泄结合胆红素存在先天性障碍,致血中胆红素增高而出现黄疸。

(4)Dubin-Johnson 综合征:结合胆红素及某些阴离子向毛细胆管排泄发生的障碍,致血清中结合胆红素增加而发生黄疸。

(二)临床症状和体征

1.溶血性黄疸

一般黄疸为轻度,不伴皮肤瘙痒,主要为原发性疾病表现。急性溶血时可有发热、寒战、头痛、呕吐、腰痛,并有不同程度的贫血和血红蛋白尿,严重者可有急性肾功能衰竭;慢性溶血多为先天性,除伴有贫血外,尚有脾大。

2.肝细胞性黄疸

皮肤、黏膜浅黄至深黄色,可伴有轻度皮肤瘙痒,其他为肝脏原发病的表现,如疲乏、食欲减退,严重者可有出血倾向。

3.胆汁瘀积性黄疸

皮肤呈暗黄色,完全阻塞者颜色更深,甚至呈黄绿色,并有皮肤瘙痒及心动过速,尿色深,粪便颜色变浅或呈白陶土样。

十一、腹部肿块

腹部肿块是在腹部检查时可触及的异常包块。常见原因有脏器肿大、空腔脏器膨胀、组织增生、炎症粘连及良恶性肿瘤等。腹部肿块分类方法很多,按肿块性质大致可分为以下六种。

(1)生理性"肿块":并非真正的疾病,但有时被误认为病理性肿块。除子宫、膀胱、粪块外,发达的腹直肌腱划间的肌肉、消瘦者的脊柱或骶骨岬和自发性痉挛的肠管等,都可能被误诊为病理性的肿块,甚至腹壁松软或薄弱者的腹主动脉,也会被误认为是"搏动性肿块"。

(2)炎症性肿块:多伴有发热、局部疼痛、白细胞计数升高等炎症征象。如阑尾周围炎包块、肠系膜淋巴结结核、肾周围脓肿等。

(3)肿瘤性肿块:多为实质性肿块。恶性肿瘤占多数,特点为发展快,晚期伴贫血、消瘦和恶病质;良性肿瘤病史长,肿瘤较大,光滑,有一定活动度。

(4)囊性肿块:多呈圆形或椭圆形,表面光滑,有波动感。常见的有先天性的多囊肝、多囊肾、脐尿管囊肿,滞留性的胰腺囊肿、肾盂积水,肿瘤性的卵巢囊肿,炎症性的胆囊积液、输卵管积水、包裹性积液,寄生虫性的包虫囊肿等。

(5)梗阻性肿块:胃肠道的梗阻性肿块可引起腹痛、腹胀、呕吐或便秘、不排气等;梗阻胆道的肿块引起无痛性黄疸,一般不发热;梗阻尿路系的肿块常引起腰部胀痛。严格来说,淤血性脾大和淤胆性肝大也属于梗阻性肿块。

(6)外伤肿块:如左上腹部的脾破裂血肿、上腹部的假性胰腺囊肿、下腹或盆腔的腹膜后血肿等。可见于腹部创伤。

(一)腹部肿块的病因

1.右上腹部肿块

(1)肝脏肿大:如肝炎、肝脓肿、肝脏肿瘤、肝囊肿等。

(2)胆囊肿大:如急性胆囊炎、胆囊积水、胆囊积血、淤胆性胆囊肿大、先天性胆总管囊肿、原发性胆囊癌、胆囊扭转等。

（3）肝曲部结肠癌。

2.中上腹部肿块

（1）胃部肿块：如溃疡病、胃癌及胃部其他良恶性肿瘤、胃黏膜脱垂症、胃石症等。

（2）胰腺肿块：如急性胰腺炎、胰腺囊肿、胰腺囊性腺瘤、胰腺癌等。

（3）肝左叶肿大。

（4）肠系膜与网膜肿块：如肠系膜淋巴结结核、肠系膜囊肿等。

（5）小肠肿瘤：如小肠恶性淋巴瘤、小肠癌及其他少见的小肠肿瘤。

（6）腹主动脉瘤。

3.左上腹部肿块

（1）脾大：肝硬化、游走脾、副脾等。

（2）胰腺肿瘤与胰腺囊肿。

（3）脾曲部结肠癌。

4.左、右腰部肿块

（1）肾脏疾病引起的肿块：如肾下垂与游走肾、先天性肾囊肿、肾积水、肾积脓、蹄铁形肾、肾包虫囊肿、肾脏肿瘤等。

（2）嗜铬细胞瘤及肾上腺其他肿瘤。

（3）原发性腹膜后肿瘤。

5.右下腹部肿块

（1）阑尾疾病：如阑尾周围脓肿、阑尾类癌、阑尾黏液囊肿等。

（2）回盲部肿块：多见于回盲部结核、克罗恩病、盲肠癌、回盲部阿米巴性肉芽肿、回盲部放线菌病。

（3）大网膜扭转。

（4）右侧卵巢肿瘤。

6.中下腹部肿块

可见于膀胱肿瘤、膀胱憩室、子宫肿瘤。左下腹部肿块可见于溃疡性结肠炎，直肠、乙状结肠癌，直肠、乙状结肠血吸虫病性肉芽肿，左侧卵巢囊肿等。广泛性与不定位性肿块常见的病因有结核性腹膜炎、腹型肺吸虫病、腹部包虫囊肿、腹膜转移癌、肠套叠、蛔虫性肠梗阻、肠扭转等。

（二）腹部肿块的症状和体征

1.症状

（1）肿块发生的部位、时间和伴随的症状，如腹痛、发热、局部不适等，以及有无外伤史、肿瘤家族史等。肿块发生前有短暂的腹痛、局部腹膜刺激征和全身感染性症状者，应疑为炎性肿块。若患者曾患肺结核，长期低热，食欲不振，伴有腹痛，则腹内肿块可能为结核性。若肿块出现很久，生长缓慢，无其他不适，多为良性肿瘤；反之，若生长迅速、患者显著消瘦，多为恶性肿瘤。故有"炎性肿块的变化以日计算，恶性肿瘤以月计算，良性肿瘤以年计算"之说，虽不完全精确，却有助于做出初步判断。

(2)有无消化道症状:因消化系统在腹部占有很大空间,有此类症状者多为消化道本身肿瘤或肠道外肿块压迫引起。例如,反复呕吐提示胃窦部或十二指肠病变;呕吐咖啡样残渣多见于胃癌;结肠肿块可引起便血和排便习惯改变;右上腹肿块伴有黄疸,多为肝脏或胆道附近的病变。

(3)其他伴随症状:泌尿系的肿块多有尿血、尿频等症状,如肾癌常伴有腰痛和肉眼血尿。女性生殖系肿块多伴月经改变或阴道出血,如子宫肌瘤患者可有月经量增多或不孕症状。

2.体征

腹部肿块主要依靠触诊检查。触诊如果发现肿块,应注意肿块的位置、大小、形态、质地、有无压痛及移动度,借此来鉴别肿块的来源和性质。

(1)腹部肿块的位置:确定肿块的位置可了解肿块的来源。某个部位的肿块多来源于该部位的脏器,如右上腹的肿块多来源于肝脏、胆囊或肝曲结肠。带蒂包块或肠系膜、大网膜的包块位置多变。肠管分布区的较大包块如果伴有梗阻,可能为该段肠管内肿物;如果不伴有梗阻,多来源于肠系膜、大网膜或腹膜后脏器。多发而散在者常见于肠系膜淋巴结结核、腹膜结核或腹腔转移癌。

(2)肿块的大小:在脐周围触到较小的肿块可能为肿大的肠系膜淋巴结。巨大的肿块多发生于肝、脾、胰腺、肾脏、卵巢及子宫等脏器,以囊肿多见。如包块大小变异不定,甚至可消失,可能为充气的肠曲引起。

(3)肿块的形态:表面光滑的包块,以囊肿为多;形态不规则、表面不光滑、坚硬,多为恶性肿瘤、炎性肿物或结核包块;索状或管状肿物,短时间内形态多变者,可能为蛔虫团或肠套叠;右上腹触到卵圆形肿物,光滑,可能为胆囊或肾脏;肿大的脾脏可以触到脾切迹。

(4)肿块的硬度和质地:肿块如果质地硬,多见于肿瘤、炎性或结核性肿块,如胃癌、肝癌及结核性腹膜炎形成的包块;肿块若为囊性,肿物质地柔软,多见于囊肿。

(5)压痛:炎性肿块有明显压痛。如位于右下腹的包块压痛明显,多为阑尾周围脓肿;肝大有明显压痛,可能为肝脓肿。

(6)移动度:如果包块随呼吸上下移动,可能为肝、脾、肾、胃或这些脏器的肿物。胆囊、横结肠的肿物也可随呼吸上下移动。如果包块能用手推动,其可能来自胃、肠或肠系膜。移动范围广、移动距离大的肿物,多为带蒂的肿物,游走脾、肾等。腹膜的肿瘤及局部的炎性肿块一般不移动。

(三)辅助检查

1.尿常规

尿常规有助于泌尿系统肿块的诊断,可有血尿、尿蛋白增多等表现。

2.血清生化指标的检测

某些恶性疾病可导致血清特异性抗原的升高,如胃肠道肿瘤可导致癌胚抗原 CEA 的升高,卵巢肿瘤时 CA199 的升高。

3.胃肠道 X 线检查

胃肠道 X 线可见肠道的延续性中断,或者梗阻造成的肠道内气液平面,并可以鉴别肿块是在肠道内还是肠道外压迫产生。

4.超声检查

超声检查可发现实质脏器的占位性病变及肿块的具体部位,对肿块做出定位、定性诊断,尤其是在盆腔肿块诊断中具有优势。

5.CT、MRI

CT、MRI 在腹膜后的诊断中优于超声检查,可定位腹膜后肿块的来源及性质。

第二章　上消化道大出血

一、疾病概述

(一)概念和特点

上消化道出血是指屈氏韧带以上的消化道,包括食管、胃、十二指肠、胰腺、胆管等病变引起的出血,以及胃空肠吻合术的空肠病变引起的出血。上消化道大出血是指数小时内失血量超过1 000 mL或超过循环血容量的 20 %,主要表现为呕血和(或)黑便,常伴有血容量减少,引起急性周围循环衰竭,是临床的急症,严重者可导致失血性休克而危及生命。

近年来,本病的诊断和治疗水平有很大的提高,临床资料统计显示,80 %~85 %的急性上消化道大出血患者短期内出血能自行停止,仅 15 %~20 %的患者出血不止或反复出血,最终死于出血并发症,其中急性非静脉曲张性上消化道出血的发病率在我国仍居高不下,严重威胁人们的生命健康。

(二)相关病理生理

上消化道出血多为消化性溃疡侵蚀胃基底血管导致其破裂而引发出血。出血后逐渐影响周围血液循环量,如出血量多引起有效循环血量减少,进而引发血液循环系统代偿,以致血压降低,心悸、出汗,必须即刻处理。出血处可能因血块形成而自动止血,但也可能再次出血。

(三)上消化道出血的病因

上消化道出血的病因包括溃疡性疾病、炎症、门脉高压、肿瘤、全身性疾病等。临床上最常见的病因是消化性溃疡,其他依次为急性糜烂出血性胃炎、食管胃底静脉曲张破裂和胃癌。现将病因归纳列述如下。

1.上消化道疾病

(1)食管疾病、食管物理性损伤、食管化学性损伤。

(2)胃、十二指肠疾病:消化性溃疡、胃泌素瘤、胃癌等。

(3)空肠疾病:胃肠吻合术后空肠溃疡、空肠克罗恩病。

2.门静脉高压引起的食管胃底静脉曲张破裂出血

(1)各种病因引起的肝硬化。

(2)门静脉阻塞:门静脉炎、门静脉血栓形成、门静脉受邻近肿块压迫。

(3)肝静脉阻塞:原发性醛固酮增多症。

3.上消化道邻近器官或组织的疾病

(1)胆管出血:胆囊或胆管结石、胆管蛔虫、胆管癌、肝癌、肝脓肿或肝血管瘤破入胆管等。

(2)胰腺疾病:急慢性胰腺炎、胰腺癌、胰腺假性囊肿、胰腺脓肿等。

(3)其他:纵隔肿瘤或囊肿破入食管、主动脉瘤、肝或脾动脉瘤破入食管等。

4.全身性疾病

(1)血液病:白血病、血友病、再生障碍性贫血、弥散性血管内凝血(DIC)等。

(2)急性感染:脓毒症、肾综合征出血热、钩端螺旋体病、重症肝炎等。

（3）脏器衰竭：尿毒症、呼吸衰竭、肝衰竭等。

（4）结缔组织病：系统性红斑狼疮、结节性多动脉炎、皮肌炎等。

5.诱因

（1）服用水杨酸类或类固醇消炎药物，或大量饮酒。

（2）应激相关胃黏膜损伤：严重感染、休克、大面积烧伤、大手术、脑血管意外等应激状态会引起应激相关胃黏膜损伤。应激性溃疡可引起大出血。

（四）临床表现

上消化道大量出血的临床表现主要取决于出血量及出血速度。

1.呕血与黑便

呕血与黑便是上消化道出血的特征性表现。上消化道出血之后均有黑粪。出血部位在幽门以上者常有呕血。若出血量较少、速度慢亦可无呕血。反之，幽门以下出血时如出血量大、速度快，可因血反流入胃腔引起恶心、呕吐而表现为呕血。呕血多呈棕褐色咖啡渣样，如出血量大，未经胃酸充分混合即呕出，则为鲜红色或有血块。黑粪呈柏油样，黏稠而发亮，当出血量大，血液在肠内推进快，粪便可呈暗红甚至鲜红色。

2.失血性周围循环衰竭

急性大量失血由于循环血容量迅速减少，周围循环衰竭。一般表现为头昏、心慌、乏力，突然起立发生晕厥、肢体冷感、心率加快、血压偏低等。严重者呈休克状态。

3.发热

大量出血后，多数患者在24 h内出现低热，持续3～5 d降至正常。发热原因可能与循环血量减少和周围循环衰竭导致体温调节中枢功能紊乱等因素有关。

4.氮质血症

上消化道大量出血后，由于大量血液蛋白质的消化产物在肠道被吸收，血中尿素氮浓度可暂时增高，称为肠源性氮质血症。一般一次出血后数小时血尿素氮开始上升，24～48 h达到高峰，一般不超过14.3 mmol/L(40 mg/dL)，3～4 d降至正常。

5.贫血和血象

急性大量出血后均有失血性贫血。但在出血的早期，血红蛋白浓度、红细胞计数与血细胞比容可无明显变化。在出血后，组织液渗入血管内，使血液稀释，一般经3～4 h才出现贫血，出血后24～72 h血液稀释到最大限度。贫血程度除取决于失血量外，还和出血前有无贫血、出血后液体平衡状态等因素相关。

急性出血患者为正常细胞正常色素性贫血，在出血后骨髓有明显代偿性增生，可暂时出现大细胞性贫血，慢性失血则呈小细胞低色素性贫血。出血24 h内网织红细胞即见增高，出血停止后逐渐降至正常。白细胞计数在出血后2～5 h轻至中度升高，血止后2～3 d才恢复正常。但在肝硬化患者中，如同时有脾功能亢进，则白细胞计数可不升高。

（五）辅助检查

1.实验室检查

测定红细胞、白细胞、血小板计数，血红蛋白浓度，血细胞比容，肝肾功能，大便隐血检查等，以了解其病因、诱因及潜在的护理问题。

2.内镜检查

出血后 24～48 h 内行急诊内镜检查,可以直接观察出血部位,明确出血的病因,对出血灶进行止血治疗,是上消化道出血病因诊断的首选检查方法。

3.X 线钡餐检查

X 线钡餐检查对明确病因亦有价值。主要适用于不宜或不愿进行内镜检查者,或胃镜检查未能发现出血原因,需排除十二指肠降段以下的小肠段有无出血病灶者。

4.其他

放射性核素扫描或选择性动脉造影,如腹腔动脉、肠系膜上动脉造影,可帮助确定出血部位,适用于内镜及 X 线钡剂造影未能确诊而又反复出血者。不能耐受 X 线、内镜或动脉造影检查的患者可做吞线试验,根据棉线有无沾染血迹及其部位,可以估计活动性出血部位。

(六)治疗原则

上消化道大量出血为临床急症,应采取积极措施进行抢救:迅速补充血容量,纠正水电解质失衡,预防和治疗失血性休克,给予止血治疗,同时积极进行病因诊断和治疗。

药物治疗:包括局部用药和全身用药两部分。

1.局部用药

经口或胃管将药物注入消化道内,对病灶局部进行止血,主要药物如下。

(1)将 8～16 mg 去甲肾上腺素溶于 100～200 mL 冰盐水口服,强烈收缩出血的小动脉而止血,适用于胃、十二指肠出血。

(2)口服凝血酶,通过接触性止血促使纤维蛋白原转变为纤维蛋白,加速血液凝固,近年来被广泛应用于局部止血。

2.全身用药

药物经静脉进入体内,发挥止血作用。

(1)抑制胃酸分泌药:对消化性溃疡和急性胃黏膜损伤引起的出血,常规给予 H_2 受体拮抗剂或质子泵阻滞剂,以提高和保持胃内较高的 pH,有利于血小板聚集及血浆凝血功能所诱导的止血过程。常用药物有西咪替丁 200～400 mg,每 6 小时 1 次;雷尼替丁 50 mg,每6 小时 1 次;法莫替丁 20 mg,12 小时 1 次;奥美拉唑40 mg,每 12 小时 1 次。急性出血期均为静脉用药。

(2)降低门静脉压力药:①血管升压素及其类似物常用药物,其机制是收缩内脏血管,从而减少门静脉血流量,降低门静脉及其侧支循环的压力。用法为血管升压素 0.2 U/min 持续静脉滴注,视治疗反应可逐渐加至 0.4 U/min。同时用硝酸甘油静脉滴注或含服,以减轻大剂量使用血管升压素的不良反应,并且硝酸甘油有协同降低门静脉压力的作用。②生长抑素及其拟似物,止血效果好,可明显减少内脏血流量,并减少奇静脉血流量,而奇静脉血流量是食管静脉血流量的标志。③14 肽天然生长抑素,用法为首剂 250 μg 缓慢静脉注射,继以 250 $\mu g/h$ 持续静脉滴注。④人工合成剂奥曲肽,首剂常用 100 μg 缓慢静脉注射,继以25～50 $\mu g/h$持续静脉滴注。

(3)促进凝血和抗纤溶药物:补充凝血因子,如静脉注入纤维蛋白原和凝血酶原复合物对凝血功能异常引起出血者有明显疗效。抗血纤溶芳酸和 6-氨基己酸有对抗或抑制纤维蛋白溶解的作用。

二、护理评估

(一)一般评估

1.生命体征

大量出血患者因血容量不足，外周血管收缩，体温可能偏低，出血后 2 d 内多有发热，体温一般不超过38.5 ℃，持续 3～5 d；脉搏增快(＞120 次/分)或细速；呼吸急促、浅快；血压降低，收缩压降至80 mmHg(10.66 kPa)，甚至可持续下降至测不出，脉压减少，小于 25 mmHg(3.33 kPa)。

2.患者主诉

有无头晕、乏力、心慌、气促、冷、口干口渴等症状。

3.相关记录

呕血颜色、量，皮肤，尿量，出入量，黑便颜色和量等记录结果。

(二)身体评估

1.头颈部

上消化道大量出血时，有效循环血容量急剧减少，患者可出现精神萎靡、嗜睡、表情淡漠、烦躁不安、意识模糊，甚至昏迷。

2.腹部

(1)有无肝脾大，如果脾大、蜘蛛痣、腹壁静脉曲张或有腹水，提示肝硬化门脉高压食管静脉破裂出血；肝大、质地硬、表面凹凸不平或有结节，提示肝癌。

(2)腹部肿块的质地软硬度，如果质地硬、表面凹凸不平或有结节，应考虑胃、胰腺、肝胆肿瘤。

(3)中等量以上的腹腔积液可有移动性浊音。

(4)肠鸣音活跃，肠蠕动增强，肠鸣音达 10 次/分以上，但音调不是特别高，提示有活动性出血。

(5)直肠和肛门有无结节、触痛和肿块、狭窄等异常情况。

3.其他

(1)出血部位与出血性质的评估：上消化道出血不包括口、鼻、咽喉等部位出血及咯血，应注意鉴别。出血部位在幽门以上，呕血及黑粪可同时发生；而幽门以下部位出血多以黑粪为主。下消化道出血较少时，易被误认为是上消化道出血。下消化道出血仅有便血，无呕血，粪便鲜红、暗红或有血块，患者常有下腹部疼痛等不适感。进食动物血、肝，服用骨炭、铁剂、铋剂或中药也可使粪便发黑，但黑而无光泽。

(2)出血量的评估：粪便隐血试验阳性表示每天出血量大于 5 mL；出现黑便时表示每天出血量在50～70 mL，胃内积血量达250～300 mL 可引起呕血；急性出血量＜400 mL 时，组织液及脾脏贮血补充失血量，可无临床表现，若大量出血，数小时内失血量超过1 000 mL或超过循环血容量的 20 ％，引起急性周围循环衰竭，导致急性失血性休克而危及患者生命。

(3)失血程度的评估:失血程度除按出血量评估外,还应根据全身状况来判断。失血的表现多伴有全身症状,表现为如下症状。①轻度失血,失血量为全身总血量的 10 %～15 %,患者表现为皮肤苍白、头晕、怕冷,血压可正常但有波动,脉搏稍快,尿量减少。②中度失血,失血量达全身总血量的 20 %以上,患者表现为口干、眩晕、心悸,血压波动,脉压变小,脉搏细数,尿量减少。③重度失血,失血量达全身总血量的 30 %,患者表现为烦躁不安、意识模糊、出冷汗、四肢厥冷、血压显著下降、脉搏细数超过 120 次/分,尿少或尿闭,重者发生失血性休克。

(4)出血是否停止的评估:①反复呕血,呕吐物由咖啡色转为鲜红色,黑便次数增多且粪便稀薄,色泽转为暗红色,伴肠鸣音亢进。②周围循环衰竭的表现经充分补液、输血仍未见明显改善,或暂时好转后又恶化,血压不稳,中心静脉压不稳定。③红细胞计数、血细胞比容、血红蛋白测定不断下降,网织红细胞计数持续增高。④在补液足够、尿量正常时,血尿素氮升高。⑤门脉高压患者的脾脏大,因出血而暂时缩小,如不见脾脏恢复肿大,提示出血未止。

(三)心理-社会评估

发生呕血与黑便都可导致患者有紧张、烦躁不安、恐惧、焦虑等反应。病情危重者可出现濒死感,而此时其家属表现出伤心状态,使患者出现较强烈的紧张感及恐惧感。慢性疾病或全身性疾病致反复呕血与黑便,易使患者对治疗和护理失去信心,表现为对护理工作的不合作。患者及其家庭对疾病的认识态度影响患者的生活质量,影响其工作、学习、社交等活动。

(四)辅助检查结果评估

1.血常规

上消化道出血后均有急性失血性贫血;出血后 6～12 h 红细胞计数、血红蛋白浓度及血细胞比容下降;出血后 2～5 h 白细胞数开始增高,血止后 2～3 d 降至正常。

2.血尿素氮测定

呕血的同时,因部分血液进入肠道,血红蛋白的分解产物在肠道被吸收,故在出血数小时后尿素氮开始不升,24～48 h 可达高峰,持续时间不等,与出血时间长短有关。

3.粪便检查

隐血试验(OBT)阳性,但检查前 3～4 d 需禁止食用动物血、肝,绿色蔬菜等。

4.内镜检查

直接观察出血的原因和部位,黏膜皱襞迂曲可提示胃底静脉曲张。

(五)常用药物治疗效果的评估

1.输血

输血前评估患者的肝功能,肝功能受损宜输新鲜血,因库存血含氨量高易诱发肝性脑病。同时要评估患者年龄、病情、周围循环动力学及贫血状况,注意避免因输液或输血过快、过多导致的肺水肿,对原有心脏病或老年患者必要时可根据中心静脉压调节输液量。

2.血管升压素

滴注速度应准确,并严密观察患者有无出现腹痛、血压升高、心律失常、心肌缺血,甚至发生心肌梗死等不良反应。评估是否药液外溢,一旦外溢,使用 50 %硫酸镁湿敷,因该药有抗利尿作用,突然停用血管升压素会引起反射性尿液增多,故应观察尿量并向家属做好解释工作。同时,孕妇、冠心病、高血压禁用血管升压素。

3.凝血酶

口服凝血酶时评估有无有恶心、头昏等不良反应,并指导患者更换体位。此药不能与酸碱及重金属等药物配伍,应现用现配,若出现过敏现象应立即停药。

4.镇静剂

评估患者的肝功能,肝病患者忌用吗啡、巴比妥类等强镇静药物。

三、主要护理诊断/问题

(一)体液不足

体液不足与上消化道大量出血有关。

(二)活动无耐力

活动无耐力与上消化道出血所致周围循环衰竭有关。

(三)营养失调

营养低于机体需要量与急性期禁食及贫血有关。

(四)恐惧

恐惧与急性上消化道大量出血有关。

(五)知识缺乏

缺乏有关出血的知识及防治的知识。

(六)潜在并发症

休克、急性肾衰竭。

四、护理措施

(一)一般护理

1.休息与体位

少量出血者应卧床休息,大出血时绝对卧床休息,取平卧位并将下肢略抬高,以保证脑部供血。呕吐时头偏向一侧,防止窒息或误吸。指导患者坐起、站起时动作要缓慢,出现头晕、心慌、出汗时立即卧床休息并告知护士。病情稳定后,逐渐增加活动量。

2.饮食护理

急性大出血伴恶心、呕吐者应禁食。少量出血无呕吐者,可进食温凉、清淡流质食物。出血停止后改为营养丰富、易消化、无刺激性半流质软食,由少量多餐逐渐过渡到正常饮食。食管胃底静脉曲张破裂出血者避免粗糙、坚硬、刺激性食物,且应细嚼慢咽,防止损伤曲张静脉而再次出血。

3.安全护理

轻症患者可起身稍做活动,可上厕所大小便。但应注意,有活动性出血时,患者常因有便意而至厕所,在排便时或便后起立时晕厥,因此必要时由护士陪同如厕或暂时改为在床上排泄。对重症患者应多巡视,用床栏加以保护。

（二）病情观察

上消化道大量出血时,有效循环血容量急剧减少,可导致休克或死亡,所以要严密监测患者病情。①精神和意识状态:是否精神萎靡、嗜睡、表情淡漠、烦躁不安、意识模糊甚至昏迷。②生命体征:体温不升或发热,呼吸急促、脉搏细弱、血压降低、脉压变小,必要时行心电监护。③周围循环状况:观察皮肤和甲床色泽,肢体温暖还是湿冷,周围静脉特别是颈静脉充盈情况。④准确记录 24 h 出入量,测每小时尿量,应保持尿量大于每小时 30 mL,并记录呕吐物和粪便的性质、颜色及量。⑤定期复查红细胞计数、血细胞比容、血红蛋白、网织红细胞计数、血尿素氮、粪潜血,以了解贫血程度、出血是否停止。

（三）用药护理

立即建立静脉通道,遵医嘱迅速、准确地实施输血、输液、各种止血治疗及用药等抢救措施,并观察治疗效果及不良反应。血管升压素可引起腹痛、血压升高、心律失常、心肌缺血,甚至发生心肌梗死,故滴注速度应准确,并严密观察不良反应。同时,孕妇、冠心病、高血压禁用血管升压素。肝病患者忌用吗啡、巴比妥类药物,宜输新鲜血,因库存血含氨量高,易诱发肝性脑病。

（四）三腔双囊管护理

插管前应仔细检查,确保三腔双囊管通畅、无漏气,并分别做好标记,以防混淆。插管后检查管道是否在胃内,抽取胃液,确定管道在胃内,分别向胃囊和食管囊注气,将食管引流管、胃管连接负压吸引器,定时抽吸,观察出血是否停止,记录引流液的性状及量,并做好留置于腔气囊管期间的护理和拔管出血停止后的观察及拔管。

（五）心理护理

护理人员应关心、安慰患者,尤其是反复出血者。解释各项检查、治疗措施,耐心细致地解答患者或家属的提问,消除他们的疑虑。同时,经常巡视,大出血时陪伴患者,以减轻患者的紧张情绪。抢救工作应迅速而不忙乱,使其产生安全感、信任感,保持稳定情绪,帮助患者消除紧张恐惧心理,更好地配合治疗及护理。

（六）健康教育

1.疾病知识指导

应帮助患者和家属掌握有关疾病的病因、诱因及预防、治疗的护理知识,以减少发生再度出血的危险。并且指导患者及家属学会早期识别出血征象及应急措施。

2.饮食指导

合理饮食是避免诱发上消化道出血的重要措施。嘱患者注意饮食卫生和饮食规律;进食营养丰富、易消化的食物,避免粗糙、刺激性食物,或过冷、过热、产气多的食物、饮料,禁烟、浓茶、咖啡等对胃有刺激的食物。

3.生活指导

生活起居要有规律,劳逸结合,情绪乐观,保证身心愉悦,避免长期精神紧张。应在医师指导下用药,同时,慢性病者应定期门诊随访。

4.自我观察

教会患者出院后早期识别出血征象及应急措施：出现头晕、心悸等不适，或呕血、黑便时，立即卧床休息，保持安静，减少身体活动；呕吐时取侧卧位以免误吸；立即送医院治疗。

5.及时就诊的指标

(1)有呕血和黑便。

(2)出现血压降低、头晕、心悸等不适。

五、护理效果评估

(1)患者呕血和黑便停止，生命体征正常。

(2)患者活动耐受力增加，活动时无晕厥、跌倒危险。

(3)患者置管期间无窒息、意外吸入，食管胃底黏膜无溃烂、坏死。

(4)患者体重逐渐恢复正常，营养状态良好。

第三章　反流性食管炎

反流性食管炎(reflux esophagitis，RE)是指胃、十二指肠内容物反流入食管所引起的食管黏膜炎症、糜烂、溃疡和纤维化等病变,甚至引起咽喉、气道等食管以外的组织损害。其发病率男性多于女性,男女比例为(2～3)∶1,发病率为1.92％。随着年龄的增长和食管下段括约肌收缩力的下降,胃、十二指肠内容物自发性反流,老年人反流性食管炎的发病率有所增加。

一、病因与发病机制

(一)抗反流屏障作用削弱

食管下括约肌是指食管末端3～4 cm长的环形肌束。正常人静息时压力为10～30 mmHg(1.3～4.0 kPa),为一高压带,防止胃内容物反流入食管。年龄的增长、机体老化导致食管下括约肌的收缩力下降引起食物反流。一过性食管下括约肌松弛也是反流性食管炎的主要发病机制。

(二)食管清除作用减弱

正常情况下一旦发生食物的反流,大部分反流物通过1～2次食管自发和继发性的蠕动性收缩将食管内容物排入胃内,即容量清除,剩余的部分则由唾液缓慢地中和。老年人食管蠕动缓慢和唾液产生减少,影响了食管的清除作用。

(三)食管黏膜屏障作用下降

反流物进入食管后,可以凭借食管上皮表面黏液、不移动水层和表面 HCO_3^-、复层鳞状上皮等构成上皮屏障,以及黏膜下丰富的血液供应构成的后上皮屏障,发挥其抗反流物对食管黏膜损伤的作用。随着机体老化,食管黏膜逐渐萎缩,黏膜屏障作用下降。

二、护理评估

(一)健康史

询问患者的饮食结构及习惯、有无长期服用药物史。

(二)身体评估

1.反流症状

反酸、反食、反胃(指胃内容物在无恶心和不用力的情况下涌入口腔)、嗳气等,多在餐后明显或加重,平卧或躯体前屈时易出现。

2.反流物引起的刺激症状

胸骨后或剑突下烧灼感、胸痛、吞咽困难等。常由胸骨下段向上延伸,常在餐后1小时出现,平卧、弯腰或腹压增高时可加重。反流物刺激食管痉挛导致胸痛,常发生在胸骨后或剑突下。严重时可为剧烈刺痛,可放射到后背、胸部、肩部、颈部、耳后,有的酷似心绞痛的特点。

3.其他症状

咽部不适,有异物感、棉团感或堵塞感,可能与酸反流引起食管上段括约肌压力升高有关。

4.并发症

(1)上消化道出血:食管黏膜炎症、糜烂及溃疡可以导致上消化道出血。

(2)食管狭窄:食管炎反复发作致使纤维组织增生,最终导致瘢痕性狭窄。

(3)Barrett 食管:在食管黏膜的修复过程中,食管、贲门交界处2 cm以上的食管鳞状上皮被特殊的柱状上皮取代,称为 Barrett 食管。Barrett 食管发生溃疡时,又称 Barrett 溃疡。Barrett食管是食管癌的主要癌前病变,其腺癌的发生率较正常值高 30～50 倍。

(三)辅助检查

1.内镜检查

内镜检查是反流性食管炎最准确、最可靠的诊断方法,能判断其严重程度和有无并发症,结合活检可与其他疾病相鉴别。

2.24 h 食管 pH 监测

应用便携式 pH 记录仪在生理状态下对患者进行 24 h 食管 pH 连续监测,可提供食管是否存在过度酸反流的客观依据。在进行该项检查前 3 d,应停用抑酸药与促胃肠动力的药物。

3.食管吞钡 X 线检查

对不愿意接受或不能耐受内镜检查者行该检查。严重患者可发现阳性 X 线征。

(四)心理社会状况

反流性食管炎长期持续存在,病情反复、病程迁延,因此患者会出现食欲减退、体重下降症状,导致患者心情烦躁、焦虑;合并消化道出血时会使患者紧张、恐惧。应注意评估患者的情绪状态及对本病的认知程度。

三、常见护理诊断及问题

(一)疼痛

胸痛与胃食管黏膜炎性病变有关。

(二)营养失调

营养低于机体需要量与害怕进食、消化吸收不良等有关。

(三)有体液不足的危险

体液不足与合并消化道出血引起活动性体液丢失、呕吐及液体摄入量不足有关。

(四)焦虑

焦虑与病情反复、病程迁延有关。

(五)知识缺乏

缺乏对反流性食管炎病因和预防知识的了解。

四、诊断要点与治疗原则

(一)诊断要点

临床上有明显的反流症状,内镜下有反流性食管炎的表现,有食管过度酸反流的客观依据即可做出诊断。

(二)治疗原则

本病以药物治疗为主,对药物治疗无效或发生并发症者可做手术治疗。

1.药物治疗

目前多主张采用递减法,即开始时使用质子泵抑制剂加促胃肠动力药,迅速控制症状,待症状控制后再减量维持。

(1)促胃肠动力药:目前常用的药物主要是西沙必利。常用量为每次 5～15 mg,每天 3～4 次,疗程 8～12 周。

(2)抑酸药:①H_2 受体拮抗剂(H_2RA)。西咪替丁 400 mg、雷尼替丁 150 mg、法莫替丁 20 mg,每日 2 次,疗程 8～12 周。②质子泵抑制剂(PPI)。奥美拉唑 20 mg、兰索拉唑 30 mg、泮托拉唑 40 mg、雷贝拉唑 10 mg 和埃索美拉唑 20 mg,一日 1 次,疗程 4～8 周。③抗酸药。仅用于症状轻、间歇发作的患者,作为临时缓解症状用。反流性食管炎有并发症或停药后很快复发者,需要长期维持治疗。H_2RA、西沙必利、PPI 均可用于维持治疗,其中以 PPI 效果最好。维持治疗的剂量因患者而异,以调整至患者无症状的最低剂量为合适剂量。

2.手术治疗

手术为不同术式的胃底折叠术。手术指征为:①严格内科治疗无效。②虽经内科治疗有效,但患者不能忍受长期服药。③经反复扩张治疗后仍反复发作的食管狭窄。④确认为由反流性食管炎引起的严重呼吸道疾病。

3.并发症的治疗

(1)食管狭窄:大部分狭窄可行内镜下食管扩张术治疗。扩张后予以长程 PPI 维持治疗可防止狭窄复发。少数严重瘢痕性狭窄需行手术切除。

(2)Barrett 食管:药物治疗是预防 Barrett 食管发生和发展的重要措施,必须使用 PPI 治疗并长期维持。

五、护理措施

(一)一般护理

为减少平卧时及夜间反流,可将床头抬高 15～20 cm。避免睡前 2 h 内进食,白天进餐后亦不宜立即卧床。应避免食用使食管下括约肌压力降低的食物和药物,如高脂肪、巧克力、咖啡、浓茶及硝酸甘油、钙拮抗剂等。应戒烟及禁酒。减少一切影响腹压增高的因素,如肥胖、便秘、紧束腰带等。

(二)用药护理

遵医嘱给予药物治疗,注意观察药物的疗效及不良反应。

1.H_2 受体拮抗剂

应在餐中或餐后即刻服用药物,若需同时服用抗酸药,则两药应间隔 1 h 以上。若静脉给药应注意控制速度,过快可引起低血压和心律失常。西咪替丁对雄性激素受体有亲和力,可导致男性乳腺发育、阳痿及性功能紊乱,应做好解释工作。该药物主要通过肾排泄,用药期间应监测肾功能。

2.质子泵抑制剂

奥美拉唑可引起头晕,应嘱患者用药期间避免开车或做其他注意力必须高度集中的工作。兰索拉唑的不良反应包括荨麻疹、皮疹、瘙痒、头痛、口苦、肝功能异常等,轻度不良反应不影响继续用药,较严重时应及时停药。泮托拉唑的不良反应较少,偶可引起头痛和腹泻。

3.抗酸药

该药在饭后 1 h 和睡前服用。服用片剂时应嚼服,乳剂给药前应充分摇匀。

抗酸剂应避免与奶制品、酸性饮料及食物同时服用。

(三)饮食护理

(1)指导患者有规律地定时进餐,饮食不宜过饱,选择营养丰富、易消化的食物。避免摄入过咸、过甜、过辣的刺激性食物。

(2)制订饮食计划:与患者共同制订饮食计划,指导患者及家属改进烹饪技巧,增加食物的色、香、味,刺激患者食欲。

(3)观察并记录患者每天进餐次数、量、种类,以了解其摄入营养素的情况。

六、健康指导

(一)疾病知识的指导

向患者及家属介绍本病的有关病因,避免诱发因素。保持良好的心理状态,平时生活要有规律,合理安排工作和休息时间,注意劳逸结合,积极配合治疗。

(二)饮食指导

指导患者加强饮食卫生和饮食营养,养成有规律的饮食习惯;避免过冷、过热、辛辣等刺激性食物及浓茶、咖啡等饮料;嗜酒者应戒酒。

(三)用药指导

根据病因及病情进行指导,嘱患者长期维持治疗,介绍药物的不良反应,如有异常及时复诊。

第四章　消化性溃疡

消化性溃疡(peptic ulcer)主要指发生在胃和十二指肠的慢性溃疡,即胃溃疡(gastric ulcer,GU)和十二指肠溃疡(duodenal ulcer,DU)。溃疡的黏膜缺损超过黏膜肌层,不同于糜烂。我国消化性溃疡患病率在近十年来开始呈下降趋势。本病在中年最为常见,DU多见于青壮年,而GU多见于中老年,后者发病高峰比前者约迟10年。男性患病比女性多。临床上DU比GU多见,两者之比为(2~3):1,但有地区差异,在胃癌高发地区GU所占的比例有所增加。

一、护理评估

(一)病因和发病机制

在正常生理情况下胃、十二指肠黏膜经常接触有强侵蚀力的胃酸,以及在酸性环境下被激活能水解蛋白质的胃蛋白酶。此外,胃、十二指肠黏膜还经常受摄入的各种有害物质的侵袭,但却能抵御这些侵袭因素的损害,维持黏膜的完整性,这是因为胃、十二指肠黏膜具有一系列防御和修复机制。目前认为,胃、十二指肠黏膜的这一完善而有效的防御和修复机制足以抵抗胃酸/胃蛋白酶的侵蚀。一般而言,只有当某些因素损害了这一机制才可能发生胃酸/胃蛋白酶侵蚀黏膜而导致溃疡形成。

(1)幽门螺杆菌(helicobacter pylori,HP):消化性溃疡的重要致病因素。HP可造成胃、十二指肠黏膜的上皮细胞受损和强烈的炎症反应,损害局部黏膜的防御-修复机制。

(2)非甾体抗炎药(nonsteroidal anti-inflammatory drug,NSAID)。

非甾体抗炎药是引起消化性溃疡的另一个常见病因。大量研究资料显示,长期服用NSAID的患者中10%~25%可发现胃或十二指肠溃疡,有1%~4%的患者发生出血、穿孔等溃疡并发症。NSAID引起的溃疡中,GU较DU多见。溃疡及其并发症发生的危险性除与服用NSAID的种类、剂量、疗程有关,尚与高龄、同时服用抗凝血药和糖皮质激素等因素有关。NSAID通过削弱黏膜的防御和修复功能而导致消化性溃疡发病。NSAID和幽门螺杆菌是引起消化性溃疡发病的两个独立因素。

(3)消化性溃疡的最终形成是胃酸/胃蛋白酶对黏膜自身消化所致。因胃蛋白酶活性是pH依赖性的,在pH>4时便失去活性,因此在探讨消化性溃疡发病机制时,将胃酸视为溃疡形成的直接原因。胃酸的这一损害作用一般只有在正常黏膜防御和修复功能遭受破坏时才能发生。

(4)下列因素与消化性溃疡发病有不同程度的关系。①吸烟:吸烟者消化性溃疡发生率比不吸烟者高,吸烟影响溃疡愈合和促进溃疡复发。②遗传:消化性溃疡的家族史可能是幽门螺杆菌感染的"家庭聚集"现象;O型血者胃上皮细胞表面表达更多黏附受体而有利于幽门螺杆菌定植。遗传因素的作用尚有待进一步研究。③急性应激可引起应激性溃疡:长期精神紧张、过劳易使溃疡发作或加重,情绪应激可能为主要诱因。④胃、十二指肠运动异常:研究发现部分DU患者胃排空增快,这可使十二指肠球部酸负荷增大;部分GU患者有胃排空延迟,这可促使十二指肠液反流入胃,加重胃黏膜屏障损害。胃肠运动障碍不大可能是原发病因,但可加重幽门螺杆菌或 NSAID 对黏膜的损害。

概括言之,消化性溃疡是一种多因素疾病,其中幽门螺杆菌感染和服用 NSAID 是已知的主要病因,溃疡发生是黏膜侵袭因素和防御因素失去平衡的结果,胃酸在溃疡形成中起关键作用。

(二)病理

DU 多发生在球部,前壁处比较常见;GU 多在胃角和胃窦小弯。溃疡一般为单个,也可多个,呈圆形或椭圆形。DU 直径多小于10 mm,GU 要比 DU 稍大。亦可见到直径大于 2 cm 的巨大溃疡。溃疡边缘光整、底部洁净,由肉芽组织构成,上面覆盖有灰白色或灰黄色纤维渗出物。活动性溃疡周围黏膜常有炎症水肿。溃疡浅者累及黏膜肌层,深者达肌层甚至浆膜层。溃破血管时引起出血,穿破浆膜层时引起穿孔。溃疡愈合时周围黏膜炎症、水肿消退,边缘上皮细胞增生覆盖溃疡面,其下的肉芽组织纤维转化,变为瘢痕,瘢痕收缩使周围黏膜皱襞向其集中。

(三)健康史

(1)本病中年人最为常见,男性患病较多。临床上 DU 比 GU 多见,两者之比为(2~3):1。DU 多见于青壮年,而 GU 多见于中老年。

(2)消化性溃疡有"家庭聚集"现象,与遗传有一定的关系。

(3)发病与天气变化、饮食不当或情绪激动等有关。有经常服用阿司匹林等药物史,嗜烟酒,暴饮暴食、喜食酸辣等刺激性食物的习惯,有慢性胃炎病史。

(四)身体状况

1.主要症状

典型的消化性溃疡有如下临床特点:①慢性过程,病史可达数年至数十年。②周期性发作,发作与自发缓解相交替,发作期可为数周或数月,缓解期亦长短不一,短者数周,长者数年;发作常有季节性,多在秋冬或冬春之交发病,可因精神情绪不良或过劳而诱发。③发作时上腹痛呈节律性,表现为空腹痛,即餐后2~4 h或(及)午夜痛,腹痛多在进食或服用抗酸药后缓解,典型节律性表现在 DU 多见。腹痛性质多为灼痛,亦可为钝痛、胀痛、剧痛或饥饿样不适感。多位于中上腹,可偏右或偏左。部分患者无上述典型表现的疼痛,而仅表现为无规律性的上腹隐痛或不适。但部分患者可无症状或症状较轻,以至不为患者所注意。④可有反酸、嗳气、上腹胀等症状。表 4-1 为 GU 和 DU 上腹疼痛特点的比较。

表 4-1　GU 和 DU 上腹疼痛特点的比较

腹痛特点	GU	DU
疼痛性质	烧灼或痉挛感	钝痛、烧灼、胀痛或剧痛,也可仅有饥饿样不适感
疼痛部位	剑突下正中或偏左	上腹正中或稍偏右
疼痛发生时间	进食后 30~60 min。疼痛较少发生于夜晚	进食后 1~3 h,午夜至凌晨 3 点常被痛醒
疼痛持续时间	1~2 h	饭后 2~4 h,到下次进餐后为止
一般规律	进食—疼痛—缓解	疼痛—进食—缓解

2.护理体检

溃疡活动时上腹部可有局限性轻压痛,缓解期无明显体征。

3.并发症

(1)出血:50 %以上的消化道出血是消化性溃疡所致。出血是消化性溃疡最常见的并发症。DU 比 GU 容易发生。常因服用 NSAID 而诱发,部分患者(10 %～25 %)以上消化道出血为首发症状。

(2)穿孔:消化性溃疡最严重的并发症,见于 2 %～10 %的病例。消化性溃疡穿孔的后果有3种:①溃疡穿透浆膜层达腹腔致弥漫性腹膜炎,引起突发的剧烈腹痛,称游离穿孔。②溃疡穿透并与邻近实质性器官相连,往往表现为腹痛规律发生改变,变得顽固而持久,称为穿透性溃疡。③溃疡穿孔入空腔器官形成瘘管。

(3)幽门梗阻:见于 2 %～4 %的病例,大多由 DU 或幽门管溃疡引起。急性梗阻多因炎症水肿和幽门部痉挛所致,梗阻为暂时性,随炎症好转而缓解;慢性梗阻主要由于溃疡愈合后瘢痕收缩而呈持久性。幽门梗阻使胃排空延迟,患者可感上腹饱胀不适,疼痛于餐后加重,且有反复大量呕吐,呕吐物是呈酸腐味的宿食,大量呕吐后疼痛可暂缓解。严重频繁呕吐可致失水和低氯低钾性碱中毒,常继发营养不良。上腹饱胀和逆蠕动的胃型,以及空腹时检查胃内有振水音、抽出胃液量>200 mL,是幽门梗阻的特征性表现。

(4)癌变:少数 GU 可发生癌变,癌变率在 1 %以下,DU 则极少见。对于长期 GU 病史,年龄在 45 岁以上,经严格内科治疗 4～6 周症状无好转,大便隐血试验持续阳性者,应怀疑是否癌变,需进一步检查和定期随访。

4.临床特殊类型

(1)复合溃疡:胃和十二指肠同时发生的溃疡。DU 往往先于 GU 出现。幽门梗阻发生率较高。

(2)幽门管溃疡:幽门管位于胃远端,与十二指肠交界,长约 2 cm。幽门管溃疡与 DU 相似,胃酸分泌一般较高。幽门管溃疡上腹痛的节律性不明显,对药物治疗反应较差,呕吐较多见,较易发生幽门梗阻、出血和穿孔等并发症。

(3)球后溃疡:DU 大多发生在十二指肠球部,发生在球部远段十二指肠的溃疡称球后溃疡。多发生在十二指肠乳头的近端,具 DU 的临床特点,但午夜痛及背部放射痛多见,对药物治疗反应较差,较易并发出血。

(4)巨大溃疡:直径大于 2 cm 的溃疡。对药物治疗反应较差,愈合时间较慢,易发生慢性穿透或穿孔。

(5)老年人消化性溃疡:近年老年人发生消化性溃疡的报道增多。临床表现多不典型,GU 多位于胃体上部甚至胃底部,溃疡常较大,易误诊为胃癌。

(6)无症状性溃疡:约 15 %的消化性溃疡患者可无症状,而以出血、穿孔等并发症为首发症状。可见于任何年龄,以老年人较多见。NSAID 引起的溃疡近半数无症状。

(五)实验室及其他检查

1.胃镜检查

胃镜检查是确诊消化性溃疡的首选检查方法。胃镜检查不仅可对胃十二指肠黏膜进行直接观察、摄像,还可在直视下取活组织做病理学检查及幽门螺杆菌检测。

2.X 线钡餐检查

X 线钡餐检查适用于对胃镜检查有禁忌或不愿接受胃镜检查者。溃疡的 X 线征象有直接和间接两种:龛影是直接征象,对溃疡有确诊价值;局部压痛、十二指肠球部激惹和球部畸形、胃大弯侧痉挛性切迹均为间接征象,仅提示可能有溃疡。

3.幽门螺杆菌检测

幽门螺杆菌检测应列为消化性溃疡诊断的常规检查项目,检测方法分为:①侵入性,通过胃镜检查取胃黏膜活组织进行检测,主要包括快速尿素酶试验、组织学检查和幽门螺杆菌培养。②非侵入性,主要有 ^{14}C 或 ^{13}C 尿素呼气试验、粪便幽门螺杆菌抗原检测及血清学检查(定性检测血清抗幽门螺杆菌 IgG 抗体),^{14}C 或 ^{13}C 尿素呼气试验常作为根除治疗后复查的首选方法。

4.粪便隐血实验

隐血实验阳性提示溃疡有活动,如 GU 患者持续阳性,应怀疑有癌变的可能。

(六)心理-社会评估

本病病程长,反复发作,影响患者的学习和工作,使患者产生焦虑抑郁情绪,故应评估了解患者有无焦虑或恐惧,以及对疾病的认识程度,了解患者家庭经济状况和社会支持情况。

二、主要护理诊断及医护合作性问题

(一)疼痛,腹痛

疼痛与胃酸刺激溃疡面引起化学性炎症反应有关。

(二)营养失调,低于机体需要量

营养失调与疼痛致摄入量减少及消化吸收障碍有关。

(三)知识缺乏

缺乏有关消化性溃疡病因及预防知识。

(四)焦虑

焦虑与疾病反复发作、病程迁延有关。

(五)潜在并发症

上消化道大量出血、胃穿孔、幽门梗阻、癌变。

三、护理目标

患者能够了解并避免发病诱因,能够描述正确的溃疡防治知识,主动参与、积极配合防治;未出现上消化道出血、穿孔、幽门梗阻、溃疡癌变等并发症或出现能被及时发现和处理;焦虑程度减轻或消失。

四、护理措施

(一)一般护理

1.休息和活动

症状较重或有并发症时,应卧床休息。溃疡缓解期,应适当活动,工作宜劳逸结合,以不感到劳累和诱发疼痛为原则。

2.饮食护理

(1)饮食原则:①定时定量,维持正常消化活动的节律,避免餐间零食和睡前进食,使胃酸分泌有规律。②少食多餐。少食可避免胃窦部过度扩张引起的促胃液素分泌增加,减少胃酸对病灶的刺激;多餐可使胃中经常保持适量的食物以中和胃酸,利于溃疡面的愈合。③细嚼慢咽,减少食物对消化道过强的机械刺激,同时咀嚼还可增加唾液分泌,后者具有稀释和中和胃酸的作用。④食物选择应营养丰富、搭配合理、清淡、易于消化、刺激性小。各种食物应切细、煮软。可选择牛奶、鸡蛋、鱼,以及面食、稍加碱的软米饭或米粥等偏碱性食物,脂肪摄取也应适量。避免生、冷、硬、粗纤维的蔬菜、水果,忌用生姜、生蒜、生萝卜、油炸食物,以及浓咖啡、浓茶和辣椒、酸醋。⑤进餐时避免情绪不安,精神紧张。

(2)营养状况监测:经常评估患者的饮食和营养状况。

(二)病情观察

1.病情监测

注意观察及详细了解患者疼痛的规律和特点,指导患者准备抑酸性食物(苏打饼干等),在疼痛前进食,或服用抑酸剂以防疼痛。也可采用局部热敷或针灸止痛等。监测生命体征及腹部体征的变化,以及时发现并纠正并发症。

2.帮助患者认识和祛除病因及诱因

服用 NSAID 者应停药;对嗜烟酒者,应督促其戒烟戒酒。

(三)并发症的护理

当发生急性穿孔和瘢痕性幽门梗阻时,应立即遵医嘱做好手术前准备。亚急性穿孔和慢性穿孔时,注意观察疼痛的性质。急性幽门梗阻时,做好呕吐物的观察与处理,指导患者禁食水,行胃肠减压,保持口腔清洁,遵医嘱静脉补充液体,并做好解痉药和抗生素的用药护理。

(四)用药护理

遵医嘱对患者进行药物治疗。并注意观察药效及不良反应。

1.碱性抗酸药

碱性抗酸药如氢氧化铝凝胶等,应在饭后 1 h 和睡前服用。服用片剂时应嚼服,乳剂给药前应充分摇匀。抗酸药应避免与奶制品同时服用,因两者相互作用可形成络合物。酸性的食物及饮料不宜与抗酸药同服。氢氧化铝凝胶能阻碍磷的吸收,引起磷缺乏症,表现为食欲不振、软弱无力等症状,甚至可导致骨质疏松,长期大量服用还可引起严重便秘、代谢性碱中毒与钠潴留,甚至造成肾损害。服用镁制剂则易引起腹泻。

2. H_2 受体拮抗剂

H_2 受体拮抗剂应在餐中或餐后即刻服用,也可把一日剂量在睡前一次性服用。如需同时服用抗酸药,则两药应间隔 1 h 以上服用。用于静脉给药时应注意控制速度,速度过快可引起低血压和心律失常。西咪替丁对雄性激素受体有亲和力,可导致男性乳腺发育、阳痿及性功能紊乱,肾脏是其排泄的主要部位,应用期间应注意患者肾功能。此外,少数患者还可出现一过性肝功能损害和粒细胞缺乏,亦可出现头痛、头晕、疲倦、腹泻及皮疹等反应,如出现上述反应应及时协助医生进行处理。药物可从母乳排出,哺乳期应停止用药。

3.其他药物

奥美拉唑可引起头晕,特别是用药初期,应嘱患者用药期间避免开车或做其他必须高度集中注意力的事。硫糖铝片宜在每次进餐前1 h服用,可有便秘、口干、皮疹、眩晕、嗜睡等不良反应。因其含糖量较高,糖尿病患者应慎用,且不能与多酶片同服,以免降低两者的效价。

(五)心理护理

及时了解并减轻各种焦虑,护理人员应关心患者,鼓励其说出心中的顾虑与疑问,耐心倾听并给予解答。正确评估患者及家属对疾病的认识程度和心理状态。积极进行健康宣教,减轻不良心理反应。

(六)健康指导

(1)向患者及家属讲解有关溃疡病的知识,如病因、诱因、饮食原则。

(2)指导患者保持乐观的情绪、规律的生活,避免过度紧张与劳累。

(3)指导患者戒除烟酒,慎用或勿用致溃疡药物,如阿司匹林、咖啡因、泼尼松等。

(4)指导患者按医嘱正确服药,学会观察药效及不良反应,不随便停药,以减少复发。

(5)让患者了解并发症的症状、体征,在病情加重时及时就医。

(6)年龄偏大的胃溃疡患者应嘱其定期到门诊复查,防止癌变。

五、护理评价

(1)患者能说出引起疼痛的原因、诱因,戒除烟酒,饮食规律,能选择适宜的食物,未因饮食不当诱发疼痛。

(2)能正确服药,上腹部疼痛减轻并逐渐消失,无恶心、呕吐、呕血、黑便。

(3)情绪稳定,无焦虑或恐惧,生活态度积极乐观。

第五章 胃 炎

一、慢性胃炎

慢性胃炎是指多种原因引起的胃黏膜慢性炎症。其发病率在各种胃病中居首位,男性多于女性,各个年龄段均可发病,且随年龄增长,发病率逐渐增高。慢性胃炎的分类方法很多,2000年,全国慢性胃炎研讨会共识意见中采纳了国际上新悉尼系统的分类方法,将慢性胃炎分为浅表性胃炎(又称非萎缩性胃炎)、萎缩性胃炎和特殊类型胃炎三大类。慢性浅表性胃炎是指不伴有胃黏膜萎缩性改变的慢性炎症,幽门螺杆菌感染是其主要病因;慢性萎缩性胃炎是指胃黏膜已经发生了萎缩性改变,常伴有肠上皮化生,又分为多灶萎缩性胃炎和自身免疫性胃炎两大类;特殊类型胃炎种类很多,临床上较少见。

(一)护理评估

1.致病因素

(1)幽门螺杆菌感染:是慢性浅表性胃炎最主要的病因。幽门螺杆菌具有鞭毛,其分泌的黏液素可直接侵袭胃黏膜,释放的尿素酶可分解尿素,产生 NH_3 中和胃酸,从而既有利于幽门螺杆菌在胃黏膜定居和繁殖,又损伤上皮细胞膜;幽门螺杆菌产生的细胞毒素还可引起炎症反应和菌体壁诱导自身免疫反应,导致胃黏膜慢性炎症。

(2)饮食因素:高盐饮食,长期饮烈酒、浓茶、咖啡,摄取过热、过冷、过于粗糙的食物等,均易引起慢性胃炎。

(3)自身免疫:患者血液中存在自身抗体,如抗壁细胞抗体和抗内因子抗体,可使壁细胞数目减少,胃酸分泌减少或缺失,还可使维生素 B_{12} 发生吸收障碍,导致恶性贫血。

(4)其他因素:各种原因引起的十二指肠液反流入胃,削弱或破坏胃黏膜的屏障功能;老年胃黏膜退行性病变;胃黏膜营养因子缺乏,如胃泌素缺乏;服用非甾体抗炎药等。以上因素均可引起慢性胃炎。

2.身体状况

慢性胃炎起病缓慢,病程迁延,常反复发作,缺乏特异性症状。由幽门螺杆菌感染引起的慢性胃炎患者多数无症状,部分患者有上腹不适、腹部隐痛、腹胀、食欲减退、恶心和呕吐等消化不良的表现,少数患者可有少量上消化道出血,自身免疫性胃炎患者可出现明显厌食、体重减轻和贫血。体格检查可有上腹部轻压痛。

3.心理社会状况

病情反复、病程迁延不愈可使患者出现烦躁、焦虑等不良情绪。

4.实验室及其他检查

(1)胃镜及活组织检查:诊断慢性胃炎最可靠的方法。慢性浅表性胃炎可见红斑(点、片状或条状)、黏膜粗糙不平、出血点或出血斑;慢性萎缩性胃炎可见黏膜呈颗粒状、黏膜血管显露、色泽灰暗、皱襞细小。

(2)幽门螺杆菌检测:可通过侵入性(如快速尿素酶试验、组织学检查和幽门螺杆菌培养等)

和非侵入性(如^{13}C或^{14}C尿素呼气试验、粪便幽门螺杆菌抗原检测和血清学检查等)方法检测幽门螺杆菌。

(3)胃液分析:为自身免疫性胃炎时,胃酸缺乏;为多灶萎缩性胃炎时,胃酸分泌正常或偏低。

(4)血清学检查:为自身免疫性胃炎时,血清抗壁细胞抗体和抗内因子抗体可呈阳性,血清胃泌素水平明显升高;为多灶萎缩性胃炎时,血清胃泌素水平正常或偏低。

(二)护理诊断及医护合作性问题

1.疼痛

腹痛与胃黏膜炎性病变有关。

2.营养失调,低于机体需要量

营养失调与厌食、消化吸收不良等有关。

3.焦虑

焦虑与病情反复、病程迁延有关。

4.潜在并发症

癌变。

5.知识缺乏

缺乏对慢性胃炎病因和预防知识的了解。

(三)治疗及护理措施

1.治疗要点

治疗原则是积极祛除病因,根除幽门螺杆菌感染,对症处理,防治癌前病变。

(1)病因治疗。根除幽门螺杆菌感染:目前多采用的治疗方案是以胶体铋剂或质子泵抑制药为基础加上2种抗生素的三联治疗方案。如常用奥美拉唑或枸橼酸铋钾,与阿莫西林及甲硝唑或克拉霉素3种药物联用,2周为1个疗程。治疗失败后再治疗比较困难,可换用2种抗生素,或采用胶体铋剂和质子泵抑制药合用的四联疗法。

其他病因治疗:因非甾体抗炎药引起本病者,应立即停药并给予制酸药或硫糖铝;因十二指肠液反流引起本病者,应用硫糖铝或氢氧化铝凝胶吸附胆汁;因胃动力学改变引起本病者,应给予多潘立酮或枸橼酸莫沙必利等。

(2)对症处理:有胃酸缺乏和贫血者,可用胃蛋白酶合剂等以助消化;对于上腹胀满者,可选用胃动力药、理气类中药;有恶性贫血时可肌内注射维生素B_{12}。

(3)胃黏膜异型增生的治疗:异型增生是癌前病变,应定期随访,给予高度重视。对不典型增生者可给予维生素C、维生素E、β-胡萝卜素、叶酸和微量元素硒,预防胃癌的发生;对已经明确的重度异型增生可手术治疗,目前多采用内镜下胃黏膜切除术。

2.护理措施

(1)病情观察:主要观察有无上腹不适、腹胀、食欲减退等消化不良的表现;观察腹痛的部位、性质,呕吐物与大便的颜色、量及性状;评估实验室及胃镜检查结果。

(2)饮食护理。营养状况评估:观察并记录患者每日进餐次数、量和品种,以了解机体的营养摄入状况。定期监测体重,监测血红蛋白浓度、血清蛋白等有关营养指标的变化。

制订饮食计划：①与患者及其家属共同制订饮食计划，以营养丰富、易消化、少刺激为原则。②胃酸低者可适当食用刺激胃酸分泌或酸性的食物，如浓肉汤、鸡汤、山楂、食醋等；胃酸高者应指导患者避免食用酸性和多脂肪食物，可进食牛奶、菜泥、面包等。③鼓励患者养成良好的饮食习惯，进食应规律，少食多餐，细嚼慢咽。④避免摄入过冷、过热、过咸、过甜、辛辣和粗糙的食物，戒除烟酒。⑤提供舒适的进餐环境，改进烹饪技巧，保持口腔清洁卫生，以促进患者的食欲。

（3）药物治疗的护理：严格遵医嘱用药，注意观察药物的疗效及不良反应。

枸橼酸铋钾：宜在餐前半小时服用，因其在酸性环境中方起作用；服药时要用吸管直接吸入，防止将牙齿、舌染黑；部分患者服药后出现便秘或黑粪，少数患者有恶心、一过性血清转氨酶升高反应，停药后可自行消失，极少数患者可能出现急性肾衰竭。

抗菌药物：服用阿莫西林前应详细询问患者有无青霉素过敏史，用药过程中要注意观察有无变态反应的发生；服用甲硝唑可引起恶心、呕吐等胃肠道反应，以及口腔金属味、舌炎、排尿困难等不良反应，宜在餐后半小时服用。

多潘立酮及西沙必利：应在餐前服用，不宜与阿托品等解痉药合用。

（4）心理护理：护理人员应主动安慰、关心患者，向患者说明不良情绪会诱发和加重病情，经过正规的治疗和护理，慢性胃炎可以康复。

（5）健康指导：向患者及家属介绍本病的有关知识、预防措施等；指导患者避免诱发因素，保持愉快的心情，生活规律，养成良好的饮食习惯，戒除烟酒；向患者介绍服用药物后可能出现的不良反应，指导患者按医嘱坚持用药，定期复查，如有异常及时复诊。

二、急性胃炎

急性胃炎是指胃黏膜的急性炎症，起病比较急，常表现为上腹部不适等症状；内镜检查可见胃黏膜有充血、水肿、糜烂、出血等改变，甚至形成一过性浅表溃疡。按病因和病理变化不同，急性胃炎可分为急性单纯性胃炎、急性糜烂出血性胃炎、急性腐蚀性胃炎、急性化脓性胃炎等。急性单纯性胃炎主要为理化因素和感染引起的胃黏膜急性炎症；急性糜烂出血性胃炎是以胃黏膜多发性糜烂为特征的急性胃黏膜病变，常伴有胃黏膜出血和一过性浅表溃疡形成。临床上比较常见的是急性单纯性胃炎和急性糜烂出血性胃炎，为本部分重点讨论内容。

（一）护理评估

1.致病因素

（1）感染：感染为急性单纯性胃炎的常见病因，多由进食被细菌和细菌毒素污染的食物而发病。常见致病菌为沙门菌、嗜盐菌、致病性大肠埃希菌和金黄色葡萄球菌及肉毒杆菌毒素，伴肠道感染时称为急性胃肠炎。

（2）理化因素：进食过热、过冷、过于粗糙的食物，浓茶、浓咖啡、辣椒、烈酒等，服用某些药物如阿司匹林、吲哚美辛、铁剂或氯化钾口服液等，均可破坏胃黏膜屏障，造成胃黏膜损伤和炎症，引起急性单纯性胃炎或糜烂出血性胃炎。

（3）应激：严重创伤、大面积烧伤、大手术、严重的脏器病变、颅内病变、败血症等，可使胃黏膜缺血、缺氧，黏液和碳酸氢盐分泌减少，导致胃黏膜屏障被破坏，H^+反弥散进入黏膜，引起胃黏膜糜烂和出血。

（4）其他：精神因素、胃区放射治疗、机体变态反应等亦可引起急性胃炎。

2.身体状况

本病起病急，症状轻重不一，不同类型的急性胃炎临床表现也不同。

（1）急性单纯性胃炎：由感染因素所致者，多在进食被污染食物 24 h 内发病。主要表现为上腹不适、疼痛、食欲减退、恶心、呕吐。由沙门菌、金黄色葡萄球菌及其毒素致病者起病更快，病情较重，多伴有水样腹泻、畏寒、发热，严重者有脱水、酸中毒或休克等。

（2）急性糜烂出血性胃炎：轻者大多无明显症状，或仅有上腹不适、腹部隐痛、腹胀、食欲减退等消化不良的表现；重者常伴有消化道出血症状，多因突发呕血和（或）黑粪而就诊，护理体检可发现上腹部有不同程度的压痛。

3.心理社会状况

由于急性起病，或有上腹不适、腹泻、脱水、呕血、黑粪等表现，患者会产生紧张、焦虑、恐惧情绪。

4.实验室及其他检查

（1）血象：由细菌感染者白细胞轻度增加；急性糜烂性胃炎出血量大者红细胞和血红蛋白下降。

（2）粪便检查：有胃黏膜出血者粪便隐血试验阳性。

（3）细菌培养：感染所致本病者呕吐物、粪便可发现致病菌。

（4）纤维胃镜检查：宜在消化道出血发生后 24～48 h 内进行，因为病变（尤其是非甾体抗炎药或乙醇引起本病者）可在短期内消失。镜下可见以弥漫分布的多发性糜烂、出血灶和浅表溃疡为特征的急性胃黏膜损害。本病的确诊有赖于急诊胃镜检查。

（二）护理诊断及医护合作性问题

1.营养失调，低于机体需要量

营养失调与食欲缺乏、消化不良、呕吐等有关。

2.焦虑

焦虑与消化道出血有关。

3.潜在并发症

上消化道大量出血。

4.知识缺乏

缺乏有关本病的病因及防治知识。

（三）治疗及护理措施

1.治疗要点

（1）积极消除病因和治疗原发病。

（2）抗生素的应用：一般不需使用。细菌感染致发热和血液白细胞总数增高者可选用吡哌酸、氨苄西林、庆大霉素、呋喃唑酮等，口服或静脉滴注。

（3）对症治疗：腹痛者可给阿托品或山莨菪碱；脱水时，注意补充水和电解质，根据情况补碱，纠正酸中毒；有呕血、黑粪时，按上消化道大量出血治疗原则采取综合性措施进行处理。

（4）其他治疗：使用 H_2 受体拮抗药、质子泵抑制药抑制胃酸分泌，或用硫糖铝和米索前列醇等保护胃黏膜。

2.护理措施

(1)病情观察：密切观察患者有无上腹不适、腹部隐痛、腹胀、食欲减退等消化不良的表现；注意有无呕血和(或)黑粪等上消化道出血征象；评估粪便检查和纤维胃镜检查结果，以便及时了解病情变化。

(2)生活护理。①休息与活动：提供安静、舒适的环境，减少活动量，急性应激引起者应卧床休息；关心、安慰患者，保证其身心得到充分的放松和休息。②饮食护理：进食应定时、有规律，少食多餐，不可暴饮暴食；一般进少渣、温热、半流质饮食；如有少量出血可给予牛奶、米汤等流质饮食中和胃酸，有利于胃黏膜的修复；急性大出血或呕吐频繁时应禁食；疾病恢复期鼓励患者进食有营养、易消化的软食。

(3)药物治疗的护理：禁用或慎用对胃黏膜有刺激的药物，如阿司匹林、吲哚美辛等；指导患者正确服用抑制胃酸分泌和保护胃黏膜的药物；对呕吐频繁、出血量大者，应立即建立静脉通路，按医嘱输液、补充电解质，必要时输血，以保证患者的有效循环血容量。

(4)健康指导：向患者及家属宣传急性胃炎的有关知识、预防措施和护理要点等；指导患者注意饮食卫生，防止病从口入，不吃腐烂、霉变的食物；规律进食，避免过冷、过热、辛辣等刺激性食物，忌浓茶、咖啡等饮料，戒除烟酒；慎用对胃有刺激的药物；生活规律，保持轻松、愉快的心情。

第六章 胃 癌

胃癌(gastric cancer)是源自胃黏膜上皮细胞的恶性肿瘤,是常见的消化道癌肿之一。临床有进行性上腹疼痛、体重下降,伴恶心呕吐、呕血、黑便、贫血等表现。胃癌是人类常见的恶性肿瘤,占全部恶性肿瘤的 20 %左右,居全球肿瘤发病和癌症死亡率的第二位。其发病率和死亡率与国家、种族及地区有很大的关系。日本、中国、智利、俄罗斯和冰岛为高发国家,我国西北地区发病率最高。胃癌可发生于任何年龄,高发年龄为 40~60 岁,男女之比为 2 : 1~3 : 1。发病率和死亡率随年龄增长而上升,我国全国平均年死亡率为16/10 万。近年来,发病有下降趋势,与诊断手段提高、其他消化道癌症增加和环境改变有关。早诊断、早治疗为本病的关键,手术治疗为首选措施。若治疗护理得当,可延长患者的生命和提高患者的生活质量。

一、病因及发病机制

胃癌的病因尚未明确,一般认为与下列因素有关。

(一)饮食与环境因素

食物品种和饮食习惯是影响胃癌发生的重要因素。流行病学研究表明,长期食用霉变食品、咸菜、高盐食物、烟熏及腌制品均可增加发生胃癌的危险性。腌制食品中含有高浓度的硝酸盐,能在胃内被细菌还原酶转变成亚硝酸盐,与胺结合成为致癌的亚硝酸胺,长期作用可致胃黏膜发生癌变。环境因素也起到重要的作用,近期研究发现,本病高发区与火山来源的土壤有关。

(二)幽门螺杆菌感染

大量研究表明,幽门螺杆菌是胃癌发病的危险因素。幽门螺杆菌所分泌的毒素能使胃黏膜病变,从而发生癌变。

(三)癌前病变

癌前病变是指易恶变的全身性或局部疾病或状态。胃癌的癌前病变有:①慢性萎缩性胃炎伴有肠上皮化生和重度不典型增生者。②腺瘤型或绒毛型胃息肉,息肉＞2 cm,癌变率为15 %~40 %。③残胃炎,毕氏Ⅱ式术后残胃癌较多见,其发生率为 5 %~16 %。④恶性贫血胃体黏膜有严重萎缩者,其发生率是普通人群的 5~10 倍。⑤胃溃疡患者约占 5 %。

(四)遗传因素

胃癌的发病具有家族聚集倾向,可发生于同卵同胞,有家族史的人群胃癌发病率较无家族史人群发病率高 2~3 倍。据报道,致癌物质对遗传易感者作用更大。

胃癌好发于胃窦部,其次为胃贲门与胃体,早期癌细胞浸润范围局限黏膜层,无局部淋巴转移;进展期癌细胞浸润黏膜下层及肌层;晚期癌细胞浸润浆膜层或其以外。胃癌的转移有直接扩散、淋巴转移、血行播散和种植性转移。

二、临床表现

(一)症状

1.早期胃癌

多无症状,有时出现上腹隐痛不适、嗳气、反酸、食欲减退等非特异性上消化道症状,容易被忽视。

2.进展期胃癌

最早出现的症状为上腹痛,伴纳差、厌食、体重下降、贫血等。开始仅为上腹饱胀不适,继之呈现持续性隐痛,进食后加重,解痉及抗酸剂无效。胃壁受累可有易饱感;胃窦部癌,因幽门梗阻而发生严重的恶心、呕吐;贲门癌和高位小弯癌累及食管下端,出现进食梗阻感、吞咽困难;溃疡型胃癌,因癌肿侵蚀血管造成上消化道出血,常见呕血及黑便;癌肿破溃致胃黏膜急性穿孔,常见有剧烈的腹痛。

3.并发症及转移症状

癌肿浸润胃血管壁可致消化道出血,发生幽门梗阻时出现呕吐,贲门癌累及食管下段可出现吞咽困难,癌肿溃疡可导致胃穿孔。此外,当癌转移至肝可出现腹水、肝大、黄疸,转移至骨骼可出现全身骨骼剧痛。

(二)体征

早期胃癌无明显体征,进展期可有消瘦、精神状态差,晚期出现上腹部肿块和其他转移表现。晚期表现呈恶病质,上腹部可触及坚实、可移动结节状肿块,有压痛;发生肝转移时有肝大,并触及坚硬结节,常伴黄疸;发生腹膜转移时有腹水,表现为移动性浊音;远处淋巴结转移时在左锁骨上内侧触到质硬、固定的淋巴结。

三、辅助检查

(一)X 线钡餐检查

早期呈局限性表浅的充盈缺损,边缘不规则的龛影,或黏膜有灶性积钡,胃小区模糊不清等;进展期为较大而不规则的充盈缺损,溃疡型为龛影位于胃轮廓内,边缘不整齐,周围黏膜有中断的皱襞,浸润型为胃壁僵硬、蠕动消失、胃腔狭窄。

(二)胃镜检查

观察病变部位、性质,取活组织检查。其准确率达 95 %～99 %,是诊断早期胃癌的最佳方法。

(三)实验室检查

长期失血或营养缺乏患者的红细胞数减少,血红蛋白下降;粪便隐血实验对持续阳性、药物治疗不转阴的患者有诊断意义。

(四)CT 检查

了解胃肿瘤侵犯情况,与周围脏器关系,有无切除可能。

四、诊断要点

有癌前病变患者,应定期做 X 线钡餐检查、胃镜检查及活组织病理检查,能够早期发现。

五、治疗要点

胃癌治疗效果取决于病期分类和病理组织分型。

(一)手术治疗

手术为首选治疗方法。只要患者心、肝、肾功能允许,无远处转移,应力求手术根治,残留的癌组织越少越好。

(二)化学治疗

多种抗癌药物联合应用,如 5-氟尿嘧啶(5-Fu)、呋喃氟尿嘧啶、亚叶酸钙(CF)丝裂霉素或阿霉素等,可增加抗癌的效果。抗癌药物多有骨髓抑制、消化道反应、肝肾功能损害、静脉炎、脱发和皮肤表现等不良反应。

(三)胃镜下治疗

对不宜行手术治疗者,可在胃镜直视下用激光、微波及注射无水酒精等达到根治效果。

(四)支持治疗

补充足够的营养,以提高机体体质,有利于耐受手术和化疗。应用免疫增强剂,如干扰素、白介素、LAK 细胞、TIL 细胞等可调节机体免疫力。

六、常用护理诊断

(一)营养失调

营养低于机体需要量,与疾病消耗、吞咽困难和手术化疗有关。

(二)疼痛

疼痛与肿瘤细胞浸润有关。

(三)活动无耐力

活动无耐力与食欲不振、疾病消耗、疼痛有关。

(四)有感染的危险

感染危险与化疗致机体免疫功能低下及营养不良有关。

七、护理措施

(一)一般护理

1.饮食护理

鼓励能进食的患者进食易消化、营养丰富的流质或半流质饮食;不能进食或进食不足者,如吞咽困难者或中、晚期患者,遵医嘱静脉输注高营养物质;幽门梗阻时,行胃肠减压,遵医嘱静脉补充液体,必要时输清蛋白、全血或血浆等。提高患者对手术的耐受力,择期手术患者采取少量多餐的饮食原则。

2.预防感染

患者因抵抗力低,易发生感染。每天给患者温水擦浴,保持皮肤清洁、干燥;长期卧床患者,定时更换卧位,床铺保持清洁、干燥、平整,避免潮湿、摩擦及排泄物的刺激,防止患者发生压疮;鼓励和帮助患者做床上肢体运动,防止血栓性静脉炎;做好口腔护理,餐后及晚睡前或呕吐后立即做口腔清洗。保持良好舒适的环境,适宜的温度、湿度,让患者在安静的环境下休养。

(二)病情观察

注意观察腹痛的部位、性质、持续时间,进食是否缓解;对呕血和黑便、突发性腹部剧痛,应注意有无消化道出血和穿孔的发生;出现咳嗽、咯血、胸痛、腰酸、血尿、头痛、头晕、智力障碍、皮肤破溃、结节、黄疸、腹水等表现的患者,提示有癌肿转移。

(三)健康教育

1.疾病知识指导

向患者介绍疾病知识,使其了解疾病发生的原因及诱发因素;指导患者保持情绪稳定,学会放松、宣泄及缓解压力的技巧,以乐观态度面对人生。

2.生活指导

养成良好的饮食习惯,多食营养丰富、富含维生素 C 和维生素 A 等的食物;少进咸菜、高盐食物、烟熏及腌制品;避免生、冷、硬、辛辣等刺激性食物;合理科学地贮存粮食;遵循少量多餐的饮食原则,烹调方式忌煎、炸。合理安排休息时间,尽可能做一些运动量较低的活动,如外出散步、做广播体操,以不感到疲劳为度。鼓励患者坚持做好个人卫生,保持室内空气流通,注意季节变化,外出加防护措施,尽量少到人群集中的地方。

3.用药指导

嘱患者按医嘱用药,保证疗程,学习观察药物疗效和不良反应,学会减轻不良反应的办法,不要随意停药,避免影响疗效。

4.自我监测指导

大力推广普及防癌知识,提高防癌意识,监测易感人群,如40岁以上成人,近期发生上腹部不适或有溃疡病史者,近期出现疼痛规律变化、大便潜血试验持续阳性等,及时到医院进行相关检查;癌前病变者,如胃溃疡、萎缩性胃炎、胃息肉等,定期检查,做到早期发现、早期诊断、早期根治。坚持定期复诊,发现异常及时治疗。

第七章　病毒性肝炎

一、甲型病毒性肝炎

甲型病毒性肝炎(简称"甲型肝炎")旧称流行性黄疸或传染性肝炎,早在 8 世纪就有记载。目前全世界有 40 亿人口受到该病的威胁。近年对其病原学和诊断技术等方面的研究进展较大,并已成功研制出甲型肝炎病毒减毒活疫苗和灭活疫苗,可有效控制甲型肝炎的流行。

(一)病因

甲型肝炎传染源是患者和亚临床感染者,潜伏期后期及黄疸出现前数日传染性最强,黄疸出现后 2 周粪便仍可能排出病毒,但传染性已明显减弱。本病无慢性甲型肝炎病毒(HAV)携带者。

(二)诊断要点

甲型肝炎主要依据流行病学资料、临床特点、常规实验室检查和特异性血清学诊断。流行病学资料应参考当地甲型肝炎流行疫情,病前有无肝炎患者密切接触史及个人、集体饮食卫生状况。急性黄疸型病例黄疸期诊断不难。在黄疸前期获得诊断称为早期诊断,此期表现类似感冒或急性胃肠炎,如尿色变为深黄色应疑及本病。急性无黄疸型及亚临床型病例不易早期发现,诊断主要依赖肝功能检查。根据特异性血清学检查可做出病因学诊断。慢性肝炎和重型肝炎一般不考虑甲型肝炎的诊断。

1.分型

甲型肝炎潜伏期为 2～6 周,平均 4 周,临床分为急性黄疸型(AIH)、急性无黄疸型、亚临床型和急性淤胆型。

(1)急性黄疸型。①黄疸前期:急性起病,多有畏寒发热,体温38 ℃左右,全身乏力,食欲缺乏,厌油、恶心、呕吐,上腹部饱胀不适或腹泻。少数病例以上呼吸道感染症状为主要表现,偶见荨麻疹,继之尿色加深。本期一般持续 5～7 d。②黄疸期:热退后出现黄疸,可见皮肤巩膜不同程度黄染。肝区隐痛,肝大,触之有充实感,伴有叩痛和压痛,尿色进一步加深。黄疸出现后全身及消化道症状减轻,否则可能发生重症化,但重症化者罕见。本期持续 2～6 周。③恢复期:黄疸逐渐消退,症状逐渐消失,肝脏逐渐回缩至正常,肝功能逐渐恢复。本期持续 2～4 周。

(2)急性无黄疸型:起病较缓慢,除无黄疸外,其他临床表现与黄疸型相似,症状一般较轻。多在 3 个月内恢复。

(3)亚临床型:部分患者无明显临床症状,但肝功能有轻度异常。

(4)急性淤胆型:本型实为黄疸型肝炎的一种特殊形式,特点是肝内胆汁淤积性黄疸持续较久,消化道症状轻,肝实质损害不明显,而黄疸很深,多有皮肤瘙痒及粪色变浅,预后良好。

2.实验室检查

(1)常规检查:外周血白细胞总数正常或偏低,淋巴细胞相对增多,偶见异型淋巴细胞,一般不超过 10 ％,这可能是淋巴细胞受病毒抗原刺激后发生的母细胞转化现象。黄疸前期末尿胆原及尿胆红素开始呈阳性反应,是早期诊断的重要依据。血清丙氨酸氨基转移酶(ALT)于黄疸前期早期开始升高,血清胆红素在黄疸前期末开始升高。血清 ALT 高峰在血清胆红素高峰之前,一般在黄疸消退后一至数周恢复正常。急性黄疸型血浆球蛋白常见轻度升高,但随病情恢复而逐渐恢复。急性无黄疸型和亚临床型病例肝功能改变以单项 ALT 轻中度升高为特点。急性淤胆型病例血清胆红素显著升高而 ALT 仅轻度升高,两者形成明显反差,同时伴有血清碱性磷酸酶(ALP)及谷氨酰转移酶(GGT)明显升高。

(2)特异性血清学检查:特异性血清学检查是确诊甲型肝炎的主要指标。血清 IgM 型甲型肝炎病毒抗体(抗-HAV-IgM)于发病数日即可检出,黄疸期达到高峰,一般持续 2～4 个月,以后逐渐下降乃至消失。目前临床上主要用酶联免疫吸附法(ELISA)检查血清抗-HAV-IgM,以作为早期诊断甲型肝炎的特异性指标。血清抗-HAV-IgM 出现于病程恢复期,较持久,甚至终身阳性,是获得免疫力的标志,一般用于流行病学调查。新近报道应用线性多抗原肽包被进行 ELISA 检测 HAV 感染,其敏感性和特异性分别高于 90 ％和 95 ％。

(三)鉴别要点

本病需与药物性肝炎、传染性单核细胞增多症、钩端螺旋体病、急性结石性胆管炎、原发性胆汁性肝硬化、妊娠期肝内胆汁淤积症、胆总管梗阻、妊娠急性脂肪肝等鉴别。其他如血吸虫病、肝吸虫病、肝结核、脂肪肝、肝淤血及原发性肝癌等均可有肝大或 ALT 升高,鉴别诊断时应加以考虑。与乙型、丙型、丁型及戊型病毒型肝炎急性期鉴别除参考流行病学特点及输血史等资料,主要依据血清抗-HAV-IgM 的检测。

(四)规范化治疗

急性期应强调卧床休息,给予清淡而营养丰富的饮食,外加充足的 B 族维生素及维生素 C。进食过少及呕吐者,应每日静脉滴注 10 ％的葡萄糖液 1 000～1 500 mL,酌情加入能量合剂及 10 ％氯化钾。热重者可服用茵陈蒿汤、栀子柏皮汤加减,湿重者可服用茵陈胃苓汤加减,湿热并重者宜用茵陈蒿汤和胃苓汤合方加减,肝气郁结者可用逍遥散,脾虚湿困者可用平胃散。

二、乙型病毒性肝炎

慢性乙型病毒性肝炎是指由乙型肝炎病毒(HBV)感染致肝脏发生炎症及肝细胞坏死,持续 6 个月以上而病毒仍未被清除的疾病。我国是慢性乙型病毒性肝炎的高发国家,人群中约有9.09 ％为乙型肝炎病毒携带者。该疾病呈慢性进行性发展,间有反复急性发作,可演变为肝硬化、肝癌或肝功能衰竭等,严重危害人们的健康,故对该疾病的早发现、早诊断、早治疗很重要。

(一)病因

1.传染源

传染源主要是有 HBV-DNA 复制的急、慢性患者和无症状慢性 HBV 携带者。

2.传播途径

本病主要通过血清及日常密切接触而传播。血液传播途径除输血及血制品外,可通过注射,刺伤,共用牙刷、剃刀及外科器械等方式传播,经微量血液也可传播。由于患者唾液、精液、初乳、汗液、血性分泌物均可检出乙型肝炎表面抗原(HBsAg),故密切的生活接触可能是重要传播途径。密切生活接触可能是微小创伤所致的一种特殊经血传播形式,而非消化道或呼吸道传播。另一种重要的传播方式是母婴传播(垂直传播)。HBsAg/HBeAg 阳性母亲的婴儿,HBV 感染率高达95 %,大部分在分娩过程中感染,低于20 %可能为宫内感染。因此,医源性或非医源性经血液传播是本病的传播途径。

3.易感人群

感染后患者对同一 HBsAg 亚型 HBV 可获得持久免疫力。但对其他亚型免疫力不完全,偶可再感染其他亚型,故极少数患者血清抗-HBs(某一亚型感染后)和 HBsAg(另一亚型再感染)可同时阳性。

(二)诊断要点

急性肝炎病程超过半年或原有乙型病毒性肝炎,或 HBsAg 携带史,本次又因同一病原再次出现肝炎症状、体征及肝功能异常者可以诊断为慢性乙型病毒性肝炎。发病日期不明或虽无肝炎病史但肝组织病理学检查符合慢性乙型病毒性肝炎,或根据症状、体征、化验及 B 超检查综合分析,亦可做出相应诊断。

1.分型

根据 HBeAg 对本病进行分类,可分为两种类型。

(1)HBeAg 阳性慢性乙型病毒性肝炎:血清 HBsAg、HBV-DNA 和 HBeAg 阳性,抗-HBe阴性,血清 ALT 持续或反复升高,或肝组织学检查有肝炎病变。

(2)HBeAg 阴性慢性乙型病毒性肝炎:血清 HBsAg 和 HBV-DNA 阳性,HBeAg 持续阴性,抗-HBe 阳性或阴性,血清 ALT 持续或反复异常,或肝组织学检查有肝炎病变。

2.分度

根据生化学试验及其他临床和辅助检查结果,可进一步分3度。

(1)轻度:临床症状、体征轻微或缺如,肝功能指标仅 1 或2 项轻度异常。

(2)中度:症状、体征、实验室检查居于轻度和重度之间。

(3)重度:有明显或持续的肝炎症状,如乏力、纳差、尿黄、便溏等,伴有肝病面容、肝掌、蜘蛛痣、脾大,并排除其他原因,且无门静脉高压症者。实验室检查血清 ALT 和(或)谷草转氨酶(AST)反复或持续升高,清蛋白降低或A/G比值异常,球蛋白明显升高。除前述条件外,凡清蛋白不超过 32 g/L,胆红素大于 5 倍正常值上限,凝血酶原活动度为 40 %～60 %,胆碱酯酶低于 2 500 U/L,4 项检测中有 1 项达上述程度者即可诊断为重度慢性肝炎。

3.B 超

检查结果可供慢性乙型病毒性肝炎诊断参考。

(1)轻度:B 超检查肝脾无明显异常改变。

(2)中度:B 超检查可见肝内回声增粗,肝脏和(或)脾脏轻度肿大,肝内管道(主要指肝静脉)走行多清晰,门静脉和脾静脉内径无增宽。

(3)重度:B 超检查可见肝内回声明显增粗,分布不均匀;肝表面欠光滑,边缘变钝;肝内管道走行欠清晰或轻度狭窄、扭曲;门静脉和脾静脉内径增宽;脾大;胆囊有时可见"双层征"。

4.组织病理学诊断

包括病因(根据血清或肝组织的肝炎病毒学检测结果确定病因)、病变程度及分级分期结果。

(三)鉴别要点

本病应与慢性丙型病毒性肝炎、嗜肝病毒感染所致肝损害、酒精性及非酒精性肝炎、药物性肝炎、自身免疫性肝炎、肝硬化、肝癌等鉴别。

(四)规范化治疗

1.治疗的总体目标

最大限度地长期抑制或消除乙肝病毒,减轻肝细胞炎症坏死及肝纤维化,延缓和阻止疾病进展,减少和防止肝脏失代偿、肝硬化、肝癌及其并发症的发生,从而改善患者生活质量和延长患者存活时间。主要包括抗病毒、免疫调节、抗炎保肝、抗纤维化和对症治疗,其中抗病毒治疗是关键,只要有适应证且条件允许,就应进行规范的抗病毒治疗。

2.抗病毒治疗的一般适应证

①HBV-DNA$\geqslant 2\times 10^4$ U/mL(HBeAg 阴性者为不低于 2×10^3 U/mL)。②ALT$\geqslant 2\times$ULN;如用干扰素治疗,ALT 应不高于 $10\times$ULN,血总胆红素水平应低于 $2\times$ULN。③ALT$<2\times$ULN,但肝组织学显示 Knodell HAI$\geqslant 4$,或$\geqslant G_2$ 炎症坏死。

对具有①并有②或③的患者应进行抗病毒治疗;对达不到上述治疗标准者,应监测病情变化,如持续 HBV-DNA 阳性,且 ALT 异常,也应考虑抗病毒治疗。ULN 为正常参考值上限。

3.HBeAg 阳性慢性乙型肝炎患者

对于 HBV-DNA 定量不低于 2×10^4 U/mL,ALT 水平不低于$2\times$ULN 者,或 ALT$<2\times$ULN,但肝组织学显示 Knodell HAI$\geqslant 4$,或$\geqslant G_2$ 炎症坏死者,应进行抗病毒治疗。可根据具体情况和患者的意愿选用 α 干扰素(IFN-α),ALT 水平应低于 $10\times$ULN,或核苷(酸)类似物治疗。对 HBV-DNA 阳性但低于 2×10^4 U/mL 者,经监测病情 3 个月 HBV-DNA 仍未转阴,且 ALT 异常,则应抗病毒治疗。

(1)普通 IFN-α:5 MU(可根据患者的耐受情况适当调整剂量),每周 3 次或隔日 1 次,皮下或肌内注射,一般疗程为 6 个月。如有应答,为提高疗效亦可延长疗程至 1 年或更长。应注意剂量及疗程的个体化。如治疗 6 个月无应答,可改用其他抗病毒药物。

(2)聚乙二醇干扰素 α-2a:180 μg,每周 1 次,皮下注射,疗程1 年。剂量应根据患者耐受性等因素决定。

(3)拉米夫定:100 mg,每日 1 次,口服。治疗达 1 年时,如 HBV-DNA 检测不到(PCR 法)或低于检测下限、ALT 复常、HBeAg 转阴但未出现抗-HBe,建议继续用药直至 HBeAg 血清学转归,经监测 2 次(每次至少间隔 6 个月)仍保持不变者可以停药,但停药后需密切监测肝脏生化学和病毒学指标。

(4)阿德福韦酯:10 mg,每日 1 次,口服。疗程可参照拉米夫定。

(5)恩替卡韦:0.5 mg(对拉米夫定耐药患者 1 mg),每日 1 次,口服。疗程可参照拉米夫定。

4.HBeAg 阴性慢性乙型肝炎患者

HBV-DNA 定量不低于 2×10^3 U/mL,ALT 水平不低于 $2\times$ULN 者,或 ALT<2ULN,但肝组织学检查显示 Knodell HAI$\geqslant 4$,或 G_2 炎症坏死者,应进行抗病毒治疗。由于难以确定

治疗终点,应治疗至检测不出 HBV-DNA(PCR 法),ALT 复常。此类患者复发率高,疗程宜长,至少为 1 年。

因需要较长期治疗,最好选用 IFN-α(ALT 水平应低于 10×ULN)或阿德福韦酯或恩替卡韦等耐药发生率低的核苷(酸)类似物治疗。对达不到上述推荐治疗标准者,则应监测病情变化,如持续 HBV-DNA 阳性且 ALT 异常,也应考虑抗病毒治疗。

(1)普通 IFN-α:5 MU,每周 3 次或隔日 1 次,皮下或肌内注射,疗程至少 1 年。

(2)聚乙二醇干扰素 α-2a:180 μg,每周 1 次,皮下注射,疗程至少 1 年。

(3)阿德福韦酯:10 mg,每日 1 次,口服,疗程至少 1 年。当监测 3 次(每次至少间隔 6 个月)HBV-DNA 检测不到(PCR 法)或低于检测下限和 ALT 正常时可以停药。

(4)拉米夫定:100 mg,每日 1 次,口服,疗程至少 1 年。治疗终点同阿德福韦酯。

(5)恩替卡韦:0.5 mg(对拉米夫定耐药患者 1 mg),每日 1 次,口服。疗程可参照阿德福韦酯。

5.应用化疗和免疫抑制剂治疗的患者

对于因其他疾病而接受化疗、免疫抑制剂(特别是肾上腺糖皮质激素)治疗的 HBsAg 阳性者,即使 HBV-DNA 阴性和 ALT 正常,也应在治疗前 1 周开始服用拉米夫定,每日 100 mg,化疗和免疫抑制剂治疗停止后,应根据患者病情决定拉米夫定停药时间。对拉米夫定耐药者,可改用其他已批准的能治疗耐药变异的核苷(酸)类似物。核苷(酸)类似物停用后可出现复发,甚至病情恶化,应十分注意。

6.其他特殊情况的处理

(1)经过规范的普通 IFN-α 治疗无应答患者,再次应用普通 IFN-α 治疗的疗效很低。可试用聚乙二醇干扰素 α-2a 或核苷(酸)类似物治疗。

(2)强化治疗指在治疗初始阶段每日应用普通 IFN-α,连续 2~3 周后改为隔日 1 次或每周 3 次。目前对此疗法意见不一,因此不予推荐。

(3)应用核苷(酸)类似物发生耐药突变后的治疗,拉米夫定治疗期间可发生耐药突变,出现"反弹",建议加用其他已批准的能治疗耐药变异的核苷(酸)类似物,并重叠 1~3 个月或根据 HBV-DNA 检测阴性后撤换拉米夫定,也可使用 IFN-α(建议重叠用药 1~3 个月)。

(4)对停用核苷(酸)类似物后复发者的治疗,如停药前无拉米夫定耐药,可再用拉米夫定治疗,或其他核苷(酸)类似物治疗。如无禁忌证,亦可用 IFN-α 治疗。

7.儿童患者间隔

12 岁以上慢性乙型病毒性肝炎患儿普通 IFN-α 治疗的适应证、疗效及安全性与成人相似,剂量为 3~6 μU/m²,最大剂量不超过 10 μU/m²。在知情同意的基础上,也可按成人的剂量和疗程用拉米夫定治疗。

三、丙型病毒性肝炎

慢性丙型病毒性肝炎是一种主要经血液传播的疾病,是由丙型肝炎病毒(HCV)感染导致的慢性传染病。慢性 HCV 感染可导致肝脏慢性炎症坏死,部分患者可发展为肝硬化甚至肝细胞癌(HCC)。本病严重危害人们的健康,已成为严重的社会和公共卫生问题。

(一)病因

1.传染源

主要为急、慢性患者和慢性 HCV 携带者。

2.传播途径

与乙型肝炎相同,主要有以下 3 种。

(1)通过输血或血制品传播:由于 HCV 感染者病毒血症水平低,输血和血制品(输 HCV 数量较多)是最主要的传播途径。经初步调查,输血后非甲非乙型肝炎患者血清丙型肝炎抗体(抗-HCV)阳性率高达 80 %,已成为大多数(80 %～90 %)输血后肝炎的原因。但供血员血清抗-HCV 阳性率较低,欧美各国为0.35 %～1.4 %,故目前公认反复输入多个供血员血液或血制品者更易发生丙型肝炎,输血3 次以上者感染 HCV 的危险性增加 2～6 倍。国内曾因单采血浆回输血细胞时污染造成丙型肝炎暴发流行,经 2 年以上随访,血清抗-HCV 阳性率达到 100 %。1989 年,国外综合资料表明,在输血后抗-HCV 阳性率非甲非乙型肝炎患者为 85 %,血源性凝血因子治疗的血友病患者为 60 %～70 %,静脉药瘾患者为 50 %～70 %。

(2)通过非输血途径传播:丙型肝炎亦多见于非输血人群,主要通过反复注射、针刺、含 HCV 血液反复污染皮肤黏膜隐性伤口及性接触等其他密切接触方式传播。这是世界各国广泛存在的散发性丙型肝炎的传播途径。

(3)母婴传播:要准确评估 HCV 垂直传播很困难,因为在新生儿中所检测到的抗-HCV 实际可能来源于母体(被动传递)。检测 HCV-RNA 提示,HCV 有可能由母体传播给新生儿。

3.易感人群

对 HCV 无免疫力者普遍易感。在西方国家,除反复输血者外,静脉药瘾者、混乱性接触者及血液透析患者丙型肝炎发病率较高。本病可发生于任何年龄,一般儿童和青少年 HCV 感染率较低,中青年次之。男性 HCV 感染率大于女性。HCV 多见于16 岁以上人群。HCV 感染恢复后患者血清抗体水平低,免疫保护能力弱,有再次感染 HCV 的可能性。

(二)诊断要点

1.诊断依据

HCV 感染超过 6 个月,或发病日期不明、无肝炎史,但肝脏组织病理学检查符合慢性肝炎,或根据症状、体征、实验室及影像学检查结果综合分析,做出诊断。

2.病变程度判定

慢性肝炎按炎症活动度(G)可分为轻、中、重 3 度,并应标明分期(S)。

(1)轻度慢性肝炎(包括原慢性迁延性肝炎及轻型慢性活动性肝炎):$G_{1\sim2}$,$S_{0\sim2}$。

表现为:①肝细胞变性,点、灶状坏死或凋亡小体。②汇管区有(无)炎症细胞浸润、扩大,有或无局限性碎屑坏死(界面肝炎)。③小叶结构完整。

(2)中度慢性肝炎(相当于原中型慢性活动性肝炎):G_3,$S_{1\sim3}$。

表现为:①汇管区炎症明显,伴中度碎屑坏死。②小叶内炎症严重,融合坏死或伴少数桥接坏死。③纤维间隔形成,小叶结构大部分保存。

(3)重度慢性肝炎(相当于原重型慢性活动性肝炎):G_4,$S_{2\sim4}$。

表现为:①汇管区炎症严重或伴重度碎屑坏死。②桥接坏死累及多数小叶。③大量纤维间隔,小叶结构紊乱,或形成早期肝硬化。

3.组织病理学诊断

包括病因(根据血清或肝组织的肝炎病毒学检测结果确定病因)、病变程度及分级分期结果,如病毒性肝炎,丙型,慢性,中度,G_3/S_4。

(三)鉴别要点

本病应与慢性乙型病毒性肝炎、药物性肝炎、酒精性肝炎、非酒精性肝炎、自身免疫性肝炎、病毒感染所致肝损害、肝硬化、肝癌等鉴别。

(四)规范化治疗

1.抗病毒治疗的目的

清除或持续抑制体内的 HCV,以改善或减轻肝损害,阻止进展为肝硬化、肝衰竭或 HCC,并提高患者的生活质量。治疗前应进行 HCV-RNA 基因分型(1 型和非 1 型)和血中 HCV-RNA 定量,以决定抗病毒治疗的疗程和利巴韦林的剂量。

2.HCV-RNA 基因为 1 型或(和)HCV-RNA 定量不低于 4×10^5 U/mL

HCV-RNA 基因为 1 型或(和)HCV-RNA 定量不低于 4×10^5 U/mL 者可选用下列方案之一。

(1)聚乙二醇干扰素 α 联合利巴韦林治疗方案:聚乙二醇干扰素 α-2a 180 μg,每周 1 次,皮下注射,联合口服利巴韦林 1 000 mg/d,至 12 周时检测 HCV-RNA。如 HCV-RNA 下降幅度少于 2 个对数级,则考虑停药;如 HCV-RNA 定性检测为阴转,或低于定量法的最低检测限,继续治疗至 48 周;如 HCV-RNA 未转阴,但下降超过 2 个对数级,则继续治疗到 24 周。如 24 周时 HCV-RNA 转阴,可继续治疗到 48 周;如果 24 周时仍未转阴,则停药观察。

(2)普通 IFN-α 联合利巴韦林治疗方案:IFN-α 3~5 MU,隔日 1 次,肌内或皮下注射,联合口服利巴韦林 1 000 mg/d,建议治疗 48 周。

(3)不能耐受利巴韦林不良反应者的治疗方案:可单用普通 IFN-α 复合 IFN 或 PEG-IFN,方法同上。

3.HCV-RNA 基因为非 1 型或(和)HCV-RNA 定量小于 4×10^5 U/mL

HCV-RNA 基因为非 1 型或(和)HCV-RNA 定量小于 4×10^5 U/mL 者可采用以下治疗方案之一。

(1)聚乙二醇干扰素 α 联合利巴韦林治疗方案:聚乙二醇干扰素 α-2 a 180 μg,每周 1 次,皮下注射,联合应用利巴韦林 800 mg/d,治疗 24 周。

(2)普通 IFN-α 联合利巴韦林治疗方案:IFN-α 3 MU,每周 3 次,肌内或皮下注射,联合应用利巴韦林 800~1 000 mg/d,治疗 24~48 周。

(3)不能耐受利巴韦林不良反应者的治疗方案:可单用普通 IFN-α 或聚乙二醇干扰素 α。

四、丁型病毒性肝炎

丁型病毒型肝炎是丁型肝炎病毒(HDV)与 HBV 共同感染引起的以肝细胞损害为主的传染病,呈世界性分布,易使肝炎慢性化和重型化。

(一)病因

HDV 感染呈全球性分布。意大利是 HDV 感染的发现地。地中海沿岸、中东地区、非洲和南美洲亚马孙河流域是 HDV 感染的高流行区。HDV 感染在地方性高发区的持久流行，是由 HDV 在 HBsAg 携带者之间不断传播所致。除南欧为地方性高流行区之外，其他发达国家 HDV 感染率一般只占 HBsAg 携带者的 5 ％以下。发展中国家 HBsAg 携带者较高，有引起 HDV 感染传播的基础。我国各地 HBsAg 阳性者中 HDV 感染率为 0～32 ％，北方偏低，南方较高。活动性乙型慢性肝炎和重型肝炎患者 HDV 感染率明显高于无症状慢性 HBsAg 携带者。

1.传染源

主要是急、慢性丁型肝炎患者和 HDV 携带者。

2.传播途径

输血或血制品是传播 HDV 的重要途径之一。其他包括经注射和针刺传播，日常生活密切接触传播，以及围生期传播等。我国 HDV 传播方式以生活密切接触为主。

3.易感人群

HDV 感染分两种类型：①HDV/HBV 同时感染，感染对象是普通人群或未接受 HBV 感染的人群。②HDV/HBV 重叠感染，感染对象是已受 HBV 感染的人群，包括无症状慢性 HBsAg 携带者和乙型肝炎患者，他们体内含有 HBV 及 HBsAg，一旦感染 HDV，极有利于 HDV 的复制，所以这一类人群对 HDV 的易感性更强。

(二)诊断要点

我国是 HBV 感染高发区，应随时警惕 HDV 感染。HDV 与 HBV 同时感染所致急性丁型肝炎，仅凭临床资料不能确定病因。凡无症状慢性 HBsAg 携带者突然出现急性肝炎样症状、重型肝炎样表现或迅速向慢性肝炎发展者，以及慢性乙型肝炎病情突然恶化而陷入肝衰竭者，均应想到 HDV 重叠感染，及时进行特异性检查，以明确病因。

1.临床表现

HDV 感染一般只与 HBV 感染同时发生或继发于 HBV 感染者中，故其临床表现部分取决于 HBV 感染状态。

(1)HDV 与 HBV 同时感染(急性丁型肝炎)：潜伏期为 6～12 周，临床表现与急性自限性乙型肝炎类似，多数为急性黄疸型肝炎。在病程中可先后发生两次肝功能损害，即血清胆红素和转氨酶出现两个高峰。整个病程较短，HDV 感染常随 HBV 感染终止而终止，预后良好，很少向重型肝炎、慢性肝炎或无症状慢性 HDV 携带者发展。

(2)HDV 与 HBV 重叠感染：潜伏期为 3～4 周。其临床表现轻重悬殊，复杂多样。①急性肝炎样丁型肝炎。在无症状慢性 HBsAg 携带者基础上重叠感染 HDV 后，最常见的临床表现形式是急性肝炎样发作，有时病情较重，血清转氨酶持续升高达数月之久，或血清胆红素及转氨酶升高呈双峰曲线。在 HDV 感染期间，血清 HBsAg 水平常下降，甚至转阴，有时可使 HBsAg 携带状态结束。②慢性丁型肝炎。无症状慢性 HBsAg 携带者重叠感染 HDV 后，更容易发展成慢性肝炎。慢性化后发展为肝硬化的进程较快。早期认为丁型肝炎不易转化为肝癌，近年来在病理诊断为原发性肝癌的患者中 HDV 标志阳性者可达 11 ％～22 ％，故丁型肝炎与原发性肝癌的关系不容忽视。

(3)重型丁型肝炎：在无症状慢性 HBsAg 携带者基础上重叠感染 HDV 时，颇易发展成急性或亚急性重型肝炎。在"暴发性肝炎"中,HDV 感染标志阳性率为 21 ％～60 ％,医学界认为 HDV 感染是促成大块肝坏死的一个重要因素。按国内诊断标准,这些"暴发性肝炎"应包括急性和亚急性重型肝炎。HDV 重叠感染易使原有慢性乙型肝炎病情加重。如有些慢性乙型肝炎患者病情本来相对稳定或进展缓慢,血清 HDV 标志转阳,临床状况可突然恶化,继而发生肝衰竭,甚至死亡,颇似慢性重型肝炎,这种情况国内相当多见。

2.实验室检查

近年丁型肝炎的特异诊断方法日臻完善,从受检者血清中检测到 HDAg 或 HDV-RNA,或从血清中检测抗-HDV,均为确诊依据。

（三）鉴别要点

应注意与慢性重型乙型病毒型肝炎相鉴别。

（四）规范化治疗

丁型病毒性肝炎以护肝对症治疗为主。近年研究表明,IFN-α 可能抑制 HDV-RNA 复制,经治疗后,可使部分病例血清 DHV-RNA 转阴,所用剂量宜大,疗程宜长。目前 IFN-α 是唯一可供选择的治疗慢性丁型肝炎的药物,但其疗效有限。IFN-α 900 万 U,每周 3 次,或者每日 500 万 U,疗程 1 年,能使40 ％～70 ％的患者血清中的 HDV-RNA 消失,但是抑制 HDV 复制的作用很短暂,停止治疗后 60 ％～97 ％的患者复发。

五、戊型病毒性肝炎

戊型病毒型肝炎原称肠道传播的非甲非乙型肝炎或流行性非甲非乙型肝炎,其流行病学特点及临床表现颇像甲型肝炎,但两者的病因完全不同。

（一）病因

戊型肝炎流行最早发现于印度,开始疑为甲型肝炎,但回顾性血清学分析证明其既非甲型肝炎,也非乙型肝炎。本病流行地域广泛,在发展中国家以流行为主,发达国家以散发为主。其流行特点与甲型肝炎相似,传染源是戊型肝炎患者和阴性感染患者,经粪-口传播。潜伏期末和急性期初传染性最强。流行规律大体分两种:一种为长期流行,常持续数月,可长达 20 个月,多由水源不断污染所致;另一种为短期流行,约 1 周即止,多为水源一次性污染引起。与甲型肝炎相比,本病发病年龄偏大,16～35 岁者占 75 ％,患者年龄平均 27 岁。孕妇易感性较高。

（二）诊断要点

流行病学资料、临床特点和常规实验室检查仅作临床诊断参考,特异血清病原学检查是确诊依据,同时排除 HAV、HBV、HCV 感染。

1.临床表现

本病潜伏期为 15～75 d,平均 6 周。绝大多数为急性病例,包括急性黄疸型和急性无黄疸型肝炎,两者比例约为 1∶13。临床表现与甲型肝炎相似,但其黄疸前期较长,症状较重。除淤胆型病例外,黄疸常于一周内消退。戊型肝炎胆汁淤积症状（如灰浅色大便、全身瘙痒等）较甲型肝炎为重,大约 20 ％的急性戊型肝炎患者会发展成淤胆型肝炎。部分患者有关节疼痛。

2.实验室检查

用戊型肝炎患者急性期血清 IgM 型抗体建立 ELISA 法,可用于检测拟诊患者粪便内的

HEAg,此抗原在黄疸出现第14～18 d 的粪便中较易检出,但阳性率不高。用荧光素标记戊型肝炎恢复期血清 IgG,以实验动物 HEAg 阳性肝组织作抗原片,进行荧光抗体阻断实验,可用于检测血清戊型肝炎抗体(抗-HEV),阳性率为 50 ％～100 ％。但本法不适用于临床常规检查。

用重组抗原或合成肽原建立 ELISA 法检测血清抗-HEV,已在国内普遍开展,敏感性和特异性均较满意。用本法检测血清抗-HEV-IgM,对诊断现症戊型肝炎更有价值。

(三)鉴别要点

应注意与 HAV、HBV、HCV 相鉴别。

(四)规范化治疗

急性期应强调卧床休息,给予清淡而营养丰富的饮食,外加充足的 B 族维生素及维生素 C。

HEV-ORF2 结构蛋白可用于研制有效疫苗,并能对 HEV 株提供交叉保护。HEV-ORF2 蛋白具有较好的免疫原性,用其免疫猕猴能避免动物发生戊型肝炎和 HEV 感染。该疫苗正在研制,安全性和有效性正在评估。

六、护理措施

(1)甲、戊型肝炎进行消化道隔离,急性乙型肝炎进行血液(体液)隔离至 HBsAg 转阴,慢性乙型和丙型肝炎患者应分别按病毒携带者管理。

(2)向患者及家属说明休息是肝炎治疗的重要措施。重型肝炎、急性肝炎、慢性活动期应卧床休息;慢性肝炎病情好转后,体力活动以不感疲劳为度。

(3)急性期患者宜进食清淡、易消化的饮食,蛋白质摄入量为1.0～1.5 g/(kg·d),以营养价值高的动物蛋白为主;慢性肝炎患者宜高蛋白、高热量、高维生素易消化饮食,蛋白质摄入量为1.5～2.0 g/(kg·d);重症肝炎患者宜低脂、低盐、易消化饮食,有肝性脑病先兆者应限制蛋白质摄入,蛋白质摄入量小于0.5 g/(kg·d);合并腹水、少尿者,钠摄入限制在 0.5 g/d。

(4)各型肝炎患者均应戒烟和戒酒。

(5)皮肤瘙痒者及时修剪指甲,避免搔抓,防止皮肤破损。

(6)应向患者解释注射干扰素后可出现发热、头痛、全身酸痛等"流感样综合征",体温常随药物剂量增大而增高,不良反应随治疗次数增加而逐渐减轻。发热时多饮水、休息,必要时按医嘱对症处理。

(7)密切观察有无皮肤瘀点瘀斑、牙龈出血、便血等出血倾向;观察有无性格改变、计算力减退、嗜睡、烦躁等肝性脑病的早期表现。如有异常及时报告医师。

(8)让患者家属了解肝病患者易生气、易急躁的特点,对患者要多加宽容理解;护理人员多与患者热情、友好地交谈沟通,缓解患者焦虑、悲观、抑郁等心理问题;向患者说明保持豁达、乐观的心情的重要性。

七、应急措施

(一)消化道出血

(1)立即取平卧位,头偏向一侧,保持呼吸道通畅,防止窒息。

(2)通知医生,建立静脉液路。

(3)合血、吸氧,备好急救药品及器械,准确记录出血量。

(4)监测生命体征的变化,观察有无四肢湿冷、面色苍白等休克体征的出现,如有异常,及时报告医师并配合抢救。

(二)肝性脑病

(1)如有烦躁,做好保护性措施,必要时给予约束,防止患者自伤或伤及他人。

(2)昏迷者,平卧位,头偏向一侧,保持呼吸道通畅。

(3)吸氧,密切观察神志和生命体征的变化,定时翻身。

(4)遵医嘱给予准确及时的治疗。

八、健康教育

(1)宣传各类型病毒性肝炎的发病及传播知识,重视预防接种的重要性。

(2)对于急性肝炎患者,要强调彻底治疗的重要性及早期隔离的必要性。

(3)慢性患者、病毒携带者及家属采取适当的家庭隔离措施,对家中密切接触者鼓励尽早进行预防接种。

(4)应用抗病毒药物者必须在医师的指导、监督下进行,不得擅自加量或停药,并定期检查肝功能和血常规。

(5)慢性肝炎患者出院后避免过度劳累、酗酒、不合理用药等,避免反复发作,并定期监测肝功能。

(6)乙肝病毒携带者禁止献血和从事饮食、水管、托幼等工作。

第八章 肝硬化

肝硬化是长期肝细胞坏死继发广泛纤维化伴结节形成的结果。一种或多种致病因子长期或反复损伤肝实质,致使肝细胞弥漫性变性、坏死和再生,进而引起肝脏结缔组织弥漫性增生和肝细胞再生,最后导致肝小叶结构破坏和重建,肝内血液循环发生障碍。肝功能损害和门脉高压为本病的主要临床表现,晚期常出现严重的并发症。

肝硬化是世界性疾病,所有种族,不论国籍、年龄或性别均可罹患。男性和中年人易罹患。

本病在我国主要表现为肝炎后肝硬化,血吸虫病性、单纯乙醇性、心源性、胆汁性肝硬化均少见。

一、病因

引起肝硬化的病因很多,以病毒性肝炎最为常见。同一病例可由一种、两种或两种以上病因同时或先后作用引起,有些病例则病因不明。

(一)病毒性肝炎

病毒性肝炎经慢性活动性肝炎阶段逐步演变为肝硬化,称为肝炎后肝硬化。乙型肝炎和丙型肝炎常见,甲型肝炎一般不发展为肝硬化。由急性或亚急性重型肝炎演变的肝硬化称为坏死后肝硬化。

(二)寄生虫感染

感染血吸虫病时,大量血吸虫卵进入肝窦前的门脉小血管内,刺激结缔组织增生引起门脉高压。肝细胞的坏死和增生一般不明显,没有肝细胞的结节再生。但如伴发慢性乙型肝炎,其结果多为混合结节型肝硬化。

(三)酒精中毒

主要由酒精的中间代谢产物(乙醛)对肝脏的直接损害引起。酗酒引起长期营养失调,使肝脏对某些毒性物质的抵抗力降低,在发病机制上也起一定作用。

(四)胆汁淤积

肝外胆管阻塞或肝内胆汁淤积持续存在时,高浓度的胆酸和胆红素对肝细胞有损害作用,久之可发展为肝硬化。肝外胆管阻塞引起的肝硬化称为继发性胆汁性肝硬化,原因未明的肝内胆汁淤积引起的肝硬化称为原发性胆汁性肝硬化。

(五)循环障碍

慢性充血性心力衰竭、缩窄性心包炎和各种病因引起肝小静脉阻塞综合征等,导致肝脏充血、肝细胞缺氧,引起小叶中央区肝细胞坏死及纤维组织增生,最终发展为肝硬化。

(六)药物和化学毒物

长期服用某些药物,如双醋酚汀、辛可芬、异烟肼、甲基多巴、PAS和利福平等,或反复接触化学毒物如四氯化碳、磷、砷、氯仿等,均可损伤肝脏,引起中毒性肝炎,最后演变为肝硬化。

(七)遗传和代谢性疾病

血友病、肝豆状核变性、半乳糖血症、糖原贮积等遗传代谢性疾病,亦可发展为肝硬化,称为代谢性肝硬化。

(八)慢性肠道感染和营养不良

慢性菌痢、溃疡性结肠炎等常引起消化和吸收障碍，导致营养不良，同时肠内的细菌毒素及蛋白质腐败的分解产物等经门静脉到达肝内，引起肝细胞损害，演变为肝硬化。

(九)隐匿性肝硬化

病因难以肯定的肝硬化称为隐匿性肝硬化，其中很大部分病例可能与隐匿性无黄疸型肝炎有关。

二、临床表现

肝硬化的病程一般比较缓慢，可能隐伏数年至数十年之久。由于肝脏具有很强的代偿功能，早期临床表现常不明显或缺乏特征性。肝硬化的临床分期为肝功能代偿期和肝功能失代偿期。

(一)肝功能代偿期

本期一般症状较轻，缺乏特征性。常有乏力、食欲减退、消化不良、恶心、厌油、腹胀、中上腹隐痛或不适及腹泻，部分有踝部水肿、鼻衄、齿龈出血等。上述症状多呈间歇性，常因过度疲劳而发病，经适当休息及治疗可缓解。体征一般不明显，肝脏可轻度肿大，无或有轻度压痛，部分患者可有脾脏肿大。肝功能检查结果多在正常范围内或有轻度异常。

(二)肝功能失代偿期

随着疾病的进展，症状逐渐明显，肝脏常逐渐缩小，质变硬。临床表现主要是肝功能减退和门脉高压。

1.肝功能减退

(1)营养障碍:表现为消瘦、贫血、乏力、水肿、皮肤干燥而松弛、面色灰暗、黝黑、口角炎、毛发稀疏无光泽等。

(2)消化道症状:早期出现的食欲不振、腹胀、恶心、腹泻等消化道症状逐渐明显，稍进油腻肉食即引起腹泻。部分患者还可出现轻度黄疸。

(3)出血倾向:轻者有鼻衄、齿龈出血，重者有胃肠道黏膜弥漫性出血及皮肤紫癜。这与肝脏合成凝血因子减少、脾大及脾功能亢进引起血小板减少有关。毛细血管脆性增加是出血倾向的附加因素。

(4)发热:部分患者可有低热，多为病变活动及肝细胞坏死时释放出的物质影响体温调节中枢所致。此类发热用抗生素治疗无效，只有肝病好转时才能消失。如持续发热或高热，则提示合并有感染、血栓性门静脉炎、原发性肝癌等。

(5)黄疸:表现为巩膜浅黄、尿色黄。如巩膜甚至全身皮肤黏膜呈深度金黄色，应考虑有肝硬化伴肝内胆汁瘀积的可能。

(6)内分泌功能失调的表现:肝对雌激素的灭活作用减退导致脸、颈、肩、手背及上胸处的蜘蛛痣及(或)毛细血管扩张。肝掌表现为大、小鱼际和指尖斑点状发红，加压后褪色。可出现男性乳房发育、睾丸萎缩、性功能减退，女性月经不调、闭经、不孕等。皮肤色素沉着，面色污黑、晦暗，可能由继发性肾上腺皮质功能减退所致，也可能与肝脏不能代谢黑色素有关。继发性醛固酮、抗利尿激素增加导致水、钠潴留，尿量减少，对浮肿与腹水的形成亦起重要促进作用。

2.门脉高压症

在肝硬化的发展过程中,肝细胞的坏死、再生结节的形成、结缔组织增生和肝细胞结构的改建,使门静脉小分支闭塞、扭曲,门静脉血流障碍,导致门脉压力增高。

(1)脾大及脾功能亢进:门脉压力增高时,脾脏淤血、纤维结缔组织及网状内皮细胞增生,使脾脏肿大(多为正常的2～3倍,部分可平脐或达脐下)。脾大时常伴有脾功能亢进,表现为末梢血中白细胞和血小板减少,红细胞也可减少。胃底静脉破裂出血时脾缩小,输血、补液后渐增大。关于脾功能亢进的原因,可能是增生的网状内皮细胞对血细胞的吞噬、破坏作用加强,或是脾脏产生某些体液因素抑制骨髓造血功能或加速血细胞的破坏。

(2)侧支循环的形成:因门静脉回流受阻,门静脉与腔静脉间的吻合支渐次扩张开放,形成侧支循环。胃冠状静脉与食管静脉丛吻合,形成食管下段和胃底静脉曲张。这些静脉位于黏膜下疏松组织中,常由于腹内压突然增高或消化液反流侵蚀及食物的摩擦而破裂出血。脐旁静脉与脐周腹壁静脉沟通,形成脐周腹壁静脉曲张,有时该处可听到连续的静脉杂音。直肠上静脉与直肠中、下静脉吻合扩张形成内痔。门静脉回流受阻时,侧支循环血流方向见图8-1。

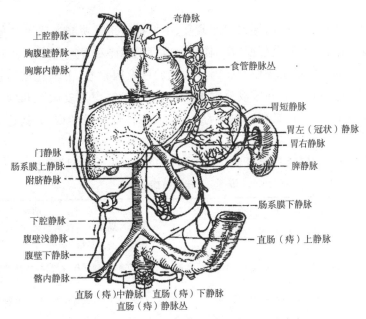

图8-1　门静脉回流受阻时,侧支循环血流方向

(3)腹水:腹水的产生表明肝硬化病情较重。初起时有腹胀感,体检可发现移动性浊音(腹水量＞500 mL)。大量腹水可使横膈抬高而致呼吸困难和心悸,腹部膨隆,腹壁皮肤紧张发亮,有移动性浊音和水波感。腹内压力明显增高时,脐可突出而形成脐疝。在腹水出现的同时,常可发生肠胀气。部分腹水患者伴有胸腔积液,其中以右侧多见,两侧者较少。胸腔积液系腹水通过横膈淋巴管进入胸腔所致。腹水为草黄色漏出液。腹水形成的主要因素有:清蛋白合成减少、蛋白质摄入和吸收障碍,当血浆清蛋白＜23 g/L时,血浆胶体渗透压降低,促使血浆外渗;门脉压力增高至2.94～5.88 kPa(正常为0.785～1.18 kPa),腹腔毛细血管的滤过压增高,组织液回吸收减少而漏入腹腔;进入肝静脉血流受阻使肝淋巴液增加与回流障碍,淋巴管内压增高,造成大量淋巴液

从肝包膜及肝门淋巴管溢出;肝脏对醛固酮、抗利尿激素灭活作用减退;腹水形成后循环血容量减少,通过肾小球旁器使肾素分泌增加,产生肾素—血管紧张素—醛固酮系统反应,醛固酮分泌增多,导致肾远曲小管水、钠潴留作用加强,腹水进一步加重。

(4)食管和胃底曲张静脉破裂出血:门脉高压症的主要并发症,死亡率为30％~60％。当门静脉压力超过下腔静脉压力,为1.47~1.60 kPa 时,曲张静脉就可发生出血。曲张静脉大者比曲张静脉小者更易破裂出血。最常见的表现是呕血。出血可以是大量的,并迅速发生休克;也可自行停止,以后再发。偶尔仅表现为便血或黑便。

3.肝肾综合征

肝肾综合征(功能性肾衰)指严重肝病患者出现肾功能不良,并排除其他引起肾功不良的原因。肝肾综合征的发病机制尚未明确。肝肾综合征通常见于严重的肝脏疾病患者。主要表现为少尿、蛋白尿、尿钠低(<10 mmol/L),尿与血浆肌酐比值≥30∶1,尿与血浆渗透压比值>1。这些尿的改变与急性肾小管坏死不同。肾功能损害的发展不一,一些患者于数日内肾功能完全丧失,另一些患者血清肌酐随肝脏功能逐渐恶化而缓慢上升达数周之久。

4.肝性脑病

肝性脑病指肝脏功能衰竭而导致代谢紊乱、中枢神经系统功能失调的综合征,是晚期肝硬化的最严重表现,也是其常见致死原因。临床上以意识障碍和昏迷为主要表现。

肝硬化是肝性脑病的最主要原发病因。常见的诱发因素有:上消化道出血、感染、摄入高蛋白饮食、服用含氮药物、大量利尿或放腹水、大手术、麻醉、服用安眠药和饮酒等。肝性脑病的发病机制尚未明了,主要有氨和硫醇中毒学说、假性神经介质学说、γ-氨基丁酸能神经传导功能亢进等学说。

临床上按意识障碍、神经系统表现和脑电图改变将本病分为四期(表 8-1)。

表 8-1　肝性脑病分期

分　期	精神状况	运动改变
亚临床期	常规检查无变化;完成工作或驾驶能力受损	完成常规精神运动试验或床边实验,如画图或数字连接的能力受损
Ⅰ期(前驱期)	思维紊乱、淡漠、激动、欣快、不安、睡眠紊乱	细震颤,协调动作缓慢,扑翼样震颤
Ⅱ期(昏迷前期)	嗜睡、昏睡、定向障碍、行为失常	扑翼样震颤,发音困难,初级反射出现
Ⅲ期(昏睡期)	思维显著紊乱,言语费解	反射亢进,巴宾斯基征,尿便失禁,肌阵挛,过度换气
Ⅳ期(昏迷期)	昏迷	去大脑体位,短促的眼头反射,疼痛刺激反应早期存在,进展为反应减弱和刺激反应消失

肝性脑病患者的呼气中常具有一种类似烂苹果的臭味,这与肝脏不能分解甲硫氨酸中间产物二甲硫醚和甲硫醇有关,肝臭可在昏迷前出现,是一种预后不良的征象。

5.其他

肝硬化患者常因抵抗力降低而并发各种感染,如支气管炎、肺炎、自发性腹膜炎、结核性腹膜炎、尿路感染等。腹膜炎发生的机制可能是细菌通过血液或淋巴液播散入腹腔,并可穿过肠壁而入腹腔。腹水患者易于发生,死亡率高,早期诊断非常重要。自发性腹膜炎起病较急者常表现为腹痛和腹胀。起病缓者则多表现为低热或不规则的发热,伴有腹部隐痛、恶心、呕吐及腹泻。体检可发现腹膜刺激征,腹水性质由漏出液转为渗出液。

长期低钠盐饮食、利尿及大量放腹水易发生低钠血症和低钾血症。长期使用高渗葡萄糖溶液与肾上腺糖皮质激素、呕吐及腹泻亦可使钾、氯减少,从而产生低钾、低氯血症,并致代谢性碱中毒和肝性脑病。

(三)肝脏体征

肝脏大小不一:早期肝脏肿大,质地中等或中等偏硬;晚期缩小、坚硬,表面呈颗粒状或结节状。一般无压痛,但在肝细胞进行性坏死或者并发肝炎或肝周围炎时,则可有触痛与叩击痛。肝边缘锐利提示无炎症活动,边缘圆钝表明有炎症、水肿、脂肪浸润或纤维化。肝硬化时右叶下缘不易触及,而左叶增大。

三、检查

(一)血常规

白细胞和血小板明显减少。失血、营养障碍、叶酸及维生素 B_{12} 缺乏导致缺铁性或巨幼红细胞性贫血。

(二)肝功能检查

早期蛋白电泳即显示球蛋白增高,而清蛋白到晚期才降低。絮状及浊度试验在肝功能代偿期可正常或轻度异常,而在失代偿期多为异常。失代偿期转氨酶活力可呈轻、中度升高,一般以 ALT 活力升高较显著,肝细胞有严重坏死时,则 AST 活力常高于 ALT。

静脉注射磺溴酞钠 5 mg/kg 45 min 后,正常人血内滞留量应低于 5 %,肝硬化时多有不同程度的增加。磺溴酞钠可有变态反应,检查前应做皮内过敏试验。吲哚靛青绿亦是一种染料,一般静脉注射 15 min 后,正常人血中滞留量<10 %,肝硬化尤其是结节性肝硬化患者的潴留值明显增高,在 30 % 以上。本试验为诊断肝硬化的最好的方法,比溴磺酞试验更敏感,更安全可靠。

肝功能代偿期,血中胆固醇多正常或偏低;失代偿期,血中胆固醇下降,特别是胆固醇酯部分常低于正常水平。凝血酶原时间测定在代偿期可正常,失代偿期则呈不同程度延长,虽注射维生素 K 亦不能纠正。

(三)影像学检查

B 型超声波检查可探查肝、脾大小及有无腹水,还可显示脾静脉和门静脉增宽,有助于诊断。食管静脉曲张时,吞钡 X 线检查可见蚯蚓或串珠状充盈缺损,纵行黏膜皱襞增宽。胃底静脉曲张时,可见菊花样充盈缺损。放射性核素肝脾扫描可见肝摄取减少、分布不规则,脾摄取增加,脾脏增大可明显显影。

(四)纤维食管镜

纤维食管镜检查可见食管钡餐检查阴性的食管静脉曲张。

(五)肝穿刺活组织检查

肝活组织检查常可明确诊断,但此为创伤性检查,仅在临床诊断确有困难时才选用。

(六)腹腔镜检查

可直接观察肝脏表面、色泽、边缘及脾脏等改变,并可在直视下进行有目的的穿刺活组织检查,对鉴别肝硬化、慢性肝炎和原发性肝癌及明确肝硬化的病因很有帮助。

四、基本护理

(一)观察要点

一般症状和体征的观察:观察患者全身情况,有无消瘦、贫血、乏力、面色灰暗黝黑、口角炎、毛发稀疏无光泽等营养障碍表现。观察皮肤黏膜、巩膜有无黄染,尿色有无变化。注意蜘蛛痣、杵状指、色素沉着、肝臭、水肿、男性乳房发育等体征。了解有无肝区疼痛、纳差、厌油、恶心、呕吐、排便不规则、腹胀等消化道症状。

(二)并发症的观察

1.门脉高压症

观察腹水、腹胀和其他压迫症状,腹壁静脉曲张、痔出血、贫血及鼻衄、齿龈出血、瘀点、瘀斑、呕血、黑便。

2.腹水

观察尿量、腹围、体重变化和有无水肿。

3.肝性脑病

注意意识和精神活动,有无嗜睡、昏睡、昏迷、定向障碍、胡言乱语,有无睡眠节律紊乱和扑翼样震颤。

(三)一般护理

1.合理的休息

研究证明,卧位与站立时肝脏血流量有明显差异,前者比后者多 40 %以上。因此合理的休息既可减少体能消耗,又能降低肝脏负荷,增加肝脏血流量,防止肝功能进一步受损和促进肝细胞恢复。肝功能代偿期患者应适当减少活动和工作强度,注意休息,避免劳累。若病情不稳定、肝功能试验异常,则应减少活动,充分休息。有发热、黄疸、腹水等表现的失代偿患者应以卧床休息为主,并保证充足的睡眠。

2.正确的饮食

饮食营养是改善肝功能的基本措施之一。正确的进食和合理的营养能促进肝细胞再生,反之则会加重病情,诱发上消化道出血、肝昏迷、腹泻等。肝硬化患者应以高热量、高蛋白、高维生素且易消化的食物为宜。适当限制动物脂肪的摄入。不食增加肝脏解毒负荷的食物和药物。一般要求每日总热量在10.46～12.55 kJ(2.5～3.0 kcal)。蛋白质每日 100～150 g,蛋白食物宜多样化、易消化、含有丰富的必需氨基酸。脂肪每日 40～50 g。要有足量的维生素 B、维生素 C 等。为防便秘,可给含纤维素多的食物。肝功能显著减退的晚期患者或有肝昏迷先兆者给予低蛋白饮食,限制蛋白每日在 30 g 左右。伴有腹水者按病情给予低盐(每日 3～5 g)和无盐饮食。腹水严重时应限制每日的入水量。黄疸患者补充胆盐。禁忌饮酒、咖啡、烟草和高盐食物。避免有刺激性及粗糙坚硬的食物,进食时应细嚼慢咽,以防引起食管或胃底静脉破裂出血。教育患者和家属认识正确饮食和合理营养的意义,并且理解饮食疗法必须长期持续,要有耐心和毅力,使患者能正确掌握,家属能予以监督。

(四)心理护理

肝硬化患者病程漫长,久治不愈,尤其进入失代偿期后,患者心身遭受很大痛苦,承受的心理压力大,心理变化也大,因此在常规治疗护理中更应强调心理护理,须做好以下几方面:①保持病房的整洁、安静、舒适,从视、听、嗅、触等方面消除不良刺激,使患者在生活起居方面感到满意。②对病情稳定者要主动指导患者和家属掌握治疗性自我护理方法,包括通过多种形式宣教有关医疗知识,消除他们恐惧悲观感,树立信心;帮助分析并发症发生的诱因,增强患者预防能力;对心理状态稳定型患者可客观地介绍病情及检查化验结果,以取得其配合。③对病情反复发作者,要热情帮助其恢复生活自理能力,增加战胜疾病的信心。对忧郁悲观型患者应予极大的同情,充分理解他们,帮助他们解决困难。对怀疑类型的患者应明确告知诊断无误,客观介绍病情,并使其冷静面对现实。④根据病情需要适当安排娱乐活动。

(五)药物治疗的护理

严重患者,特别是老年患者进食少时,可静脉供给能量,以补充机体所需。研究表明,80％～100％的肝硬化患者存在程度不同的蛋白质能量营养不足。因此老年人按每日每千克体重摄入1.0 g蛋白质作为基础要量,附加由疾病相关因素造成的额外丢失。补充蛋白质(氨基酸)时,应提供以必需氨基酸为主的氨基酸溶液。若肝功损害严重,则将含丰富支链的氨基酸(45％)的溶液作为氨源为佳。目前冰冻血浆的使用越来越广泛,使用过程中应注意掌握正确的融化方法和输注不良反应的观察。一般融化后不再复冻。

使用利尿剂时,应教会患者正确服用利尿药物。通常需向患者讲述常用利尿药的作用及不良反应。指导患者掌握利尿药观察方法,如体重每日减少0.5 kg,尿量每日达2 000～2 500 mL,腹围逐渐缩小。

第九章 原发性肝癌

原发性肝癌(primary carcinoma of the liver)是指肝细胞或肝内胆管上皮细胞发生的恶性肿瘤,是我国常见的恶性肿瘤之一,死亡率较高,在恶性肿瘤死亡率排位中占第二位。近年来发病率有上升趋势,肝癌的五年生存率很低,预后凶险。原发性肝癌的发病率有较高的地区分布性,本病多见于中年男性,男女性别之比在肝癌高发区为 3∶1～4∶1,低发区则为 1∶1～2∶1。高发区的发病年龄高峰为 40～49 岁。

一、病因及发病机制

病因及发病机制尚不清楚,根据高发区的流行病学调查结果可知,下列因素与肝癌的发病关系密切。

(一)病毒性肝炎

在我国,乙型肝炎是原发性肝癌发生的最重要病因,原发性肝癌患者中 1/3 曾有慢性肝炎病史。肝癌患者血清中乙型肝炎标志物高达 90 %,近年来丙型肝炎与肝癌的关系也逐渐引起关注。

(二)肝硬化

原发性肝癌合并肝硬化者占 50 %～90 %,乙肝病毒持续感染与肝细胞癌有密切关系。其过程可能是乙型肝炎病毒引起肝细胞损害继而发生增生或不典型增生,从而对致癌物质敏感。在多病因参与的发病过程中可能有多种基因发生改变,最后导致癌变。

(三)黄曲霉毒素

在肝癌高发区,尤其是对南方以玉米为主粮的地方调查提示,肝癌流行可能与黄曲霉毒素对粮食的污染有关,其代谢产物黄曲霉毒素 B_1 有强烈致癌作用。

(四)饮水污染

江苏省启东市的流行病学调查发现,饮用池塘水者与饮用井水者的肝癌发病率和死亡率有明显差异,可能与池塘水的蓝绿藻产生的微囊藻毒素污染饮用水源有关。

(五)遗传因素

在高发区,肝癌有时出现家族聚集现象,尤以共同生活并有血缘关系者的肝癌罹患率为高。可能与肝炎病毒垂直传播有关。

(六)其他

饮酒,亚硝胺,农药,某些微量元素含量异常如铜、锌、钼等,华支睾吸虫(又称肝吸虫)等因素也被认为与肝癌有关。吸烟和肝癌的关系还待进一步明确。

二、临床表现

(一)症状

肝癌起病隐匿,早期缺乏典型症状,多在肝病随访或体检普查中应用血清甲胎蛋白(AFP)及 B 超检查偶然发现肝癌,此时患者既无症状,体格检查亦缺乏肿瘤本身的体征,此期称为亚临床肝癌。出现症状而来就诊者其病程大多已进入中晚期。不同阶段的肝癌,其临床表现有明显差异。

1.肝区疼痛

肝区疼痛最常见，半数以上患者呈间歇性或持续性的钝痛或胀痛，是肿块生长迅速，使肝包膜绷紧牵拉所致。当肿瘤侵犯膈肌时，疼痛可向右肩或右背部放射。向右后生长的肿瘤可致右腰疼痛。突然出现剧烈腹痛和腹膜刺激征提示癌结节包膜下出血或向腹腔破溃。

2.消化道症状

食欲不振、恶心、呕吐、腹泻、消化不良等，缺乏特异性。

3.全身症状

患者出现低热、发热与癌肿坏死物质吸收有关。此外还有乏力、消瘦、贫血、全身衰弱等，少数患者晚期呈恶病质。这是癌症所致的能量消耗和代谢障碍造成的。

4.转移灶症状

如肺转移可出现咳嗽、咯血；胸膜转移可引起胸痛和血性胸腔积液；癌栓栓塞肺动脉，引起肺梗死，可突然出现严重呼吸困难和胸痛；癌栓栓塞下肢静脉，可出现下肢严重水肿；骨转移和脊柱转移可引起局部压痛或神经受压症状；颅内转移可出现相应的神经定位症状和体征。

5.伴癌综合征

癌肿本身代谢异常，癌组织对机体发生影响而引起的内分泌或代谢异常的一组症候群称为伴癌综合征。如自发性低血糖症、红细胞增多症，其他罕见的有高脂血症、高钙血症、类癌综合征等。

(二)体征

1.肝大

进行性肝大是常见的特征性体征之一。肝质地坚硬，表面及边缘不光滑，有大小不等结节，伴不同程度的压痛。如癌肿突出于右肋弓下或剑突下，上腹可出现局部隆起或饱满。

2.脾大

脾大多见于合并肝硬化门静脉高压患者。为门静脉或脾静脉有癌栓或癌肿压迫门静脉引起。

3.腹水

腹水因合并肝硬化门静脉高压、门静脉或肝静脉癌栓所致。当癌肿表面破溃时可引起血性腹水。

4.黄疸

当癌肿浸润、破坏肝细胞时，可引起肝细胞性黄疸；当癌肿侵犯肝内胆管或压迫胆管时，可出现阻塞性黄疸。

5.转移灶相应体征

锁骨上淋巴结肿大、胸腔积液的体征，截瘫、偏瘫等。

(三)并发症

肝性脑病、上消化道出血、肝癌结节破裂出血、血性胸腹水、继发感染。上述并发症可由肝癌本身或并存的肝硬化引起，常为致死的原因。

三、辅助检查

(一)血清甲胎蛋白(AFP)测定

AFP是目前诊断肝细胞肝癌最特异性的标志物,是体检普查的项目之一。肝癌患者AFP阳性率为70％～90％,诊断标准为:①AFP大于500 $\mu g/L$ 持续4周。②AFP在大于200 $\mu g/L$ 的中等水平持续8周。③AFP由低浓度升高后不下降。

(二)影像学检查

(1)超声显像是目前肝癌筛查的首选检查,有助于了解占位性病变的血供。

(2)CT在反映肝癌的大小、形态、部位、数目等方面有突出的优点,被认为是补充超声显像检查的非侵入性诊断的首选方法。

(3)肝动脉造影是肝癌诊断的重要补充方法,对直径2 cm以下的小肝癌的诊断较有价值。

(4)MRI优点是除显示如CT那样的横断面外,还能显示矢状位、冠状位及任意切面。

(三)肝组织活检或细胞学检查

在超声或CT引导下活检或细针穿刺行组织学或细胞学检查,是目前确诊直径2 cm以下小肝癌的有效方法。缺点是易引起近边缘的肝癌破裂,有促进转移的危险。在非侵入性操作未能确诊时考虑使用。

四、诊断要点

有慢性肝炎病史、原因不明的肝区不适或疼痛,或原有肝病症状加重伴有全身不适、明显的食欲不振和消瘦、乏力、发热;肝进行性肿大、压痛、质地坚硬、表面和边缘不光滑。对高危人群血清AFP的检测及影像学检查。对既无症状也无体征的亚临床肝癌的诊断主要靠血清AFP的检测联合影像学检查。

五、治疗要点

早期治疗是改善肝癌预后的最主要的因素,而治疗方案的选择取决于肝癌的临床分期及患者的体质。

(一)手术治疗

手术是首选的治疗方法,是影响肝癌预后的最主要因素,是提高生存率的关键。

(二)局部治疗

1.肝动脉化疗栓塞治疗(TACE)

TACE为原发性肝癌非手术的首选方案,效果较好,应多次治疗。机制为:先栓塞肿瘤远端血供,再栓塞肿瘤近端肝动脉,使肿瘤难以建立侧支循环,最终引起病灶缺血性坏死,并在动脉内灌注化疗药物。常用栓塞剂有明胶海绵和碘化油。

2.无水酒精注射疗法(PEI)

PEI是肿瘤直径小于3 cm、结节数在3个以内、伴肝硬化不能手术患者的首选治疗方法。在B超引导下经皮肝穿刺刺入肿瘤内注入无水酒精,促使肿瘤细胞脱水变性、凝固坏死。

3.物理疗法

局部高温疗法,如微波组织凝固技术、射频消融、高功率聚焦超声治疗、激光等。

(三)其他治疗方法

1.放射治疗

放射治疗在肝癌治疗中仍有一定地位。适用于肿瘤较局限但不能手术者,常与其他治疗方法组成综合治疗。

2.化学治疗

常用阿霉素(ADM)及其衍生物、顺铂(CDDP)、5-氟尿嘧啶(5-Fu)、丝裂霉素(MMC)和甲氨蝶呤(MTX)等。主张联合用药,单一用药疗效较差。

3.生物治疗

常用干扰素、白介素、LAK 细胞、TIL 细胞等,为辅助治疗之一。

4.中医中药治疗

中医中药治疗用于晚期肝癌患者和肝功能严重失代偿无法耐受其他治疗者,可作为辅助治疗之一。

5.综合治疗

根据患者的具体情况,选择一种或多种治疗方法联合使用,为中晚期患者的主要治疗方法。

六、常用护理诊断

(一)疼痛——肝区痛

肝区痛与肿瘤迅速增大、牵拉肝包膜有关。

(二)预感性悲哀

悲哀与获知疾病预后有关。

(三)营养失调——低于机体需要量

营养失调与肝功能严重损害、摄入量不足有关。

七、护理措施

(一)一般护理

1.休息与体位

给患者创造安静舒适的休息环境,减少各种不良刺激。协助并指导患者取舒适卧位,提高患者对疼痛的耐受性。

2.饮食护理

鼓励进食,给予高蛋白、适量热量、高维生素、易消化饮食,如出现肝性昏迷,禁食蛋白质。伴腹水患者限制水、钠摄入。如出现恶心、呕吐现象,做好口腔护理。在化疗过程中患者往往胃肠道反应明显,可根据其口味适当调整饮食。

3.皮肤护理

晚期肝癌患者极度消瘦,严重营养不良,因为疼痛影响,常拒绝体位变动。因此要加强翻身、皮肤按摩,如出现压疮,做好相应处理。

(二)病情观察

监测生命体征,观察有无肝区疼痛、发热、腹水、黄疸、呕血、便血等,监测 24 h 尿量及实验室各项血液生化和免疫学指标,观察有无转移征象。

(三)疼痛护理

晚期癌症患者大部分有中度至重度的疼痛,多为顽固性的剧痛,严重影响生存质量。通过询问病史、观察或运用评估工具来判断疼痛的部位、性质、程度。

1.三阶梯疗法

目前临床普遍推行世界卫生组织(WHO)推荐的三阶梯疗法,其原则为:①按阶梯给药,依药效的强弱顺序递增使用;②无创性给药,可选择口服给药、直肠栓剂或透皮贴剂给药等方式;③按时给药,而不是按需给药;④剂量个体化。按此疗法多数患者能满意止痛。

(1)第一阶梯:轻度癌痛,可用非阿片类镇痛药,如阿司匹林等。

(2)第二阶梯:中度癌痛及第一阶梯治疗效果不理想时,可选用弱阿片类药,如可卡因。

(3)第三阶梯:重度癌痛及第二阶梯治疗效果不理想者,选用强阿片类药,如吗啡。多采用口服缓释或控释剂型。

进行癌痛的治疗时提倡联合用药的方法,加用一些辅助药以协同主药的疗效,减少主药的用量与不良反应,常用辅助药物有:①弱安定药,如地西泮和艾司唑仑等。②强安定药,如氯丙嗪和氟哌利多等。③抗抑郁药,如阿米替林。

向患者说明接受治疗的效果并帮助患者正确用药,对于已掌握的规律性疼痛,在疼痛发生前使用镇痛剂。疼痛减轻或停止时应及时停药,观察止痛疗效及不良反应。

2.其他方法

(1)放松止痛法:通过全身松弛阻断或减轻疼痛反应。

(2)心理暗示疗法:可结合各种癌症的治疗方法,暗示患者进行自身调节,告诉患者配合治疗就一定能战胜疾病。

(3)物理止痛法:可通过刺激疼痛周围皮肤或相对应的健侧达到止痛目的。

(4)转移止痛法:让患者取舒适体位,通过回忆、冥想、听音乐、看书报等方法转移注意力,减轻疼痛反应。

(四)肝动脉栓塞化疗护理

肝动脉栓塞化疗护理是肝癌非手术治疗的首选方法,已在临床上广泛应用,是一种创伤性的非手术治疗。

1.术前护理

(1)向患者和家属解释治疗的必要性、方法、效果。

(2)评估患者的身体状况,必要时先给予支持治疗。

(3)做好各种检查,如血常规、出凝血时间、肝肾功能、心电图、影像学检查等;检查股动脉和足背动脉搏动的强度。

(4)做好碘过敏试验和普鲁卡因过敏试验,如碘过敏试验阳性可用非离子型造影剂。

(5)术前 6 h 禁食禁饮。

(6)术前 0.5 h 可给予镇静剂,并测量血压。

2.术中护理

(1)准备好各种抢救用品和药物。

(2)护士应尽量陪伴在患者的身边,安慰及观察患者。

（3）注射造影剂时，应严格控制注射速度，注射完毕后应密切观察患者有无恶心、心悸、胸闷、皮疹等过敏症状，观察血压的变化。

（4）注射化疗药物后应观察患者有无恶心、呕吐，一旦出现应帮助患者头偏向一侧，备污物盘，指导患者做深呼吸，如使用的化疗药物的胃肠道反应很明显，可在注入化疗药物前给予止吐药。

（5）观察患者有无腹痛，如出现轻微腹痛，可向患者解释腹痛的原因，安慰患者，转移注意力；如疼痛较剧，患者不能耐受，可给予止痛药。

3.术后护理

（1）预防穿刺部位出血：拔管后应压迫股动脉穿刺点 15 min，绷带包扎后，用沙袋（1～2 kg）压迫 6～8 h；保持穿刺侧肢体平伸 24 h；术后 8 h 内，应每隔 1 h 观察穿刺部位有无出血和渗血，保持敷料的清洁干燥；一旦发现出血，应立即压迫止血，重新包扎，沙袋压迫；如为穿刺点大血肿，可用无菌注射器抽吸，24 h 后可热敷，促进其吸收。

（2）观察有无血栓形成：应检查两侧足背动脉的搏动是否对称，患者有无肢体麻木、胀痛、皮肤温度降低等。出现上述症状与体征，应立即报告医师，及时采取溶栓措施。

（3）观察有无栓塞后综合征：发热、恶心、呕吐、腹痛。如体温超过 39 ℃，可物理降温，必要时用退热药。术中或术后用止吐药，可有效地预防和减轻恶心、呕吐的症状，鼓励患者进食，尽可能满足患者对食物的要求。腹痛是肿瘤组织坏死、局部组织水肿引起的，可逐渐缓解，如疼痛剧烈，可使用药物止痛。

（4）密切观察化疗后反应，及时检查肝、肾功能和血常规，及时治疗和抢救。补充足够的液体，鼓励患者多饮水、多排尿，必要时应用利尿剂。

（五）心理护理

肝癌患者的五个阶段的心理反应往往比其他癌症患者更为明显。要充分认识患者的心理反应，对部分出现过激行为如绝望甚至自杀的患者，要给予正确的心理疏导，建立良好的护患关系，减轻患者恐惧。对于晚期患者，特别要维护其尊严，并做好临终护理。

（六）健康教育

1.疾病知识指导

原发性肝癌应以预防为主。临床证明肝炎、肝硬化、肝癌的关系密切。因此，对患病毒性肝炎的患者应及时正确治疗，防止转变为肝硬化，非乙型肝炎病毒携带者应注射乙型肝炎疫苗。加强锻炼，增强体质，注意保暖。

2.生活指导

禁食含有黄曲霉素的霉变食物，特别是发霉的花生和玉米，禁饮酒。肝癌伴有肝硬化者，特别是伴食管-胃底静脉曲张的患者，应避免粗糙饮食。

3.用药指导

在化疗过程中，应向患者做好解释工作，消除其紧张心理，并介绍药物性质、毒副反应，使患者心中有数。药物反应较重者，宜安排在睡前或饭后用药，以免影响进食。呕吐严重者应少食多餐，辅以针刺足三里、合谷、曲池等穴，对减轻胃肠道反应有一定作用。注意防止患者皮肤破损，观察患者皮肤有无瘀斑、出血点，有无牙龈出血、鼻出血、血尿及便血等症状。鼓励患者多饮水或强迫排尿,使尿液稀释。遵医嘱适量地服用碳酸氢钠以碱化尿液。常选用1∶5 000高锰酸钾溶液坐浴,预防会阴部感染。

4.自我监测指导

出现右上腹不适、疼痛或包块者应尽早到医院检查。肝癌的疗效取决于早发现、早治疗,一旦确诊应尽早治疗,以手术为主的综合治疗可明显延长患者生命。观察肿瘤有无并发症和有无远处转移的表现,应警惕肝癌结节破裂、肝性脑病、消化道出血和感染等。手术后的癌肿患者应观察有无复发,定期复诊。化疗患者应定期检查肝肾功能、心电图、血象、血浆药物浓度等,及时了解脏器功能和有无药物蓄积。

第十章 肝性脑病

肝性脑病又称肝昏迷,是严重肝病引起的、以代谢紊乱为基础的中枢神经系统功能失调的综合征,其主要表现是意识障碍、行为异常和昏迷。无明显临床表现和生化异常,仅能用精细的智力试验和(或)电生理检测才可做出诊断的肝性脑病,称为亚临床或隐性肝性脑病。

一、病因和诱因

大部分肝性脑病是由各型肝硬化引起的,其中肝炎后肝硬化最多见;还可因其他严重肝损害引起,如原发性肝癌、急性重症肝炎、妊娠急性脂肪肝、严重中毒性肝炎等;也可见于门体分流手术后。

由肝硬化引起的肝性脑病的发生多有明显诱因,常见的有:上消化道出血、摄入过高的蛋白质饮食、大量排钾利尿和放腹水、感染、镇静催眠和麻醉药、便秘、低血糖。

二、发病机制

肝性脑病的发病机制尚未完全明确,目前关于其发病机制的学说主要有以下几种。

(一)氨中毒学说

氨中毒学说是目前公认的并有较确实的依据的学说。

1.氨的形成和代谢

氨主要在肠道内产生。大部分由血循环弥散至肠道的尿素经肠菌的尿素酶分解产生,小部分由食物中的蛋白质被肠菌的氨基酸氧化酶分解产生。游离的 NH_3 有毒性,且能透过血脑屏障;NH_4^+ 呈盐类形式存在,相对无毒,不能透过血脑屏障。

机体清除血氨的主要途径为:肝脏合成尿素;脑、肝、肾等组织利用和消耗氨,以合成谷氨酸和谷氨酰胺(α-酮戊二酸+NH_3→谷氨酸,谷氨酸+NH_3→谷氨酰胺);肾脏排出大量尿素和 NH_4^+;从肺部呼出少量尿素和 NH_4^+。

2.血氨增高的原因

血氨的增高主要是由于生成过多和(或)代谢清除减少。①产生多:肠道产氨增多,如摄入过多的含氮食物(高蛋白饮食)或药物、上消化道出血、便秘;低钾性碱中毒时,游离的 NH_3 增多,通过血脑屏障进入脑细胞产生毒性。②清除少:肝功能衰竭时,合成为尿素的能力减退;低血容量如上消化道出血、大量利尿和放腹水、休克等,可致肾前性氮质血症,使排出减少。

3.氨干扰脑的能量代谢

氨使大脑细胞的能量供应不足,消耗大脑兴奋性神经递质谷氨酸,使大脑兴奋性下降。

(二)氨、硫醇及短链脂肪酸的协同毒性作用学说

甲硫醇是蛋氨酸在胃肠道内被细菌代谢的产物,甲硫醇及其衍变的二甲基亚砜和氨这3种物质对中枢神经系统产生协同毒性作用。

(三)GABA/BZ 复合受体学说

γ-氨基丁酸(GABA)是哺乳动物大脑的主要抑制性神经递质,由肠道细菌产生。肝衰竭时,GABA 血浓度增高,大脑突触后神经元的 GABA 受体显著增多,这种受体不仅能与

GABA 结合,也能与巴比妥类和弱安定类(benzodiazepines,BZs)药物结合,故称为 GABA/BZ 复合受体,产生抑制作用。

(四)假性神经介质学说

肝功能衰竭时,食物中的芳香族氨基酸分解减少,经肠道内细菌作用可转变为与正常神经递质去甲肾上腺素相似的神经递质,但却不具有神经递质的生理功能,因此被称为假性神经介质。当假性神经介质被脑细胞摄取并取代突触中的正常递质时,则出现神经冲动传导障碍,兴奋冲动不能正常地传入大脑而产生抑制,出现意识障碍及昏迷。

(五)氨基酸代谢失衡学说

肝功能衰竭时,芳香族氨基酸分解减少,血浆中芳香族氨基酸(如苯丙氨酸、酪氨酸、色氨酸)增多,而支链氨基酸(如亮氨酸、异亮氨酸)减少。当进入脑中的芳香族氨基酸增多时,它们或可进一步形成假性神经介质,导致意识障碍和昏迷。

三、临床表现

急性而严重的肝性脑病的发病常可无明显诱因,患者在起病数周内即在无任何前驱症状的情况下进入昏迷状态直至死亡。慢性肝脏疾病(如肝硬化)患者发生的肝性脑病常有明显的诱因,起病时多有前驱症状,其发作可根据患者的神经系统表现、意识障碍和脑电图改变分为四期。

Ⅰ期(前驱期):有轻度的性格改变和行为异常。表现为欣快激动或淡漠寡言、衣冠不整、随地便溺;对答尚准确,但吐词不清且较缓慢;患者可有扑翼(击)样震颤。此期病理反射多阴性,脑电图多正常。

Ⅱ期(昏迷前期):原有Ⅰ期症状加重,睡眠障碍、意识错乱、行为失常是突出表现。定向力和理解力减退,对人、地、时的概念混乱,不能完成简单的计算和构图。言语不清,书写障碍,举止反常。多有睡眠时间倒错,昼睡夜醒。部分患者可能出现幻觉、狂躁等较严重的精神症状。患者有扑翼样震颤,同时伴有明显的肌张力增高、腱反射亢进、巴宾斯基征阳性。脑电图有特异性改变。

Ⅲ期(昏睡期):以昏睡和精神错乱为主,患者大部分时间呈昏睡状,但可被唤醒,醒时尚能对答,神志不清,常有幻觉。扑翼样震颤仍可引出,肌张力增加,腱反射亢进,锥体束征呈阳性。脑电图有异常波形。

Ⅳ期(昏迷期):神志完全丧失,不能唤醒。浅昏迷时对疼痛刺激尚有反应,患者扑翼样震颤无法引出;深昏迷时,各种反射消失,肌张力降低,瞳孔常散大,可有抽搐和换气过度。部分患者有肝臭。脑电图明显异常。

四、实验室和其他检查

(一)血氨

慢性肝性脑病,尤其是门体分流性脑病血氨多增高,急性肝性脑病血氨多正常。

(二)脑电图

典型改变为脑电波节律变慢,出现每秒 4~7 次的 θ 波和每秒 1~3 次的 δ 波,昏迷期双侧同时出现对称的高波幅的 δ 波。

（三）心理智能测验

对诊断早期肝性脑病包括亚临床脑病最简便而有效。最常用的有数字连接试验,其他如搭积木、构词、书写、画图等。

五、诊断要点

肝性脑病的主要诊断依据为:严重肝病和(或)广泛门体侧支循环,精神错乱、昏睡或昏迷,有肝性脑病的诱因,明显肝功能损害或血氨增高。扑翼样震颤和典型脑电图改变有重要参考价值。对肝硬化患者进行常规的简易智力测试(如数字连接试验),可发现轻微肝性脑病。

六、治疗要点

目前尚无特效治疗,多采取综合措施。

(1)消除诱因,避免诱发和加重肝性脑病。

(2)减少肠内毒物的生成和吸收。包括禁食蛋白食物,每日保证足够的以葡萄糖为主的热量摄入;灌肠或导泻,清洁肠道;抑制肠道细菌的生长。

饮食:开始数日内禁食蛋白质,以碳水化合物为主和补充足量维生素,热量 $5.0\sim6.7$ kJ/d。神志清楚后,可逐渐增加蛋白质。

灌肠和导泻:清除肠内积食、积血或其他含氮物。①灌肠,使用生理盐水或弱酸性溶液(如稀醋酸液),弱酸溶液可使肠内 pH 保持在 $5.0\sim6.0$,有利于 NH_3 在肠内与 H^+ 合成 NH_4^+ 随粪便排出,禁用肥皂水灌肠。对急性门体分流性脑病昏迷患者,应首选 66.7 ％乳果糖 500 mL 灌肠。②导泻,口服或鼻饲 25 ％硫酸镁 $30\sim60$ mL 导泻。也可口服乳果糖 $30\sim60$ g/d,分 3 次服,从小剂量开始,以调整到每日排便 $2\sim3$ 次,粪便 pH5$\sim$6 为宜。乳梨醇疗效与乳果糖相同,$30\sim45$ g/d,分 3 次服用。

抑制肠道细菌生长:口服新霉素或甲硝唑。

(3)促进体内有毒物质的代谢清除,纠正氨基酸失衡。①应用降氨药物,常用的有谷氨酸钠、谷氨酸钾、精氨酸,可促进尿素合成,降低血氨。②纠正氨基酸代谢紊乱,口服或静脉输注以支链氨基酸为主的氨基酸混合液。③服用 GABA/BZ 复合受体拮抗药,如氟马西尼。④人工肝,用活性炭、树脂等进行血液灌注可清除血氨。

(4)对症治疗。纠正水、电解质和酸碱平衡失调,对肝硬化腹水患者的入液量应加以控制,一般为尿量加 1 000 mL,防止稀释性低钠,及时纠正缺钾和碱中毒;保护脑细胞功能;保持呼吸道通畅;防治脑水肿、出血与休克;进行腹膜透析或血液透析等。

(5)肝移植。这是各种终末期肝病的有效治疗手段。

七、常用护理诊断/问题

(一)急性意识障碍

急性意识障碍与未经肝脏解毒的有毒代谢产物引起大脑功能紊乱有关。

(二)营养失调

低于机体需要量与代谢紊乱、进食少等有关。

(三)潜在并发症

脑水肿。

八、护理措施

(一)一般护理

(1)合理饮食：以碳水化合物为主要食物，每日保证充足的热量和维生素。对昏迷患者，可经鼻导管鼻饲或静脉滴注葡萄糖供给热量，以减少蛋白质的分解；对需长期静脉内补充者，可做锁骨下静脉和颈静脉穿刺插管供给营养。食物配制中应含有丰富的维生素，尤其是维生素 C、维生素 B、维生素 K、维生素 E 等，但不宜用维生素 B_6，因其可使多巴在周围神经处转为多巴胺，影响多巴进入脑组织，减少中枢神经的正常传导递质。昏迷患者应暂禁蛋白质，以减少氨的生成。保证足够热量，以碳水化合物为主，对不能进食者鼻饲或静脉补充葡萄糖，以减少蛋白质的分解。清醒后可逐渐恢复蛋白质的摄入，从小量开始，每天 20 g，每隔 2 天增加 10 g，逐渐达到 50 g 左右，但需密切观察患者对蛋白质的耐受力，反复尝试，掌握较适当的蛋白质量。如有复发现象，则再度禁用蛋白质。患者恢复蛋白质饮食，主要以植物蛋白为主，因为植物蛋白含蛋氨酸、芳香氨基酸较少，含非吸收性纤维素较多，有利于氨的排除，也可少量选用酸牛奶等含必需氨基酸的蛋白质。

注意事项：脂肪可延缓胃的排空，尽量少用。显著腹水者钠量应限制在 250 mg/d，入水量一般为前日尿量加 1 000 mL/L。

(2)加强护理，提供感情支持。①训练患者定向力：安排专人护理，利用媒体提供环境刺激。②注意患者安全：对烦躁患者注意保护，可加床栏，必要时使用约束带，以免患者坠床。③尊重患者：切忌嘲笑患者的异常行为，安慰患者，尊重患者的人格。

(二)病情观察

注意早期征象，如欣快或冷漠、行为异常、扑翼样震颤等。加强对患者血压、脉搏、呼吸、体温、瞳孔等生命体征的监测并做记录。定期抽血复查肝、肾功能和电解质的变化。对出现意识障碍者应加强巡视，注意其安全；对昏迷患者按昏迷患者护理。

(三)消除和避免诱因

(1)保持大便通畅：发生便秘时，应给予灌肠或导泻，对导泻患者应注意观察血压、脉搏，记录尿量、排便量和粪便颜色，加强肛周皮肤护理。对血容量不足、血压不稳定者不能导泻，以免因大量脱水而影响循环血量。

(2)慎用药物：避免使用含氮药物及对肝脏有毒的药物，如有烦躁不安或抽搐，可注射地西泮 5～10 mg。忌用水合氯醛、吗啡、硫喷妥钠等药物。

(3)注意保持水和电解质的平衡：对有肝性脑病倾向的患者，应避免使用快速、大量排钾利尿剂和大量放腹水。

(4)预防感染：机体感染一方面加重肝脏吞噬、免疫和解毒的负荷；另一方面使组织的分解代谢加速，从而增加产氨和机体的耗氧量。所以，感染时应按医嘱及时应用有效的抗生素。

(5)积极控制上消化道出血：及时清除肠道内积存血液、食物或其他含氮物质。因肝性脑病易并发于上消化道出血后，故应及时灌肠和导泻。

(6)避免发生低血糖：禁食和限食者应避免发生低血糖。因葡萄糖是大脑的重要供能物质，低血糖时，脑内去氨活动停滞，氨的毒性增加。

(四)维持体液平衡

正确记录出入液量,肝性脑病多有水、钠潴留倾向,水不宜摄入过多,一般为尿量加 1 000 mL/d,对疑有脑水肿的患者尤应限制;显著腹水者钠盐应限制在 250 mg/d。除肾功能有障碍者,钾应补足。按需要测定血钠、钾、氯化物、血氨、尿素等。有肝性脑病倾向的患者应避免快速和大量利尿及放腹水。

(五)用药护理

(1)降氨药物:常用的有谷氨酸钠、谷氨酸钾、精氨酸。①谷氨酸钠。严重水肿、腹水、心力衰竭、脑水肿时慎用谷氨酸钠。使用本药物时,滴速不宜过快,否则可出现流涎、呕吐、面色潮红等反应。②谷氨酸钾。一般根据患者血钠、血钾情况混合使用。患者有肝肾综合征、尿少、尿闭时慎用谷氨酸钾,以防血钾过高。③精氨酸。常用于血 pH 偏高患者的降氨治疗,精氨酸系酸性溶液,含氯离子,不宜与碱性溶液配伍。

(2)乳果糖:降低肠腔 pH,减少氨的形成和吸收。①适应证。对于有肾功能损害或耳聋、忌用新霉素的患者,或需长期治疗者,乳果糖常为首选药物。②不良反应。乳果糖有轻泻作用,多从小剂量开始服用,需观察服药后的排便次数,以每日排便 2~3 次、粪 pH 5.0~6.0 为宜。该药在肠内产气较多,易出现腹胀、腹痛、恶心、呕吐,也可引起电解质紊乱。

(3)必需氨基酸:静脉注射支链氨基酸可以补充能量,降低血氨。静脉注射精氨酸时速度不宜过快,以免引起流涎、面色潮红与呕吐等。

(4)新霉素:少数可出现听力和肾脏损害,故服用新霉素不宜超过 6 个月,做好听力和肾功能监测。

(5)大量输注葡萄糖的过程中,必须警惕低血钾、心力衰竭和脑水肿。

九、健康指导

本病的发生有明显诱因且易去除,肝功能恢复较好,门体分流性肝性脑病者预后较好;腹水、黄疸明显,有出血倾向者预后较差。

(1)告诫患者及家属保持合理的饮食,保持大便通畅,不滥用损伤肝脏的药物,积极防治各种感染,戒烟戒酒等,这是减少和防止肝性脑病发生的重要措施。

(2)既要使患者认识本病的严重性,以引起患者重视,又要让患者对自我保健可使疾病不致恶化有起信心,自觉地进行自我保健。

(3)要求患者必须严格遵医嘱用药,不可擅自停用和改换其他药物,也不能随意增减药物用量;患者应定期门诊复查。

第十一章 人工肝支持系统
治疗重型肝炎患者时的护理

重型肝炎预后差,病死率为 70 %～80 %,应用人工肝支持系统,可将患者体内的胆红素、内毒素等毒性物质吸附或清除,同时补充大量新鲜血浆,暂时替代部分肝脏功能,给肝细胞再生和修复创造一个良好环境。其优点在于:①通过人工肝支持,为肝细胞再生创造环境和时间。②有较好成本－效果比,可大大减轻患者经济负担。③安全、有效,可及时减轻患者的痛苦。

一、治疗前护理
(一)加强心理护理

人工肝治疗仍属新开展的治疗方法,而且所需费用较贵。重型肝炎患者大多病程长、病情反复、病情重,对新的治疗方案容易存在紧张、恐惧、缺乏信心的心理,应给予精神安慰。治疗前对患者与家属做好耐心细致的解释工作,告诉他们人工肝治疗的基本原理和必要性,以及可能出现的不良反应,解释治疗是在严格的监测系统下进行的,安全性高,以消除患者的思想顾虑,取得患者的合作。在治疗中与治疗后加强与患者的沟通交流,关心、体贴、安慰患者,耐心倾听患者的主诉,了解患者的需求,及时进行心理疏导,有助于消除其紧张情绪,增强患者对治疗的信心。

(二)血管的准备

人工肝治疗必须依靠有效而稳定的体外循环血量。治疗前注意保护血管,避免在肘静脉处输液、抽血。仔细查看外周血管的情况,注意局部有无淤血、渗出,血肿及管壁的弹性,判断穿刺难度及可能的血流量。

(三)穿刺针及穿刺部位的选择

对于外周血管条件比较好的患者,可采用内瘘针选择双侧肘静脉进行穿刺,建立体外循环。此方法操作简单、方便,患者易于接受。但动脉端针头不易固定,易脱出,需要及时调整针头位置,且不能满足较大的血流量。因此,现多采用内瘘针穿刺肘静脉作为静脉端,股静脉留置针穿刺股静脉作为动脉端。留置在股静脉的软管易固定,能确保充足的血流量,对下肢的活动不需严格限制,治疗结束后无须保留,并且操作较容易,费用较低。

对于不宜穿刺外周血管的患者和年龄小的患儿,可选择双侧股静脉留置针建立血管通路,但作为静脉端的留置针穿刺点不宜过高,回血要充分,必须确保软管完全留置在血管内。股静脉插管因具有费用高、易感染、留置期间限制肢体活动等缺点,一般仅用于肝性脑病躁动不安的患者。

二、治疗中护理要点
(一)严密观察,及时对症处理

严密监测神志、血压、心率、面色、肢端温度,以防止低血压休克。观察穿刺部位有无渗血、血肿,血流量是否充足,管路有无扭曲、受压等,并做好相应处理。了解患者心理状态,并与患者交流,分散其注意力。

(二)过敏反应防治措施

人工肝支持系统治疗患者每次置换血浆量在 3 000 mL 左右,输入大量血浆易致过敏反应,表现为皮肤瘙痒、全身荨麻疹、畏寒、寒战等,甚至出现过敏性休克。为了预防过敏反应,于治疗开始前给予苯海拉明 20 mg 肌内注射,治疗过程中每输入新鲜血浆 500 mL,静脉交替给予地塞米松 5 mg、10 %葡萄糖酸钙10 mL,可有效地降低过敏反应的发生率。

(三)跨膜压过高的处理

跨膜压是促使血液中红细胞与血浆分离的压力,一般设置≤50 mmHg,不超过 100 mmHg。如跨膜压过高,易使红细胞破裂溶血。治疗过程中应密切观察血浆分离器的中空纤维是否变红,如果变红说明有溶血,应停止治疗。跨膜压超过 50 mmHg 时,应增大肝素泵速度或减慢血液泵流速,用肝素稀释的生理盐水冲洗,以降低跨膜压。

(四)严格无菌操作,防止交叉感染

接受人工肝治疗的患者抵抗力低下,加上术中插管及置换大量血浆和血浆代用品,易合并感染,应对患者进行保护性隔离。治疗室每天用含氯液拖地一次,抹桌椅一次,治疗前后紫外线消毒各 1 小时,每月进行空气培养。室内一切物品随时消毒。严格执行无菌操作,进入治疗室必须戴帽子、口罩,穿隔离衣,换鞋,禁止陪同人员探视。治疗时所有操作都必须严格执行无菌技术操作原则,遵守操作规程。

工作人员应注意自身保护,接触患者血液、体液时应戴手套。血浆分离器及血液回路、穿刺针等均一次性使用,患者置换后的滤出液应消毒后废弃,污染物品随时消毒,防止院内交叉感染。

(五)及时准确完成有关记录

人工肝治疗时间长(3~5 h),且患者病情危重,随时可发生病情变化,因此需准确及时记录患者生命体征、治疗用药、血浆交换量、血流速度、分离血浆速度、动静脉压、跨膜压等参考数值,以利于医师准确判断病情。

(六)治疗中的用药

重型肝炎患者凝血机制障碍,对于肝素的用量应慎重,要根据凝血酶原时间值及时准确追加肝素。在血浆置换治疗中应及时静脉注射 10 %葡萄糖酸钙以防低钙血症的发生。如出现口周发麻,手、脚、腹部、面部皮肤麻木,有紧绷感,则为低钙血症表现。静脉注射 10 %葡萄糖酸钙时应缓慢,高浓度、大剂量葡萄糖酸钙快速进入患者体内易引起患者全身燥热、面部潮红、心率加快等。

三、治疗后的护理

(一)穿刺部位的护理

各班护士应认真交接班,观察穿刺部位有无血肿,敷料有无渗血、渗液。如果渗出液为鲜红色,量多,应考虑为出血,要及时通知医生,并加压包扎穿刺部位,严密观察出血情况。在无渗出、血肿的情况下,嘱患者 5 h 内穿刺侧肢体不屈曲、用力。

(二)留置管的护理

在股静脉留置单针双腔导管,注意保持管腔的通畅,保持穿刺部位的清洁、干燥,防止堵塞和感染。治疗结束时用 1 g/L 的肝素液加庆大霉素 8 万 U 封管,隔日清洁消毒穿刺部位,更换无菌敷料,如有污染随时换药。嘱咐患者大小便尽量在床上进行,避免污染局部,减少活动量,避免用力排便,防止管道扭曲、脱落。做好交接班工作,加强观察。

(三)正确饮食指导

人工肝治疗后患者血清胆红素、内毒素等有害物质降低,全身中毒症状得到改善,食欲可有不同程度的增加。但此时患者肝脏功能及胃肠道充血未完全恢复,如突然进食过多,食入过多的蛋白可引起血氨增高,诱发肝性脑病和消化道出血。此时,应反复告知患者及其家属在治疗后 24~72 h 要控制饮食量,少量多餐,以清淡流食为主,严格限制蛋白摄入量。

第十二章　胰腺炎

一、急性胰腺炎

急性胰腺炎是常见的急腹症之一,为胰酶对胰脏本身自身消化所引起的化学性炎症。胰腺病变轻重不等,轻者以水肿为主,临床经过属自限性,一次发作数日后即可完全恢复,少数呈复发性急性胰腺炎;重者胰腺出血坏死,易并发休克、胰假性囊肿和脓肿等,死亡率高达 40 %。

关于急性胰腺炎的发生率,目前尚无精确统计。国内报告急性胰腺炎患者占住院患者的 0.32 %～2.04 %。本病患者一般女性多于男性,患者的年龄 50～60 岁,职业以工人为多见。

(一)病因及发病机制

胰腺是一个具有内、外分泌功能的实质性器官,胰腺的腺泡分泌胰液(外分泌),对食物的消化起重要作用;而散在地分布在胰腺内的胰岛,其功能细胞主要分泌胰岛素和胰高糖素(内分泌)。正常情况下,当胰液中无活力的胰蛋白酶原等进入十二指肠时,在碱性环境中被胆汁和十二指肠液中的肠激酶激活,成为具有消化能力的胰蛋白酶。在胆总管、胰管、壶腹部的炎症和梗阻等病理情况下,多种胰酶在胰腺内被激活,并大量溢出管壁及腺泡壁外,导致胰腺自身消化,引起水肿、出血、坏死等,而产生急性胰腺炎。

引起急性胰腺炎的病因甚多。常见病因为胆管疾病、酗酒。急性胰腺炎的各种致病相关因素见表 12-1。

表 12-1　急性胰腺炎致病相关因素

种　类	内　容
梗阻因素	①胆管结石。②乏特氏壶腹或胰腺肿瘤。③寄生虫或肿瘤使十二指肠乳头阻塞。④胰腺分离现象并伴副胰管梗阻。⑤胆总管囊肿。⑥壶腹周围的十二指肠憩室。⑦奥狄氏括约肌压力增高。⑧十二指肠祥梗阻
毒素	①乙醇。②甲醇。③蝎毒。④有机磷杀虫剂
药物	①肯定有关(有重要试验报告):硫唑嘌呤/6-巯基嘌呤、丙戊酸、雌激素、四环素、灭滴灵、呋喃妥因、呋塞米、磺胺、甲基多巴、阿糖胞苷、西咪替丁。②不一定有关(无重要试验报告):噻嗪利尿剂、依他尼酸、苯乙双胍、普鲁卡因酰胺、氯噻酮、L-门冬酰胺酶、醋氨酚
代谢因素	①高甘油三酯血症。②高钙血症
外伤因素	①创伤——腹部钝性伤。②医源性——手术后、内镜下括约肌切开术、奥狄氏括约肌测压术
先天性因素	
感染因素	①寄生虫——蛔虫、华支睾吸虫。②病毒——流行性腮腺炎、甲型肝炎、乙型肝炎、柯萨奇 B 病毒、EB 病毒。③细菌——支原体、空肠弯曲菌
血管因素	①局部缺血——低灌性(如心脏手术)。②动脉粥样硬化性栓子。③血管炎——系统性红斑狼疮、结节性多发性动脉炎、恶性高血压
其他因素	①穿透性消化性溃疡。②十二指肠克罗恩病。③妊娠有关因素。④儿科有关因素,如 Reye's 综合征、囊性纤维化特发性

1.梗阻因素

胆石症常是老年人急性胰腺炎首次发作的原因,老年女性特别常见。一般认为是在胆石一过性阻塞胰管开口处或紧邻此开口处的胆总管处发生。如在胆石性胰腺炎发作后立即仔细收集和检查粪便,常常可以找到胆结石。胆石症引起胰腺炎的机制尚不清楚,可能是乏特氏壶腹被胆石阻塞,引起胆汁反流入胰管,损伤胰腺实质,也有学者认为是胰管一过性梗阻而无胆汁反流。

有人认为副乳头的先天畸形和狭窄必然引起胰腺炎。奥狄氏括约肌压力增高是急性胰腺炎反复发作的原因之一,据此内镜下括约肌切开术治疗已获得良好效果。胰小管或壶腹周围的小肿瘤也能引起胰腺炎。

2.毒素和药物因素

乙醇、甲醇、蝎毒和有机磷杀虫剂等均可引起急性胰腺炎。

药物诱发的胰腺炎通常与对药物的超敏有关,而与剂量无关。其特点是在接触药物的第一个月内发生,通常病情轻且有自限性。最常见的与成人胰腺炎发病有关的药物是硫唑嘌呤及其类似物6-巯基嘌呤,应用这类药物的个体中有 3 ％～5 ％发生胰腺炎。引起儿童胰腺炎最常见的药物是丙戊酸。

3.代谢因素

甘油三酯水平超过 11.3 mmol/L 时,易发中至重度的急性胰腺炎。如其水平降至5.65 mmol/L以下,反复发作次数可明显减少。各种原因引起的高钙血症亦易发生急性胰腺炎。

4.外伤因素

胰腺的创伤或手术都可引起胰腺炎。内窥镜逆行胰胆管造影所致创伤也可引起胰腺炎,发生率为 1 ％～5 ％。

5.先天性因素

胰腺炎的易感性呈常染色体显性遗传。临床特点是:儿童或青年期起病,逐渐演变成慢性胰腺炎和胰功能不全;胰腺结石可显著;少数家族还合并有氨基酸尿症。

6.感染因素

血管功能不全(低容量灌注,动脉粥样硬化)和血管炎可能因减少胰腺血流而引起或加重胰腺炎。

(二)临床表现

急性胰腺炎的临床表现和病程,取决于其病因、病理类型和治疗时效。水肿型胰腺炎一般3～5 d内症状即可消失,但常有反复发作。如症状持续一周以上,应警惕已演变为出血坏死型胰腺炎。出血坏死型胰腺炎亦可在一开始时即发生,呈暴发性经过。

1.腹痛

腹痛为本病最主要表现,约见于 95 ％的急性胰腺炎病例,多数突然发作,常在饱餐和饮酒后发生。轻重不一,轻者上腹钝痛,患者常能忍受,重者呈腹绞痛、钻痛或刀割痛。疼痛常呈持续性伴阵发性加剧。疼痛的部位可因病变的部位不同而异,通常在上中腹部。如炎症以胰头部为主,疼痛常在右上腹及中上腹部;炎症以胰体、尾部为主,常为中上腹及左上腹疼痛,并向腰背放射。疼痛在弯腰或起坐前倾时可减轻。病情轻者腹痛3～5 d缓解;出血坏死型的病情发展较快,腹痛延续较长。由于渗出液扩散至腹腔,腹痛可弥漫至全腹。极少数患者,尤其年老体弱者可无腹痛或极轻微痛。

腹肌常紧张,并可有反跳痛。但不像消化道穿孔时表现的肌强硬,如检查者将手紧贴于患者腹部,仍可能按压下去。有时按压腹部反可使腹痛减轻。腹痛发生的原因是胰管扩张;胰腺炎症、水肿;渗出物、出血或胰酶消化产物进入后腹膜腔,刺激腹腔神经丛;化学性腹膜炎;胆管和十二指肠痉挛及梗阻。

2.恶心、呕吐

84 %的患者有频繁恶心和呕吐,常在进食后发生。呕吐物多为胃内容物,重者含胆汁甚至血样物。呕吐是机体对腹痛或胰腺炎症刺激的一种防御性反射。呕吐后,进入十二指肠的胃酸减少,从而减少胰泌素及缩胆素的释放,减少了胰液胰酶的分泌。

3.发热

大多数患者有中度以上发热,少数体温可超过39.0 ℃,一般持续3～5 d,为发热系胰腺炎症或坏死产物进入血循环,作用于中枢神经系统体温调节中枢所致。在多数发热患者中找不到感染的证据,但如果高热不退,强烈提示合并感染或并发胰腺脓肿。

4.黄疸

黄疸可于发病后1～2 d出现,常为暂时性阻塞性黄疸。黄疸的发生主要是肿大的胰头部压迫了胆总管所致。合并存在的胆管病变如胆石症和胆管炎症亦是黄疸的常见原因。少数患者后期可因并发肝损害而发生肝细胞性黄疸。

5.低血压及休克

出血坏死型胰腺炎常发生低血压和休克。患者烦躁不安,皮肤苍白、湿冷、呈花斑状,脉细弱,血压下降,少数可在发病后短期内猝死。发生休克的机制主要有:

(1)胰舒血管素原释放,被胰蛋白酶激活后致血浆中缓激肽生成增多。缓激肽可引起血管扩张,毛细血管通透性增加,使血压下降。

(2)血液和血浆渗出到腹腔或后腹膜腔,引起血容量不足,这种体液丧失量可达血容量的30 %。

(3)腹膜炎时大量体液流入腹腔或积聚于麻痹的肠腔内。

(4)呕吐丢失体液和电解质。

(5)坏死的胰腺释放心肌抑制因子使心肌收缩不良。

(6)少数患者并发肺栓塞、胃肠道出血。

6.肠麻痹

肠麻痹是重型或出血坏死型胰腺炎的主要表现。初期,邻近胰腺的上腹部可见扩张的充气肠袢,后期则整个肠道均发生肠麻痹性梗阻。临床上以高度腹胀、肠鸣音消失为主要表现。肠麻痹可能是肠管对腹膜炎的一种反应。另外,炎症的直接作用,血管和循环的异常、低钠和低钾血症,肠壁神经丛的损害也是肠麻痹的重要促发因素。

7.腹水

胰腺炎时常有少量腹水,由胰腺和腹膜在炎症过程中液体渗出或漏出所致。淋巴管受阻塞或不畅可能也起作用。偶尔出现大量的顽固性腹水,多由假性囊肿中液体外漏引起。胰性腹水中淀粉酶含量甚高,以此可以与其他原因的腹水区别。

8.胸膜炎

胸膜炎常见于严重病例,系腹腔内炎性渗出透过横膈微孔进入胸腔所引起的炎性反应。

9.电解质紊乱

胰腺炎时,机体处于代谢紊乱状态,可以发生电解质平衡失调,血清钠、镁、钾常降低。特别是血钙降低,约见于 25 % 的病例,常低于 2.25 mmol/L(9 mg/dL),如低于 1.75 mmol/L(7 mg/dL)提示预后不良。血钙下降的原因是大量钙沉积于脂肪坏死区,同时胰高糖素分泌增加刺激,降钙素分泌,抑制了肾小管对钙的重吸收。

10.皮下淤血斑

出血坏死型胰腺炎,因血性渗出物透过腹膜后渗入皮下,可在肋腹部形成蓝、绿、棕色血斑,称为格雷-特纳征;如在脐周围出现蓝色斑,称为卡伦征。此两种征象无早期诊断价值,但有确诊意义。

(三)并发症

急性水肿型胰腺炎很少有并发症发生,而急性出血坏死型胰腺炎则常出现多种并发症。

1.局部并发症

(1)胰脓肿形成:出血坏死型胰腺炎起病 2～3 周以后,如继发细菌感染,于胰腺内及其周围可有脓肿形成。检查局部有包块,全身感染中毒症状。

(2)胰假性囊肿:由胰液和坏死组织在胰腺本身或其周围被包裹而成。常发生于出血坏死型胰腺炎起病后 3～4 周,多位于胰体尾部。囊肿可累及邻近组织,引起相应的压迫症状,如黄疸、门脉高压、肠梗阻、肾盂积水等。囊肿穿破可造成胰源性腹水。

(3)胰性腹膜炎:含有活性胰酶的渗出物进入腹腔,可引起化学性腹膜炎。腹腔内出现渗出性腹水。如继发感染,则可引起细菌性腹膜炎。

(4)其他:胰局部炎症和纤维素性渗出可累及周围脏器,引起脾周围炎、脾梗阻、脾粘连、结肠粘连(常见为脾曲综合征)、小肠坏死出血及肾周围炎。

2.全身并发症

(1)败血症:常见于胰腺炎并发胰腺脓肿时,死亡率甚高。病原体大多数为革兰氏阴性杆菌,如大肠杆菌、产碱杆菌、产气杆菌、铜绿假单胞菌等。患者表现为持续高热,白细胞升高,以及明显的全身毒性症状。

(2)呼吸功能不全:因腹胀、腹痛,患者的膈运动受限,加之磷脂酶 A 和在该酶作用下生成的溶血卵磷脂对肺泡的损害,可发生肺炎、肺淤血、肺水肿、肺不张和肺梗死,患者出现呼吸困难、血氧饱和度降低,严重者发生急性呼吸窘迫综合征。

(3)心律失常和心功能不全:因有效血容量减少和心肌抑制因子的释放,导致心肌缺血和损害,临床上表现为心律失常和急性心衰。

(4)急性肾衰:出血坏死型胰腺炎晚期,可因休克、严重感染、电解质紊乱和播散性血管内凝血而发生急性肾衰。

(5)胰性脑病:出血坏死型胰腺炎时,大量活性蛋白水解酶、磷脂酶 A 进入脑内,损伤脑组织和血管,引起中枢神经系统损害综合征,称为胰性脑病。偶可引起脱髓鞘病变。患者可出现谵妄、意识模糊、昏迷、烦躁不安、抑郁、恐惧、妄想、幻觉、语言障碍、共济失调、震颤、反射亢进或消失及偏瘫等。脑电图可见异常。某些患者昏迷系并发糖尿病所致。

(6)消化道出血:可为上消化道或下消化道出血。上消化道出血主要为胃黏膜炎性糜烂或应激性溃疡,或因脾静脉阻塞引起食道静脉破裂。下消化道出血则是结肠本身或结肠血管受累所致。近年发现胰腺炎时可发生胃肠型微动脉瘤,瘤破裂后可引起大出血。

(7)糖尿病:5%~35%的患者在病程中出现糖尿病,常见于暴发性坏死型胰腺炎患者,系由 B 细胞遭到破坏,胰岛素分泌下降,A 细胞受刺激,胰高糖素分泌增加所致。严重病例可发生糖尿病酮症酸中毒和糖尿病昏迷。

(8)慢性胰腺炎:重症胰腺炎病例可因胰腺泡大量破坏而并发胰外分泌功能不全,演变成慢性胰腺炎。

(9)猝死:见于极少数病例,由胰腺-心脏性反应所致。

(四)检查

实验室检查对胰腺炎的诊断具有决定性意义,一般对水肿型胰腺炎检测血清淀粉酶和尿淀粉酶已足够,对出血坏死型胰腺炎则需检查更多项目。

1.淀粉酶测定

血清淀粉酶常于起病后 2~6 h 开始上升,12~24 h 达高峰。一般大于 500 U(somogyi)。轻者24~72 h 即可恢复正常,最迟 3~5 d。如血清淀粉酶持续增高达 1 周以上,常提示有胰管阻塞或假性囊肿等并发症。病情严重度与淀粉酶升高程度并不一致,出血坏死型胰腺炎,因胰腺泡广泛破坏,血清淀粉酶值可正常甚至低于正常。若无肾功能不良,则尿淀粉酶常明显增高,一般在血清淀粉酶增高后2 h 开始增高,维持时间较长,在血清淀粉酶恢复正常后仍可增高。尿淀粉酶下降缓慢,时长可达1~2 周,故适用于起病后较晚入院的患者。

胰淀粉酶分子量约 55 000 D,易通过肾小球。急性胰腺炎时胰腺释放胰舒血管素,体内产生大量激肽类物质,引起肾小球通透性增加,肾脏对胰淀粉酶清除率增加,而对肌酐清除率无改变。淀粉酶清除率与肌酐清除率的比值(CAm/Ccr)测定可提高急性胰腺炎的诊断特异性。普通人 CAm/Ccr 为 1.5%~5.5%。平均为3.1%±1.1%,急性胰腺炎为 9.8%±1.1%,胆总管结石时为 3.2%±0.3%。CAm/Ccr＞5.5%即可诊断急性胰腺炎。

2.血清胰蛋白酶测定

应用放射免疫法测定,普通人及非胰病患者平均为 400 ng/mL。急性胰腺炎时增高 10~40 倍。因胰蛋白酶仅来自胰腺,故具特异性。

3.血清脂肪酶测定

血清脂肪酶正常范围为 0.2~1.5 U。急性胰腺炎时脂肪酶血中活性升高,常人为 1.7 U。该酶在病程中升高较晚,且持续时间较长,达 7~10 d。在淀粉酶恢复正常时,脂肪酶仍升高,故对起病后就诊较晚的急性胰腺炎病例有诊断价值。特别有助于与腮腺炎加以鉴别,后者无脂肪酶升高。

4.血清正铁清蛋白(MHA)测定

腹腔内出血后,红细胞破坏释放的血红蛋白经脂肪酸和弹性蛋门酶作用,转变为正铁血红蛋白。正铁血红蛋白与清蛋白结合形成 MHA。出血坏死型胰腺炎起病 12 h 后血中 MHA 即出现,而水肿型胰腺炎呈阴性,故可作该两型胰腺炎的鉴别。

5.血清电解质测定

患者发生急性胰腺炎时血钙通常不低于 2.12 mmol/L。血钙<1.75 mmol/L 仅见于重症胰腺炎患者。低钙血症可持续至临床恢复后 4 周。如胰腺炎由高钙血症引起,则出现血钙升高。对任何胰腺炎发作期血钙正常的患者,在恢复期均应检查有无高钙血症存在。

6.其他

测定 α_2 巨球蛋白、α_1 抗胰蛋白酶、磷脂酶 A_2、C-反应蛋白、胰蛋白酶原激活肽及粒细胞弹性蛋白酶等均有助于鉴别轻、重型急性胰腺炎,并能帮助病情判断。

(五)护理

1.休息

发作期绝对卧床休息,或取屈膝侧卧位等舒适体位,避免衣服过紧,剧痛而辗转不安者要防止坠床,保证睡眠,保持安静。

2.输液

急性出血坏死型胰腺炎的抗休克和纠正酸碱平衡紊乱治疗自入院起贯穿于整个病程中,护理上需经常、准确记录 24 h 出入量,依据病情灵活调节补液速度,保证液体在规定的时间内输完,每日尿量应>500 mL。必要时建立两条静脉通道。

3.饮食

饮食治疗是综合治疗中的重要环节。近来临床中发现,少数胰腺炎患者往往在有效治疗后因饮食不当而加重病情,甚至危及生命。采用分期饮食方法可取得较满意效果。胰腺炎的分期饮食分为禁食、胰腺炎Ⅰ号饮食、胰腺炎Ⅱ号饮食、胰腺炎Ⅲ号饮食、低脂饮食五期。

(1)禁食:绝对禁食可使胰腺安静休息,胰腺分泌减少至最低限度。患者需限制饮水,口渴者可含漱或湿润口唇。此期患者需静脉补充足够液体及电解质。禁食适用于胰腺炎的急性期,一般患者2~3 d,重症患者5~7 d。

(2)胰腺炎Ⅰ号饮食:该饮食内不含脂肪和蛋白质。主要食物有米汤、果子水、藕粉,每日6 餐,每次约 100 mL,每日热量约为1.4 kJ(334 卡),用于病情好转初期的试餐阶段。此期仍需给患者补充足够液体及电解质。Ⅰ号饮食适用于急性胰腺炎患者的康复初期,一般在病后5~7 d。

(3)胰腺炎Ⅱ号饮食:该饮食内含少量蛋白质,但不含脂肪。主要食物有小豆汤、果子水、藕粉、龙须面和少量鸡蛋清,每日6 餐,每次约 200 mL,每日热量约为 1.84 kJ。此期可给患者补充少量液体及电解质。Ⅱ号饮食适用于急性胰腺炎患者的康复中期(病后 8~10 d)及慢性胰腺炎患者。

(4)胰腺炎Ⅲ号饮食:该饮食内含有蛋白质和极少量脂类。主要食物有米粥、小豆汤、龙须面、菜末、鸡蛋清和豆油(5~10 g/d),每日 5 餐,每次约 400 mL,总热量约为 4.5 kJ。Ⅲ号饮食适用于急、慢性胰腺炎患者康复后期,一般在病后 15 d。

(5)低脂饮食:该饮食内含有蛋白质和少量脂肪(约 30 g),每日 4~5 餐,用于基本痊愈患者。

4.营养

急性胰腺炎时,机体处于高分解代谢状态,代谢率可高于正常水平的20％,同时感染使大量血浆渗出,因此如无合理的营养支持,患者的营养状况必将进一步恶化,降低机体抵抗力、延缓康复。

(1)全胃肠外营养(TPN)支持的护理:急性胰腺炎,特别是急性出血坏死型胰腺炎患者的营养任务主要由TPN来承担。TPN具有使消化道休息、减少胰腺分泌、减轻疼痛、补充体内营养、刺激免疫机制、促进胰外漏自发愈合等优点。近年来更有代谢调理学说认为,通过营养支持供给机体所需的能源和氮源,同时使用药物或生物制剂调理体内代谢反应,可降低分解代谢,共同达到减少机体蛋白质的分解,保存器官结构和功能的目的。应用TPN时需严密监护,最初数日每6h检查血糖、尿糖,每1～2d检测血钾、钠、氯、钙、磷;定期检测肝、肾功能;准确记录24h出入量;经常巡视,保持输液速度恒定,不突然更换无糖溶液;每日或隔日检查导管、消毒插管处皮肤,更换无菌敷料,防止发生感染。一旦发生感染要立即拔管,尖端部分常规送细菌培养。TPN支持一般经过2周时间逐渐过渡到肠道营养(EN)支持。

(2)EN支持的护理:EN即从空肠造口管中滴入要素饮食,混合奶、鱼汤、菜汤、果汁等多种营养。EN护理上的要求如下:①应用不能过早,一定待胃肠功能恢复、肛门排气后使用。②EN开始前3d,每6h监测尿糖1次,每日监测血糖、电解质、酸碱度、血红蛋白、肝功能,病情稳定后改为每周2次。③营养液浓度从5％开始渐增加到25％,多以20％以下的浓度为宜。现配现用,4℃下保存。④营养液滴速由慢到快,从40 mL/h(15～20滴/min)逐渐增加到100～120 mL/h。小肠有规律性蠕动,当蠕动波近造瘘管时可使局部压力增高,甚至发生滴入液体逆流,因此在滴入过程中要随时调节滴速。⑤滴入空肠的溶液温度要恒定在40℃,因肠管对温度非常敏感,故需将滴入管用温水槽或热水袋加温,如果应用不当很容易发生腹胀、恶心、呕吐、腹痛、腹泻等症状。⑥灌注时取半卧位,滴注时床头升高45°,注意电解质补充,不足的部分可用温盐水代替。

(3)口服饮食的护理:经过3～4周的EN支持,此时患者进入恢复阶段,食欲增加,护理上要指导患者订好食谱,少吃多餐,食物要多样化,告诫患者切不可暴饮暴食增加胰腺负担,防止再次诱发急性胰腺炎。

5.胃肠减压

抽吸胃内容和胃内气体可减少胰腺分泌,防止呕吐。虽本疗法对轻、中度急性胰腺炎无明显疗效,但对并发麻痹性肠梗阻的严重病例,胃肠减压是不可缺少的治疗措施。减压同时可向胃管内间歇注入氢氧化铝凝胶等碱性药物中和胃酸,间接抑制胰腺分泌。腹痛基本缓解后即可停止胃肠减压。

6.药物治疗的护理

(1)镇痛解痉:予阿托品、654-2、溴丙胺太林、可待因、水杨酸、异丙嗪、哌替啶等及时对症处理减轻患者痛苦。据报道静脉滴注硫酸镁有一定镇痛效果。禁单用吗啡止痛,因其可引起奥狄括约肌痉挛加重疼痛。抗胆碱能药亦不宜长期使用。

(2)预防感染:轻症急性水肿型胰腺炎通常无须使用抗生素。出血坏死型易并发感染,应使用足量有效抗生素。处理时应按医嘱正确使用抗生素,合理安排输注顺序,保证体内有效浓度,保持患者体表清洁,尤其应注意其口腔及会阴部清洁,出汗多时应尽快擦干并及时更换衣裤等。

(3)抑制胰腺分泌:抗胆碱能药物、制酸剂、H_2受体拮抗剂、胰岛素与胰高糖素联合应用、生长抑素、降钙素、缩胆囊素受体拮抗剂(丙谷胺)等均有抑制胰腺分泌作用。使用时注意抗胆碱能药不能用于有肠麻痹者及老年人,H_2受体拮抗剂可有皮肤过敏。

(4)抗胰酶药物:早期应用抗胰酶药物可防止向重型转化和缩短病程。常用药有甲磺酸加贝酯、胞二磷胆碱、6-氨基己酸等。使用前二者时应控制速度,药液不可溢出血管外,注意测血压,观察有无皮疹发生。对有精神障碍者慎用胞二磷胆碱。

(5)胰酶替代治疗:慢性胰功能不全者需长期用胰浸膏。每餐前服用效佳。注意观察少数患者可出现过敏和叶酸水平下降。

7.心理护理

对急性发作患者应予以充分的安慰,帮助患者减轻或去除疼痛加重的因素。由于疼痛持续时间长,患者常有不安和郁闷而主诉增多,护理时应以耐心的态度对待患者的痛苦和不安情绪,耐心听取其诉说,尽量理解其心理状态。采用松弛疗法、皮肤刺激疗法等方法减轻疼痛。向患者充分解释禁食等各项治疗处理方法及重要意义,关心、支持和照顾患者,使其情绪稳定、配合治疗,促进病情好转。

二、慢性胰腺炎

慢性胰腺炎是一种伴有胰实质进行性毁损的慢性炎症,我国以胆石症为本病常见病因,国外则以慢性酒精中毒为主要病因。慢性胰腺炎可伴急性发作,称为慢性复发性胰腺炎。由于本病临床表现缺乏特异性,可为腹痛、腹泻、消瘦、黄疸、腹部肿块、糖尿病等,易被误诊为消化性溃疡、慢性胃炎、胆管疾病、肠炎、消化不良、胃肠神经官能症等。本病虽发病率不高,但近年来有逐步增高的趋势。

(一)病因

慢性胰腺炎的发病因素与急性胰腺炎相似,主要有胆管系统疾病、酒精、腹部外伤、代谢和内分泌障碍、营养不良、高钙血症、高脂血症、血管病变、血色病、先天性遗传性疾病、肝脏疾病及免疫功能异常等。

(二)临床表现

慢性胰腺炎的症状繁多且无特异性。典型病例可出现五联症,即上腹疼痛、胰腺钙化、胰腺假性囊肿、糖尿病及脂肪泻。但是同时具备上述五联症的患者较少,临床上常以某一或某些症状为主要特征。

1.腹痛

腹痛为本病最常见症状,见于60%～100%的病例,疼痛常剧烈,并持续较长时间。一般呈钻痛或钝痛,绞痛少见。多局限于上腹部,放射至季肋下,半数以上病例放射至背部。疼痛发作的频度和持续时间不一,一般随着病变的进展,疼痛期逐渐延长,间歇期逐渐变短,最后整天腹痛。在无痛期,常有轻度上腹部持续隐痛或不适。痛时患者取坐位,膝屈曲,压迫腹部可使疼痛部分缓解,躺下或进食则加重。这种体位称为胰体位。

2.体重减轻

体重减轻是慢性胰腺炎常见的表现,见于3/4以上病例。主要是患者担心进食后疼痛而减少进食所致。少数患者因胰功能不全、消化吸收不良或糖尿病而有严重消瘦,经过补充营养及助消化剂后,体重减轻往往可暂时好转。

3.食欲减退

常有食欲欠佳表现,特别是厌油类或肉食。有时食后腹胀、恶心和呕吐。

4.吸收不良

吸收不良表现于疾病后期,胰脏丧失 90％以上的分泌能力,可引起脂肪泻。患者有腹泻、大便量多、带油滴、恶臭。由于脂肪吸收不良,临床上也可出现脂溶性维生素缺乏症状。碳水化合物的消化吸收一般不受影响。

5.黄疸

少数病例可出现明显黄疸(血清胆红素高达 20 mg/dL),由胰腺纤维化压迫胆总管所致,但更常见假性囊肿或肿瘤的压迫所致。

6.糖尿病症状

约 2/3 的慢性胰腺炎病例有葡萄糖耐量减少,半数有显性糖尿病,常出现于反复发作腹痛持续几年以后。当糖尿病出现时,一般均有某种程度的吸收不良存在。糖尿病症状一般较轻,易用胰岛素控制。偶可发生低血糖、糖尿病酸中毒、微血管病变和肾病变。

7.其他

少数病例腹部可扣及包块,易被误诊为胰腺肿瘤。个别患者呈抑郁状态或有幻觉、定向力障碍等。

(三)并发症

慢性胰腺炎的并发症甚多,一些与胰腺炎有直接关系,另一些则可能是病因(如酒精)作用的后果。

1.假性囊肿

假性囊肿见于 9％～48％的慢性胰腺炎患者。多数为单个囊肿。囊肿大小不一,表现多样。假性囊肿内胰液泄漏至腹腔,可引起胰性无痛性腹水,呈隐匿起病,腹水量甚大,内含高活性淀粉酶。

巨大假性囊肿压迫胃肠道,可引起幽门或十二指肠近端狭窄,甚至压迫十二指肠空肠交接处和横结肠,引起不全性或完全性梗阻。假性囊肿破入邻近脏器可引起内瘘。囊肿内胰酶腐蚀囊肿壁内小血管可引起囊肿内出血,如腐蚀邻近大血管,可引起消化道出血或腹腔内出血。

2.胆管梗阻

8％～55％的慢性胰腺炎患者发生胆总管的胰内段梗阻,临床上有无黄疸不定。有黄疸者中罕有需手术治疗者。

3.其他

酒精性慢性胰腺炎可合并存在酒精性肝硬化。慢性胰腺炎患者好发口腔、咽、肺、胃和结肠癌肿。

(四)实验室检查

1.血清和尿淀粉酶测定

慢性胰腺炎急性发作时血尿淀粉酶浓度和 CAm/Ccr 比值可一过性增高。随着病变的进展和较多的胰实质毁损,在急性炎症发作时可不合并淀粉酶升高。测定血清胰淀粉酶同工酶(Pam)可作为反映慢性胰腺炎时胰功能不全的试验。

2.葡萄糖耐量试验

葡萄糖耐量试验可出现糖尿病曲线。有报告慢性胰腺炎患者中 78.7 %试验阳性。

3.胰腺外分泌功能试验

在慢性胰腺炎时有 80 %～90 %病例胰外分泌功能异常。

4.吸收功能试验

最简便的是做粪便脂肪和肌纤维检查。

5.血清转铁蛋白放射免疫测定

慢性胰腺炎血清转铁蛋白明显增高,特别对酒精性钙化性胰腺炎有特异价值。

(五)护理

1.体位

协助患者卧床休息,选择舒适的卧位。有腹膜炎者宜取半卧位,利于引流和使炎症局限。

2.饮食

脂肪对胰腺分泌具有强烈的刺激作用,并可使腹痛加剧。因此,饮食一般以适量的优质蛋白、丰富的维生素、低脂无刺激性半流质或软饭为宜,如米粥、藕粉、脱脂奶粉、新鲜蔬菜及水果等。每日脂肪供给量应控制在 20～30 g,避免粗糙、干硬、胀气及刺激性食物或调味品。少食多餐、禁止饮酒。对伴糖尿病患者,应按糖尿病饮食进餐。

3.疼痛护理

绝对禁酒、避免进食大量肉类、服用大剂量胰酶制剂等均可使胰液与胰酶的分泌减少,缓解疼痛。护理中应注意观察疼痛的性质、部位、程度及持续时间,有无腹膜刺激征。协助患者取舒适卧位以减轻疼痛。适当应用非麻醉性镇痛剂,如阿司匹林、消炎痛、布洛芬、扑热息痛等非团体抗炎药。对腹痛严重、确实影响生活质量者,可酌情使用麻醉性镇痛剂,但应避免长期使用,以免导致患者对药物产生依赖性。给药20～30 min后须评估并记录镇痛药物的效果及不良反应。

4.维持营养需要量

蛋白质-能量营养不良在慢性胰腺炎患者中是非常普遍的。进餐前 30 min 为患者镇痛,以防止餐后腹痛加剧,使患者惧怕进食。进餐时胰酶制剂同食物一起服用,可以保证酶和食物适当混合,取得满意效果。同时,根据医嘱及时给予静脉补液,保证热量供给,维持水、电解质、酸碱平衡。严重的慢性胰腺炎患者和中至重度营养不良者,在准备手术阶段应考虑提供肠外或肠内营养支持。护理上需加强肠内、外营养液的输注护理,防止并发症。

5.心理护理

因病程迁延,反复疼痛、腹泻等症状,患者常有消极悲观的情绪反应,对手术及预后的担心常引起焦虑和恐惧。护理上应关心患者,采用同情、安慰、鼓励法与患者沟通,稳定患者情绪,讲解疾病知识,帮助患者树立战胜疾病的信心。

第十三章　胰腺癌

一、概述

(一)病因

胰腺癌的病因至今尚不完全清楚。各方面流行病学调查显示,有些因素与胰腺癌的发病相关,有些存在分歧。

1.人口因素和地区分布

胰腺癌多见于西方国家。

2.家族和遗传因素

患以下 6 种遗传性疾病者胰腺癌的发病机会增多:遗传性非息肉症型直肠癌、家族性乳腺癌、佩吉特病、共济失调-毛细血管扩张症、家族性非典型多发性痣-黑色素瘤综合征、遗传性胰腺炎。

3.与其他疾病的关系

慢性胰腺炎、糖尿病、甲状腺肿瘤、其他良性内分泌瘤、囊性纤维变形等可能与胰腺癌的发病相关。

4.生活与环境因素

无论男女,吸烟者胰腺癌发病率较不吸烟者发病率高 2~16 倍。高能量、高蛋白、高脂肪摄入也可诱发胰腺癌。此外,高碳水化合物、肉类、高胆固醇、亚硝胺和高盐食品均属不利因素。饮食中的纤维素、维生素 C,水果、蔬菜都是预防胰腺癌的有利因素,不进食或少进食冷藏食品,进食生、鲜、压力锅或微波炉制备的食品,都能对胰腺起到保护作用。

(二)病理分型

1.胰腺癌部位分布

(1)胰头癌:约占胰腺癌的 2/3,常压迫和浸润胰管导致管腔狭窄或闭塞,远端易继发胰腺炎。

(2)胰体、胰尾部:约占胰腺癌的 1/4。胰体、胰尾部肿瘤体积较大,常因浸润生长而致胰体、尾部周围有严重的癌性腹膜炎。

(3)全胰癌:约占胰腺癌的 1/20。

2.组织学分类

(1)导管细胞癌:最常见,约占 90 ％。

(2)胰泡细胞癌。

(3)少见类型胰腺癌:多形性癌、腺鳞癌、黏液癌、大嗜酸性细胞癌及胰腺囊实性肿瘤等。

(三)临床表现

1.腹痛

腹痛是最常见的临床症状,近半数为首发症状。在胰腺癌的整个病程中,几乎所有病例都有不同性质和不同程度的疼痛出现,位置多在上腹伴左腰部放射。

2.黄疸

梗阻性黄疸是胰腺癌的另一重要症状,是胰头癌的主要症状和体征,由癌肿侵及胆总管所致。

3.消化道症状

由于胰液和胆汁排出受阻,患者常有食欲不振、上腹饱胀、消化不良、便秘或腹泻。上腹部不适多为上腹闷堵感觉,食后饱胀。10%～30%患者以此为首发症状。

4.消瘦

体重减轻也是胰腺癌的常见症状。其特征是发展速度快,发病后短期内即出现明显消瘦,短期内体重减轻10 kg甚至更多。可能是胰腺癌及癌旁胰岛细胞因子干扰糖原代谢,引起胰岛素抵抗,使机体不能有效利用葡萄糖而致消瘦。

5.发热

至少有10%的胰腺癌患者病程中有发热表现,表现为低热、高热、间歇热或不规则发热等,可伴有畏寒,黄疸也随之加深,易被误诊为胆石症。

6.血栓性静脉炎

中晚期胰体、胰尾部癌患者可并发下肢游走性或多发性血栓性静脉炎,表现为局部红、肿、热、痛等,并可扪及条索状硬块。偶可发生门静脉血栓性静脉炎,出现门静脉高压。

7.症状性糖尿病

部分胰腺癌患者可在上述症状出现之前发生症状性糖尿病,也可能为原已控制的糖尿病无特殊原因突然加重。

8.精神症状

部分患者可出现焦虑、抑郁、失眠、急躁及个性改变等精神症状。

(四)诊断

1.实验室检查

肿瘤标志物检测包括 CEA、CA19-9、CA724、CA50 等。CEA 胰腺癌阳性率为 83%～92%,术后 CEA 升高提示复发;CA19-9 对胰腺癌具有高度敏感性和特异性,应用免疫过氧化酶法检测 CA19-9,胰腺癌准确率高达 86%。大多数浸润型胰腺癌可检测到 K-ras 基因突变。Ras 基因的突变激活可引起血管内皮生长因子(VEGF)表达上调。约 73% 的胰腺癌患者发现 P53 基因突变。

2.影像学检查

(1)逆行胰胆管造影(ERCP):将内镜插至十二指肠降段,在十二指肠乳头部经内镜活检孔道插入造影导管,并进入十二指肠乳头开口部、胆管和胰管内,注入对比剂,使胰管、胆管同时或先后显影,称为 ERCP。胰头癌 ERCP 的诊断准确率可高达 95%。通过 ERCP 收集胰液做脱落细胞学检查,对胰腺癌的阳性诊断率可达 75%。

(2)血管造影检查:胰腺血管造影的适应证为确定胰腺内分泌肿瘤的位置、范围及程度,判断有无浸润、胰腺癌手术切除可能性等。

(3)胰腺 CT 检查:CT 目前仍是检测胰腺癌及做肿瘤分期的最常用方法,其检出肿瘤的阳性预测值可超过 90%;在判定肿瘤不能切除时,阳性率 100%。

(4)胰腺 MRI 检查:磁共振胰胆管成像(MRCP)是近几年迅速发展起来的技术。

(5)超声成像:彩色超声血流成像具有无创、价廉、无须对比剂等优点,可单独判断和量化肿瘤的心血管化程度,肿瘤侵犯血管的情况及血管性疾病。

(五)治疗

胰腺癌恶性程度高,局部发展快,转移早,治疗效果不佳,预后差。

1.手术治疗

手术是胰腺癌获得根治的唯一机会,只有 10 %的胰腺癌患者能获得手术的机会。能被切除的胰腺癌为:肿瘤可被完全切除,而无癌组织残留;肿瘤未侵及重要邻近器官;无血源性或远处淋巴结转移。

2.放射治疗

对于手术不能切除的病例,采用放疗+化疗可以提高胰腺癌的疗效,明显延长患者生存期。单纯放疗者中位生存期明显低于放化疗结合患者。

3.化学治疗

全身化疗可作为胰腺癌的辅助治疗,也可作为局部晚期不能切除或有转移病变胰腺癌的主要治疗;可作为胰腺癌的新辅助治疗,也可作为术后复发的姑息治疗。常见化疗药物有:5-FU、吉西他滨、奥沙利铂、顺铂、伊立替康。

吉西他滨 1 000 mg/m^2,静脉滴注超过 30 min,每周 1 次,连续 3 次,然后休息 1 周为一周期。对于不能切除的转移性胰腺癌,单药吉西他滨是标准治疗。含吉西他滨的联合化放疗可用于局部晚期不能切除的胰腺癌患者,也可作为辅助治疗。吉西他滨两药联合可选择吉西他滨+顺铂(GP)、吉西他滨+厄洛替尼(GEME)3 周方案、吉西他滨+卡培他滨(GC)等。奥沙利铂联合 5-FU 可作为二线治疗。

4.靶向治疗

胰腺癌的生物靶向治疗逐渐引起重视。有研究显示特罗凯联合吉西他滨治疗可使胰腺癌中位生存期延长。

5.晚期胰腺癌的解救治疗

有梗阻及黄疸者可采用放置支架、激光手术、光动力治疗、放射治疗等迅速退黄;严重疼痛可联合放疗与吗啡类药物止痛,必要时给予神经毁损性治疗;肿瘤活动性出血可考虑姑息性手术或放疗;对于营养不良者及时给予肠道或肠道外营养。

由于胰腺癌诊断困难、病变进展迅速及缺乏有效的根治手段,诊断后仅 1 %～4 %的患者能够活到5 年(2005 年 UICC)。临床特点为病程短、进展快、死亡率高,中位生存期为 6 个月左右,被称为"癌中之王"。

二、护理

(一)护理要点

1.疼痛护理

胰腺癌疼痛的发生原因为癌肿浸润引起的胰管梗阻并管内压升高,尤其在进餐后,胰腺分泌增多,管内压力增高,促发上腹部持续或间断钝痛,餐后 1～2 h 加重,而后逐渐减轻。晚期胰腺癌可直接浸润、压迫位于腹膜后的腹腔神经丛,产生与体位有关的腰背痛。仰卧时加剧,而前倾、弯腰或侧卧时稍有缓解,呈昼重夜轻的特点,患者夜间往往不敢平卧而取前倾坐位或俯卧位。严重疼痛者遵医嘱给予吗啡类药物止痛。部分患者可由外科医师给予神经毁损性治疗。

2.饮食护理

给予易消化、低脂饮食,少食多餐。

3.胰瘘的护理

胰瘘多发生于术后1周,表现为患者突发剧烈腹痛、持续腹胀、发热,腹腔引流管或伤口引流出清亮液体,引流液测得淀粉酶。应持续负压引流,保持引流装置有效。

4.胆瘘的护理

胆瘘多发生于术后5~10 d。表现为发热、右上腹痛、腹膜刺激征,T管引流量突然减少,但可见沿腹腔引流管或腹壁伤口溢出胆汁样液体。此时应保持T管引流通畅,予以腹腔引流。

5.控制血糖

胰腺癌患者术后胰腺的部分功能缺失,可引起患者血糖改变。因此,对手术前后及静脉高营养的患者,均应每4 h一次常规监测血糖,以了解患者的胰腺功能,及时调节胰岛素的用量,一般将血糖控制在8 mmol/L。

6.放射治疗的护理

对放疗患者应监测肝功能变化,观察肿瘤直接侵犯肝胆管、压迫肝门部胆管者黄疸消退情况。因胰腺与胃、十二指肠及结肠相毗邻,治疗过程中胃肠道会受到一定放射剂量的刺激,易出现恶心、呕吐、腹泻等消化道不良反应。可于治疗前遵医嘱给予西咪替丁(泰胃美)或昂丹司琼(枢复宁)静脉输注,并告知患者进软食,禁食刺激性食物,以保护胃肠道黏膜,预防胃溃疡、十二指肠溃疡及消化道出血的发生。对于有消化道出血倾向的患者,应严密观察患者有无呕血、黑便、头晕、面色苍白、脉搏弱而快、血压下降等症状。

7.静脉化疗的护理

化疗药物的特殊不良反应及护理。

(1)吉西他滨的不良反应主要为骨髓抑制及皮疹。指导患者化疗期间不要食用刺激性食物,不要搔抓皮肤,皮肤瘙痒时可局部涂炉甘石洗剂。静脉滴注时间一般限制在30~60 min,超过60 min会导致不良反应加重,已配制的吉西他滨不可冷藏,以防结晶析出。

(2)顺铂一次用药(50 mg/m²)发生肾毒性的可能性为25%~30%,但通过静脉补液及使用利尿剂可使肾毒性减少至10%以下。多在治疗开始1~2周后出现血尿素氮升高,第4周恢复正常。一般在大剂量顺铂给药前静脉滴注生理盐水或葡萄糖1 000 mL加入10%氯化钾15 mg,然后20%甘露醇125 mL静脉快滴,顺铂滴注完毕后再给予20%甘露醇125 mL静脉快滴,以达利尿作用。一般每天液体总量3 000~4 000 mL,输液从顺铂给药前6 h开始,持续至顺铂滴注完毕后6~12 h为止。每周期治疗前检查尿常规、血尿素氮和肌酐、血电解质等;后7 d查尿常规、血尿素氮、肌酐和电解质;记录24 h出入量3~4 d。

(二)健康指导

(1)年龄在40岁以上,短期内出现持续性上腹部疼痛、腹胀、食欲减退、消瘦等症状时,应注意对胰腺做进一步检查。

(2)饮食宜少量多餐。

(3)告知患者出现进行性消瘦、贫血、乏力、发热等症状应及时就诊。

第十四章　胆道感染

胆道感染是临床上常见的疾病,按发生部位分为胆囊炎和胆管炎,按发病急缓和病程经过分为急性、亚急性和慢性炎症。胆道感染与胆石症互为因果关系。胆石症引起胆管梗阻胆汁淤积,细菌繁殖致胆道感染,胆道感染的发作又是胆石症形成的重要致病因素和促发因素。

急性胆囊炎是胆囊发生的急性化学性或细菌性炎症。约95%的患者合并有胆囊结石,称结石性胆囊炎,发病原因为结石导致胆囊管梗阻及继发细菌感染。致病菌可通过胆管逆行侵入胆囊,或经血循环或淋巴途径进入胆囊,致病菌主要为革兰氏阴性杆菌,以大肠埃希菌最常见,其次有肠球菌、铜绿假单胞菌、厌氧菌等。5%的患者未合并有胆囊结石,称非结石性胆囊炎,发病原因尚不十分清楚,易发生在严重创伤、烧伤、手术后及危重患者中,可能是这些患者都有不同程度的低血压和组织低血流灌注,胆囊受到低血流灌注损害,导致黏膜糜烂,胆囊壁受损。急性胆囊炎病理过程分为急性单纯性胆囊炎、急性化脓性胆囊炎和急性坏疽性胆囊炎3个阶段。

慢性胆囊炎是急性胆囊炎反复发作的结果,70%～95%的患者合并胆囊结石。

急性梗阻性化脓性胆管炎(AOSC)又名急性重症胆管炎(ACST),是急性胆管炎和胆管梗阻未解除,感染未控制,病情进一步发展的结果。胆管内压力持续升高,管腔内充满脓性胆汁,高压脓性胆汁逆流入肝,大量细菌和毒素经肝窦入血,导致脓毒症和感染性休克。

一、护理评估

(一)健康史

注意询问患者饮食习惯和饮食种类,发病是否与饱食和高脂饮食有关,既往有无胆囊结石、胆囊炎、胆管结石、胆管炎及黄疸病史。

(二)身体状况

1.急性胆囊炎

(1)腹痛:急性胆囊炎发作的典型表现是突发右上腹阵发性绞痛,常在饱餐、进油腻食物后,或夜间发作。疼痛常放射到右肩部、肩胛部和背部。病变发展可出现持续性疼痛并阵发性加重。

(2)发热:患者常有轻度发热,通常无寒战。如果胆囊积脓、穿孔或合并急性胆管炎,可出现明显的寒战高热。

(3)消化道症状:疼痛时常伴有恶心、呕吐、厌食等消化道症状。

(4)体格检查:右上腹部可有不同程度和范围的压痛、反跳痛及肌紧张,墨菲(Murphy)征阳性,可扪及肿大的胆囊。

(5)并发症:胆囊积脓、胆囊穿孔、弥漫性腹膜炎、急性化脓性胆管炎、急性坏死性胰腺炎。

2.慢性胆囊炎

临床症状常不典型,多数患者有胆绞痛病史,有厌油腻、腹胀、嗳气等消化道症状,右上腹部和肩背部隐痛,一般无畏寒、高热和黄疸。体格检查右上腹胆囊区轻压痛或不适感,Murphy

征可呈阳性。

3.急性梗阻性化脓性胆管炎

发病急骤、病情发展迅速、并发症凶险。除一般胆道感染的夏柯三联征(腹痛、寒战高热、黄疸)外,患者迅速出现休克、中枢神经系统受抑制表现,即雷诺(Reynolds)五联征,如果不及时治疗,患者可迅速死亡。查体可有不同程度的上腹部压痛和腹膜刺激征。

(三)心理-社会状况

因即将面临手术、担心预后、疾病反复发作等因素,患者及其亲属易产生焦虑与恐惧心理。急性梗阻性化脓性胆管炎患者因病情危重,患者及其亲属常难以应对。

(四)辅助检查

1.实验室检查

胆囊炎患者白细胞计数和中性粒细胞比例增高;急性梗阻性化脓性胆管炎患者白细胞计数$>10\times10^9/L$,中性粒细胞比例增高,胞质可出现中毒颗粒。血小板计数降低,凝血酶原时间延长。

2.B超检查

急性胆囊炎可见胆囊肿大、壁厚,囊内有结石。慢性胆囊炎囊壁厚或萎缩,其内有结石或胆固醇沉着。急性梗阻性化脓性胆管炎患者可在床旁检查,能及时了解胆管梗阻的部位和病变性质,以及肝内外胆管扩张情况。

(五)治疗要点

1.非手术治疗

非手术治疗包括禁食,输液,纠正水、电解质及酸碱失衡,全身支持疗法,选用有效的抗生素控制感染,解痉止痛等处理。大多数急性胆囊炎患者病情能控制,待以后行择期手术。而急性梗阻性化脓性胆管炎患者,如病情较轻,可在 6 h 内试行非手术治疗,若无明显好转,应紧急手术治疗。

2.手术治疗

(1)急性胆囊炎发病在 72 h 内,经非手术治疗无效且病情恶化,或有胆囊穿孔、弥漫性腹膜炎、急性化脓性胆管炎、急性坏死性胰腺炎等并发症者,均应急诊手术,争取行胆囊切除术。但高危者,或局部炎症水肿、粘连重,解剖关系不清者,应选用胆囊造口术,3 个月后再行胆囊切除术。

(2)其他胆囊炎患者均应在患者情况处于最佳状态时择期行胆囊切除术。

(3)急性梗阻性化脓性胆管炎手术的目的是抢救生命,应力求简单有效,常采用胆总管切开减压、T 形管引流方法。其他方法还有 PTCD、经内镜鼻胆管引流术(ENBD)等。

二、护理诊断及合作性问题

(一)焦虑与恐惧

焦虑与恐惧与疼痛、病情反复发作、手术有关。

(二)急性疼痛

疼痛与疾病本身和手术伤口有关。

(三)体温升高

体温升高与术前感染、术后炎症反应有关。

(四)营养失调

低于机体需要量与胆管功能失调,胆汁排出受阻,或手术后胆汁引流至体外导致消化不良、食欲缺乏、肝功能受损有关。

(五)体液不足

体液不足与 T 形管引流、呕吐、感染性休克有关。

(六)潜在并发症

胆囊穿孔、弥漫性腹膜炎、急性化脓性胆管炎、急性坏死性胰腺炎、感染性休克等。

三、护理目标

患者情绪平稳,积极配合治疗,疼痛缓解,体温正常,营养得到改善,能维持体液平衡,无胆囊穿孔、弥漫性腹膜炎、急性化脓性胆管炎、急性坏死性胰腺炎、感染性休克等并发症发生。

四、护理措施

(一)非手术疗法及术前护理

(1)心理护理:加强与患者的沟通,介绍胆囊炎的有关知识,解释术前准备的目的和必要性,使之配合。对于急性梗阻性化脓性胆管炎患者,应将其病情的严重程度告知患者亲属,使其理解配合。

(2)病情观察:应密切观察体温、脉搏、血压、黄疸、神志、腹痛程度及腹部体征,发现异常及时通知医生。

(3)禁食、输液:急性胆囊炎需禁食,补充水、电解质和纠正酸碱紊乱。凝血酶原低者补充维生素 K,紧急手术者可输全血供给凝血酶原。

(4)营养支持:向慢性胆囊炎患者解释进食低脂饮食的意义,提供低脂、高热量饮食。

(5)抗感染与对症处理:遵医嘱应用解痉、镇痛及抗感染药物,高热者用物理或药物降温。

(6)急性梗阻性化脓性胆管炎患者应及时完成手术前各项准备工作,如扩容、广谱、足量、联合使用抗生素,视病情使用激素、血管活性药物等抗休克措施,争取尽快手术。

(二)术后护理

同胆石症患者术后护理。急性梗阻性化脓性胆管炎患者仍需严密观察病情变化,继续积极抗休克治疗。

(三)健康指导

指导患者进低脂、高热量、高维生素、易消化饮食,如出现发热、腹痛、黄疸等情况,及时来医院就诊。

五、护理评价

患者是否情绪平稳,是否积极配合治疗,疼痛是否缓解,体温是否恢复正常;营养是否得到改善,能否维持体液平衡,有无胆囊穿孔、弥漫性腹膜炎、急性化脓性胆管炎、急性坏死性胰腺炎、感染性休克等并发症发生。

第十五章 胆管蛔虫病

蛔虫进入胆总管、肝内胆管和胆囊引起急腹症统称为胆管蛔虫病,本病发病率与卫生条件有关,我国农村发病率较高,多发于青少年。近年由于卫生条件的改善,发病率明显下降,在大城市医院已成为少见病。

蛔虫寄生在小肠中下段,厌酸喜碱,具有钻孔习性。当宿主高热、消化功能紊乱、饮食不节、驱蛔虫不当、胃酸降低、Oddi 括约肌功能失调,肠道内环境改变时,蛔虫窜动,经十二指肠乳头钻入胆管,刺激 Oddi 括约肌发生痉挛,引起胆绞痛、胆管梗阻、胆道感染、肝脓肿、胰腺炎及胆管结石。蛔虫还可经胆囊管钻入胆囊,引起胆囊穿孔。

一、护理评估

(一)健康史

应注意询问患者的饮食卫生习惯,有无肠道蛔虫病史。

(二)身体状况

(1)症状:①腹痛。突起剑突下阵发性钻顶样绞痛,可放射至右肩及背部,患者常弯腰捧腹,坐卧不宁,大汗淋漓,表情痛苦。不痛时安然如常。如此反复发作,持续时间不一。②恶心、呕吐。30 %的患者呕出蛔虫。③发热、黄疸:提示合并胆管梗阻、感染。

(2)体征:单纯性胆管蛔虫病,腹软,剑突右下方仅有轻度深压痛,此种体征与症状不相符合,是胆管蛔虫的最大特点。若并发胆道感染、胰腺炎、肝脓肿等,则有相应的体征。

(三)心理-社会状况

由于患者突发剧烈疼痛,难以忍受,患者及其亲属十分恐惧。

(四)辅助检查

(1)实验室检查:大便内可找到蛔虫卵,白细胞计数及嗜酸性粒细胞计数比例可升高。

(2)B 超检查:可能显示胆管内蛔虫。

(3)ERCP:偶可见胆总管开口处有蛔虫。

(五)治疗要点

多数胆管蛔虫病可通过中西医结合,以解痉、止痛、消炎利胆、排蛔,并驱除肠道蛔虫等非手术治疗治愈。少数患者因非手术治疗无效或出现严重胆道感染时才考虑手术取蛔虫。

二、护理诊断及合作性问题

(一)急性疼痛

急性疼痛与蛔虫钻入胆管,Oddi 括约肌阵发性痉挛有关。

(二)体温过高

体温过高与蛔虫携带细菌进入胆管,引起继发感染,并发胆管炎症、胆源性肝脓肿等有关。

(三)知识缺乏

与卫生基本知识缺乏,卫生习惯不良有关。

三、护理措施

(一)密切观察,及时施治

注意观察体温、腹痛情况,遵医嘱及时给予解痉、止痛、输液、抗感染等治疗。出现高热、黄疸等症状提示有严重胆道感染,应及时报告医生做进一步处理。

(二)驱虫护理

驱虫尽量在症状缓解期进行,于清晨空腹或晚上临睡前服药;服药后注意观察有无蛔虫排出。

(三)手术准备

如患者出现严重胆道感染,需要手术治疗,应积极完成术前各项准备。

(四)健康指导

宣传卫生知识,嘱患者养成良好的饮食卫生习惯。

第十六章　胆囊结石

一、概述

胆囊结石(cholecystolithiasis)是指原发于胆囊的结石,是胆石症中最常见的一种疾病。近年来随着卫生条件的改善及饮食结构的变化,胆囊结石的发病率呈升高趋势,已高于胆管结石。胆囊结石以女性多见,男女之比为 1∶3～1∶4;其以胆固醇结石或以胆固醇为主要成分的混合性结石为主。少数结石可经胆囊管排入胆总管,大多数存留于胆囊内,且结石越聚越多,可呈多颗小米粒状,在胆囊内可存在数百粒小结石,也可呈单个巨大结石;有些终身无症状,仅在尸检中发现(静止性胆囊结石),大多数反复发作腹痛症状,一般小结石容易嵌入胆囊管发生阻塞引起胆绞痛症状,发生急性胆囊炎。

二、诊断

(一)症状

1.胆绞痛

胆绞痛是胆囊结石并发急性胆囊炎时的典型表现,多因进油腻食物后胆囊收缩,结合移位并嵌顿于胆囊颈部,胆囊压力升高后强力收缩而发生绞痛。小结石通过胆囊管或胆总管时可发生典型的胆绞痛,疼痛位于右上腹,呈阵发性,可向右肩背部放射,伴恶心、呕吐,呕吐物为胃内容物,吐后症状并不减轻。存留在胆囊内的大结石堵塞胆囊腔时并不引起典型的胆绞痛,故胆绞痛常反映结石在胆管内的移动。急性发作,特别是坏疽性胆囊炎时还可出现高热、畏寒等显著的感染症状,严重病例因炎性渗出或胆囊穿孔可引起局限性腹膜炎,从而出现腹膜刺激症状。胆囊结石一般无黄疸,但 30 %的患者因伴有胆管炎或肿大的胆囊压迫胆管,肝细胞损害时也可有一过性黄疸。

2.胃肠道症状

大多数慢性胆囊炎患者有不同程度的胃肠道功能紊乱,表现为右上腹隐痛不适、厌食油腻、进食后上腹饱胀感,常被误认为"胃病"。有近半数的患者早期无症状,称为静止性胆囊结石,此类患者在长期随访中仍有部分出现腹痛等症状。

(二)体征

1.一般情况

无症状期间患者一般情况良好,少数急性胆囊炎患者在发作期可有黄疸,症状重时可有感染中毒症状。

2.腹部情况

如无急性发作,患者腹部常无明显异常体征,部分患者右上腹可有深压痛;急性胆囊炎患者可有右上腹饱满、呼吸运动受限、右上腹触痛及肌紧张等局限性腹膜炎体征,Murphy 征阳性。有1/3～1/2的急性胆囊炎患者右上腹可扪及肿大的胆囊或由胆囊与大网膜粘连形成的炎性肿块。

(三)检查

1.化验检查

胆囊结石合并急性胆囊炎有白细胞计数升高表现,少数患者丙氨酸氨基转移酶也升高。

2.B超

B超检查简单易行,价格低廉,且不受胆囊大小、功能,胆管梗阻或结石含钙多少的影响,诊断正确率可达 96 ％,是首选的检查手段。典型声像特征是胆囊腔内有强回声光团并伴声影,改变体位时光团可移动。

3.胆囊造影

胆囊造影能显示胆囊的大小及形态,并了解胆囊收缩功能,但易受胃肠道功能、肝功能及胆囊管梗阻的影响,应用很少。

4.X 线

腹部 X 线平片对胆囊结石的显示率为 10 ％～15 ％。

5.十二指肠引流

有无胆汁可确定是否有胆囊管梗阻,胆汁中出现胆固醇结晶提示结石存在,但此项检查目前已很少用。

6.CT、MRI、ERCP、PTC

对 B 超不能确诊或者怀疑有肝内胆管、肝外胆管结石,或胆囊结石术后多年复发又疑有胆管结石者,可选用其中某一项或几项诊断方法。

(四)诊断要点

1.症状

20 ％～40 ％的胆囊结石可终身无症状,称"静止性胆囊结石"。有症状的胆囊结石的主要临床表现:进食后特别是进油腻食物后,出现上腹部或右上腹部隐痛不适、饱胀,伴嗳气、呃逆等。

2.胆绞痛

胆绞痛是胆囊结石的典型表现,疼痛位于上腹部或右上腹部,呈阵发性,可向肩胛部和背部放射,多伴恶心、呕吐。

3.Mirizzi 综合征

持续嵌顿和压迫胆囊壶腹部、颈部的较大结石,可引起肝总管狭窄或胆囊管瘘,以及反复发作的胆囊炎、胆管炎及梗阻性黄疸,称 Mirizzi 综合征。

4.Murphy 征

右上腹部局限性压痛、肌紧张,Murphy 征阳性。

5.B超

胆囊暗区有一个或多个强回声光团,并伴声影。

(五)鉴别诊断

1.肾绞痛

胆绞痛需与肾绞痛相鉴别,后者疼痛部位在腰部,疼痛向外生殖器放射,伴有血尿或尿路刺激症状。

2.胆囊非结石性疾病

胆囊良、恶性肿瘤、胆囊息肉样病变等,B超、CT 等影像学检查可提供鉴别线索。

3.胆总管结石

可表现为高热、黄疸、腹痛,超声等影像学检查可以鉴别,但有时胆囊结石可与胆总管结石并存。

4.消化性溃疡性穿孔

多有溃疡病史,腹痛发作突然并很快波及全腹,腹壁呈板状强直,腹部 X 线平片可见膈下游离气体。较小的十二指肠穿孔,或穿孔后很快被网膜包裹,形成一个局限性炎性病灶时,易与急性胆囊炎混淆。

5.内科疾患

一些内科疾病如肾盂肾炎、右侧胸膜炎、肺炎等,亦可发生右上腹疼痛症状,根据实验室检查可鉴别。

三、治疗

(一)一般治疗

饮食宜清淡,防止急性发作,对无症状的胆囊结石应定期 B 超随诊;伴急性炎症者宜进食,注意维持水、电解质平衡。

(二)药物治疗

溶石疗法服用鹅去氧胆酸或熊去氧胆酸对胆固醇结石有一定溶解效果,主要用于胆固醇结石。但此种药物有肝毒性,服药时间长、反应大、价格贵,停药后结石易复发。其适应证为:胆囊结石直径在 2 cm 以下;结石为含钙少的、X 线能够透过的结石;胆囊管通畅;患者的肝脏功能正常,无明显的慢性腹泻史。目前多主张采取熊去氧胆酸单用或与鹅去氧胆酸合用,不主张单用鹅去氧胆酸。鹅去氧胆酸总量为15 mg/(kg·d),分次口服。熊去氧胆酸用量为 8～10 mg/(kg·d),餐后或晚餐后分 2 次口服。疗程 1～2 年。

(三)手术治疗

对于无症状的静止胆囊结石,一般认为无须施行手术切除胆囊。但有下列情况时应进行手术治疗:①胆囊造影胆囊不显影。②结石直径超过 2～3 cm。③并发糖尿病且在糖尿病已被控制时。④老年人或有心肺功能障碍者。

腹腔镜胆囊切除术适于无上腹创伤及手术史者,无急性胆管炎、胰腺炎和腹膜炎及腹腔脓肿的患者。对并发胆总管结石的患者应同时行胆总管探查术。

1.术前准备

胆囊切除手术后引起死亡的最常见原因是心血管疾病。这强调了详细询问病史以发现心绞痛,以及仔细进行心电图检查以注意有无心肌缺血或以往心肌梗死证据的重要性。此外,还应寻找脑血管疾病,特别是一过性缺血发作的症状。若病史阳性或有问题时应做非侵入性颈动脉血流检查。此时胆囊切除术应当延期,按照指征在冠状动脉架桥或颈动脉重新恢复血管流通后施行。除心血管病外,胆囊切除术后的第 2 位死亡原因是肝胆疾病,主要是肝硬化。除了术中出血外,还可发生肝功能衰竭和败血症。自从在特别挑选的患者中应用预防性措施,胆囊切除术后感染中毒性并发症的发生率已有显著下降。慢性胆囊炎患者胆汁内的细菌滋生率占 10 %～15 %,而在急性胆囊炎消退期患者中则高达 50 %。细菌菌种主要为肠道菌如大肠杆菌、产气克雷伯菌和粪链球菌,其次也可见到产气荚膜杆菌、类杆菌和变形杆菌等。胆管内细菌的发生率随年龄而增长,故主张对年龄在 60 岁以上、曾有过急性胆囊炎发作刚恢复的患者,术前应预防性使用抗生素。

2.手术治疗

已成定论的对有症状胆石症的治疗是建议腹腔镜胆囊切除术。虽然此技术的常规应用时间尚短,但是其结果十分突出,以致仅在不能施行腹腔镜手术或手术不安全,包括无法安全地进入腹腔完成气腹,或者由于腹内粘连、解剖异常而不能安全地暴露胆囊等时,才选用开腹胆囊切除术。外科医师在遇到胆囊和胆管解剖不清及遇到止血或胆汁渗漏而不能满意地控制时,应当及时中转开腹。目前中转开腹率在 5 %以下。

(四)其他治疗

体外震波碎石适用于胆囊内胆固醇结石,直径不超过 3 cm,且胆囊具收缩功能。治疗后部分患者可发生急性胆囊炎或因结石碎片进入胆总管而引起胆绞痛和急性胆管炎,此外碎石后仍不能防止结石的复发。因并发症多,疗效差,现已基本不用。

四、护理措施

(一)术前护理

1.饮食

指导患者选用低脂肪、高蛋白质、高糖饮食。因为高脂肪饮食可促进胆囊收缩排出胆汁,加剧疼痛。

2.术前用药

严重的胆石症发作性疼痛可使用镇痛剂和解痉剂,但应避免使用吗啡,因吗啡有收缩胆总管的作用,可加重病情。

3.病情观察

应注意观察胆石症急性发作患者的体温、脉搏、呼吸、血压、尿量及腹痛情况,及时发现有无感染性休克征兆。注意患者皮肤有无黄染及粪便颜色变化,以确定有无胆管梗阻。

(二)术后护理

1.症状观察及护理

定时监测患者生命体征的变化,注意有无血压下降、体温升高及尿量减少等全身中毒症状,及时补充液体,保持出入量平衡。

2.T 形管护理

胆总管切开放置 T 形管的目的是引流胆汁,使胆管减压:①T 形管应妥善固定,防止扭曲、脱落。②保持 T 形管无菌,每日更换引流袋,下地活动时引流袋应低于胆囊水平,避免胆汁回流。③观察并记录每日胆汁引流量、颜色及性质,防止胆汁淤积引起感染。④拔管。如果T 形管引流通畅,胆汁色淡黄、清澄,无沉渣,且无腹痛无发热等症状,术后 10～14 d 可夹闭管道。开始每日夹闭 2～3 h,无不适可逐渐延长时间,直至全日夹管。在此过程中要观察患者有无体温增高、腹痛、恶心、呕吐及黄疸等。经 T 形管造影显示胆管通畅后,再引流 2～3 d 以及时排出造影剂。经观察无特殊反应,可拔除 T 形管。

3.健康指导

进少油腻、高维生素、低脂饮食。烹调方式以蒸煮为宜,少吃油炸类的食物。

第十七章　溃疡性结肠炎

溃疡性结肠炎是一种病因尚不十分明确的直肠和结肠慢性非特异性炎症性疾病。病变主要限于大肠黏膜与黏膜下层。临床表现为腹泻、黏液脓血便、腹痛。病情轻重不等，多呈反复发作的慢性病程。本病可发生在任何年龄，多见于 20～40 岁，亦可见于儿童或老年。男女发病率无明显差别。

一、症状

（一）腹泻

腹泻为最主要的症状，黏液脓血便是本病活动期的重要表现。大便次数及便血的程度可反映病情轻重，轻者每日排便 2～4 次，便血轻或无；重者每日 10 次以上，脓血显见，甚至大量便血。

（二）腹痛

轻型患者可无腹痛或仅有腹部不适。一般诉有轻度至中度腹痛，多为左下腹或下腹的阵痛，亦可涉及全腹。有疼痛—便意—便后缓解的规律，常有里急后重表现。

（三）其他症状

可有腹胀，严重病例有食欲不振、发热、恶心、呕吐等。

二、体征

患者呈慢性病容，精神状态差，重者呈消瘦、贫血貌。轻者仅有左下腹轻压痛，有时可触及痉挛的降结肠或乙状结肠；重型和暴发型患者常有明显压痛和鼓肠。若有腹肌紧张、反跳痛、肠鸣音减弱应注意中毒性巨结肠、肠穿孔等并发症。

三、评估要点

（一）一般情况

患者呈慢性病容，精神状态差，重者呈消瘦、贫血等不同程度的全身症状。

（二）专科情况

（1）腹痛的特点：是否间歇性疼痛，有无腹部绞痛，疼痛有无规律，有无关节痛。

（2）评估排便次数、颜色、量、性质是否正常。

（3）评估患者的出入量是否平衡，水、电解质是否平衡。

（三）实验室及其他检查

1.血液检查

血液检查可有红细胞和血红蛋白减少。活动期白细胞计数增高，血沉增快和 C 反应蛋白增高是活动期的标志。

2.粪便检查

肉眼检查常见血、脓和黏液，显微镜检查见多量红细胞、白细胞或脓细胞。

3.结肠镜检查

结肠镜检查是本病诊断的重要手段之一，可直接观察病变肠黏膜并取活检。

4.X 线钡剂灌肠检查

X 线钡剂灌肠检查可见黏膜粗乱或有细颗粒改变。

四、护理措施

(1)休息与活动:在急性发作期或病情严重时均应卧床休息,缓解期也应适当休息,注意劳逸结合。

(2)病情观察:严密观察腹痛的性质、部位及生命体征的变化,以了解病情的进展情况。

(3)用药护理:遵医嘱给予柳氮磺吡啶(SASP)和(或)糖皮质激素,以减轻炎症,使腹痛缓解。注意药物的疗效及不良反应,嘱患者餐后服药,服药期间定期复查血象;应用糖皮质激素者要注意激素的不良反应,不可随意停药,防止反跳现象。

(4)给患者安排舒适、安静的环境,同时注意观察其大便的量、性状、次数并做好记录,保持其肛周皮肤的清洁和干燥。

(5)由于本病病程为慢性反复发作性的过程,患者会产生各种不良情绪,护士应做好心理疏导。指导患者及家属正确对待疾病,让患者保持情绪稳定,树立战胜疾病的信心。

第十八章　肠梗阻

肠腔内容物不能正常运行或通过肠道发生障碍时称为肠梗阻,是外科常见的急腹症之一。

一、疾病概要

(一)病因和分类

1.按梗阻发生的原因分类

(1)机械性肠梗阻:最常见的一类肠梗阻,是由各种原因引起的肠腔变窄、肠内容物通过障碍。主要原因如下:①肠腔堵塞,如寄生虫、粪块、异物等;②肠管受压,如粘连带压迫、肠扭转、嵌顿性疝等;③肠壁病变,如先天性肠道闭锁、狭窄、肿瘤等。

(2)动力性肠梗阻:较机械性肠梗阻少见。肠管本身无病变,梗阻原因是神经反射和毒素刺激引起肠壁功能紊乱,致肠内容物不能正常运行。可分为两种类型:①麻痹性肠梗阻,常见于急性弥漫性腹膜炎、腹部大手术、腹膜后血肿或感染等;②痉挛性肠梗阻,肠壁肌肉异常收缩所致,常见于急性肠炎或慢性铅中毒。

(3)血运性肠梗阻:较少见。肠系膜血管栓塞或血栓形成,使肠管血运障碍,继而发生肠麻痹,肠内容物不能通过。

2.按肠管血运有无障碍分类

(1)单纯性肠梗阻:无肠管血运障碍。

(2)绞窄性肠梗阻:有肠管血运障碍。

3.按梗阻发生的部位分类

高位性肠梗阻(空肠上段)和低位性肠梗阻(回肠末段和结肠)。

4.按梗阻的程度分类

完全性肠梗阻(肠内容物完全不能通过)和不完全性肠梗阻(肠内容物部分可通过)。

5.按梗阻发生的缓急分类

急性肠梗阻和慢性肠梗阻。

(二)病理生理

1.肠管局部的病理生理变化

(1)肠蠕动增强:单纯性机械性肠梗阻,梗阻以上的肠蠕动增强,以克服肠内容物通过的障碍。

(2)肠管膨胀:肠腔内积气、积液所致。

(3)肠壁充血水肿、血运障碍,严重时可导致坏死和穿孔。

2.全身性病理生理变化

(1)体液丢失和电解质、酸碱平衡失调。

(2)全身性感染和毒血症,甚至发生感染中毒性休克。

(3)呼吸和循环功能障碍。

(三)临床表现

1.症状

(1)腹痛:单纯性机械性肠梗阻的特点是阵发性腹部绞痛,绞窄性肠梗阻表现为持续性剧烈腹痛伴阵发性加剧,麻痹性肠梗阻呈持续性胀痛。

(2)呕吐:早期常为反射性,呕吐胃内容物,随后因梗阻部位不同,呕吐的性质各异。高位肠梗阻呕吐出现早且频繁,呕吐物主要为胃液、十二指肠液、胆汁;低位肠梗阻呕吐出现晚,呕吐物常为粪样物。若呕吐物为血性或棕褐色,常提示肠管有血运障碍;麻痹性肠梗阻呕吐多为溢出性。

(3)腹胀:高位肠梗阻,腹胀不明显;低位肠梗阻及麻痹性肠梗阻则腹胀明显。

(4)停止肛门排气、排便:完全性肠梗阻时,患者多停止排气、排便,但在梗阻早期,梗阻以下肠管内尚存的气体或粪便仍可排出。

2.体征

(1)腹部:视诊,单纯性机械性肠梗阻可见腹胀、肠型和异常蠕动波,肠扭转时腹胀多不对称;触诊,单纯性肠梗阻可有轻度压痛但无腹膜刺激征,绞窄性肠梗阻可有固定压痛和腹膜刺激征;叩诊,绞窄性肠梗阻时腹腔有渗液,可有移动性浊音;听诊,机械性肠梗阻肠鸣音亢进,可闻及气过水声或金属音,麻痹性肠梗阻肠鸣音减弱或消失。

(2)全身:单纯性肠梗阻早期多无明显全身性改变,梗阻晚期可有口唇干燥、眼窝凹陷、皮肤弹性差、尿少等脱水征。严重脱水或绞窄性肠梗阻时,可出现脉搏细速、血压下降、面色苍白、四肢发冷等中毒和休克征象。

3.辅助检查

(1)实验室检查:肠梗阻晚期,血红蛋白和血细胞比容升高,并伴随水、电解质及酸碱平衡失调。绞窄性肠梗阻时,白细胞计数和中性粒细胞比例明显升高。

(2)X线检查:一般在肠梗阻发生 4～6 h 后,立位或侧卧位 X 线平片可见肠胀气及多个液气平面。

(四)治疗原则

1.一般治疗

(1)禁食。

(2)胃肠减压:治疗肠梗阻的重要措施之一。通过胃肠减压,吸出胃肠道内的气体和液体,从而减轻腹胀、降低肠腔内压力,改善肠壁血运,减少肠腔内的细菌和毒素。

(3)纠正水、电解质及酸碱平衡失调。

(4)防治感染和中毒。

(5)其他:对症治疗。

2.解除梗阻

分为非手术治疗和手术治疗两大类。

(五)常见几种肠梗阻

1.粘连性肠梗阻

粘连性肠梗阻是肠粘连或肠管被粘连带压迫所致的肠梗阻,较为常见。主要是腹部手术、炎症、创伤、出血、异物等所致，以小肠梗阻为多见，多为单纯性不完全性梗阻。粘连性肠梗阻多采取非手术治疗，若无效或发生绞窄性肠梗阻时应及时手术治疗。

2.肠扭转

肠扭转指一段肠管沿其系膜长轴旋转而形成的闭袢性肠梗阻，常发生于小肠，其次是乙状结肠。①小肠扭转：多见于青壮年，常在饱餐后立即进行剧烈活动时发病。表现为突发腹部绞痛，呈持续性伴阵发性加剧，呕吐频繁，腹胀不明显。②乙状结肠扭转：多见于老年人，患者常有便秘习惯，表现为腹部绞痛，明显腹胀，呕吐不明显。肠扭转是较严重的机械性肠梗阻，可在短时间内发生肠绞窄、坏死，一经诊断，应手术治疗。

3.肠套叠

肠套叠指一段肠管套入与其相连的肠管内，以回结肠型（回肠末端套入结肠）最多见。肠套叠多见于2岁以下婴幼儿。典型表现为阵发性腹痛、果酱样血便和腊肠样肿块（多位于右上腹），右下腹触诊有空虚感。用X线钡剂灌肠显示空气或钡剂在结肠内受阻，梗阻端的钡剂影像呈杯口状或弹簧状阴影。早期肠套叠可试行空气灌肠复位，无效者或病期超过48 h、怀疑有肠坏死或肠穿孔者，应进行手术治疗。

4.蛔虫性肠梗阻

蛔虫聚集成团并刺激肠管痉挛导致肠腔堵塞，多见于2～10岁儿童，驱虫不当常为诱因。主要表现为阵发性脐部周围腹痛，伴呕吐，腹胀不明显。部分患者腹部可触及变形、变位的条索状团块。少数患者可并发肠扭转或肠壁坏死穿孔，蛔虫进入腹腔引起腹膜炎。单纯性蛔虫堵塞多采用非手术治疗，包括解痉挛止痛、禁食、酌情胃肠减压、输液、口服植物油驱虫等，若无效或并发肠扭转、腹膜炎时，应进行手术取虫。

二、肠梗阻患者的护理

(一)护理诊断/问题

1.疼痛

疼痛与肠内容物不能正常运行或通过障碍有关。

2.体液不足

体液不足与呕吐、禁食、胃肠减压、肠腔积液有关。

3.潜在并发症

肠坏死、腹腔感染、休克。

(二)护理措施

1.饮食

禁食，梗阻缓解12 h后可进少量流质饮食，忌甜食和牛奶；48 h后可进半流食。

2.对症护理

胃肠减压，做好相关护理。

3.体位

生命体征稳定者可取半卧位。

4.解痉挛、止痛

若无肠绞窄或肠麻痹，可用阿托品解除痉挛、缓解疼痛，应禁用吗啡类止痛药，以免掩盖病情。

5.输液

纠正水、电解质和酸碱失衡,记录 24 h 出入液量。

6.防治感染和中毒

遵照医嘱应用抗生素,并严密观察用药不良反应。

7.严密观察病情变化

出现下列情况时应考虑有绞窄性肠梗阻的可能,应及早采取手术治疗:①腹痛发作急骤,为持续性剧烈疼痛,或在阵发性加重之间仍有持续性腹痛,肠鸣音不亢进。②容易导致休克。③呕吐早、剧烈而频繁。④腹胀不对称,腹部有局部隆起或触及有压痛的包块。⑤明显的腹膜刺激征,体温升高、脉快、白细胞计数和中性粒细胞比例增高。⑥呕吐物、胃肠减压抽出液、肛门排出物为血性或腹腔穿刺抽出血性液。⑦腹部 X 线检查可见孤立、固定的肠襻。⑧经非手术治疗后症状、体征无明显改善者。

第十九章　大肠癌

一、概述

(一)病因

大肠癌的流行病学研究显示,大肠癌与社会发展、生活方式改变及膳食结构有密切的关系。

1.饮食因素

高脂、高蛋白、低纤维素饮食使患大肠癌的概率升高。大肠癌高发的美国人的饮食中脂肪含量占总热量的 41.8％,以饱和脂肪酸为主;日本人大肠癌发病率较美国人低一半左右,其饮食中脂肪含量占总热量的12.2％,以不饱和脂肪酸为主。大量流行病学分析表明,过多摄入脂肪与能量可明显增加患大肠癌的危险性。油煎炸食品中可能含有作用于结肠的致癌物;腌渍食品在制作过程中产生的致癌物亚硝酸盐使患大肠癌的危险性增高。

2.遗传因素

遗传性家族性息肉病和大肠癌的发病密切相关。有大肠癌家族史者患大肠癌的风险比正常人高 4 倍。

3.疾病因素

患慢性溃疡性结肠炎超过 10 年者发生大肠癌的危险性较一般人群高 4～20 倍。出血性溃疡性结直肠炎突变风险更大,病程超过 10 年者,有 50％发展为癌。

4.其他因素

胆囊切除后的患者大肠癌特别是右半结肠癌发生率明显增加。输尿管乙状结肠吻合术后,患者大肠癌发生率比一般人群高 100～500 倍,多数发生于手术后 20 年左右,肿瘤多生长在吻合口附近。

(二)病理分型

大肠癌的好发部位依次为直肠、乙状结肠、盲肠、升结肠、降结肠及横结肠。

1.大肠癌的大体类型

(1)隆起型:表现为肿瘤的主体向肠腔内突出,肿瘤可呈结节状、息肉状或菜花状隆起,境界清楚,有蒂或广基。

(2)溃疡型:最常见的大体类型。肿瘤中央形成较深溃疡,溃疡底部深达或超过肌层。根据溃疡外形可分为 2 种亚型:局限溃疡型和浸润溃疡型。

(3)浸润型:此型肿瘤以向肠壁各层呈浸润性生长为特点。病灶处肠壁增厚,表面黏膜皱襞增粗、不规则或消失变平。

(4)胶样型:当肿瘤组织形成大量黏液时,肿瘤剖面可呈半透明胶状,称胶样型。此类型见于黏液腺癌。

上述四种大体类型以溃疡型最为常见。大体类型与肿瘤发生的部位有一定关系。右半结肠癌以隆起型及局限溃疡型多见,左半结肠癌以浸润型多见,且常导致肠管的环形狭窄。

2.组织学分型

大肠癌的组织学分型国内外较为统一。我国参照世界卫生组织的大肠癌分型原则并结合国内的经验提出以下分型原则。

(1)来源于腺上皮的恶性肿瘤。①乳头状腺癌:肿瘤组织全部或大部分呈乳头状结构。在大肠癌的发生率为 0.8 ％～18.2 ％,平均为 6.7 ％。②管状腺癌:大肠癌中最常见的组织学类型,占全部大肠癌的66.9 ％～82.1 ％。根据癌细胞及腺管结构的分化和异型程度又分为高分化腺癌、中分化腺癌、低分化腺癌。③黏液腺癌:此型癌肿以癌细胞分泌大量黏液并形成"黏液湖"为特征。④印戒细胞癌:肿瘤由弥漫成片的印戒细胞构成,不形成腺管状结构。⑤未分化癌:癌细胞弥漫成片或呈团块状浸润性,在大肠癌中占 2 ％～3 ％。⑥腺鳞癌:此类肿瘤细胞中的腺癌与鳞癌成分混杂存在。⑦鳞状细胞癌:大肠癌中以鳞状细胞癌为主要成分者非常罕见。腺鳞癌和鳞状细胞癌在大肠癌中所占的比例均少于 1 ％。

(2)类癌:类癌起源于神经嵴来源的神经内分泌细胞,在大肠癌中所占比例小于 2 ％。

(三)临床表现

1.肿瘤出血引起的症状

(1)便血:肿瘤表面与粪便摩擦后出血。低位大肠癌由于粪便干结,故便血较为常见。直肠癌便血最为多见,左半结肠癌其次。右半结肠的大便尚处于半流状态,故出血量较少,混于粪便后色泽改变,有时呈果酱状。

(2)贫血:长期失血超过机体代偿功能时可发生贫血。

2.肿瘤阻塞引起的症状

肿瘤部位因肠蠕动增加而引起腹痛,肠管狭窄时可出现肠鸣、腹痛、腹胀、便秘、排便困难等。直肠病灶可引起大便变细、变形,进一步发展可导致部分甚至完全性肠梗阻。左半结肠肠腔较小,以肠梗阻症状多见;右半结肠癌临床特点是贫血、腹部包块、消瘦乏力,肠梗阻症状不明显。

3.肿瘤继发炎症引起的症状

肿瘤本身可分泌黏液,当肿瘤继发炎症后,不仅使粪便中黏液增加,还可出现排便次数增多及腹痛,肿瘤部位越低,症状越明显。

4.其他症状

40 ％的结肠癌患者在确诊时已可触及肿块。当腹部肿块伴有腹痛,尤其肿块压痛明显时,可能为肿瘤穿破肠壁全层引起肠周继发感染或穿孔后引起局限性脓肿或急腹症。直肠癌侵及肛管时可出现肛门疼痛,排便时加剧,易被误认为肛裂。

5.肿瘤转移引起的症状

直肠癌盆腔有广泛浸润时,可引起腰骶部坠胀感、坐骨神经痛、阴道出血或血尿等症状。癌肿侵及浆膜层,癌细胞可脱落进入腹腔,种植于腹膜面、膀胱直肠窝等部位,直肠指诊可触及种植结节。左锁骨上淋巴结转移为肿瘤晚期表现。

6.肿瘤穿孔

肿瘤穿孔后,肠腔与腹腔相通,引起弥漫性腹膜炎。癌肿穿透入邻近空腔脏器可形成肠瘘,如横结肠癌穿透入胃、小肠,引起高位小肠结肠瘘,呕吐物可出现粪便样物。直肠癌或乙状结肠癌穿透入膀胱,可引起直肠膀胱瘘、直肠阴道瘘。

(四)诊断

1.直肠指诊

直肠指诊是诊断直肠癌最主要和最直接的方法,简单易行,可发现距肛门 8 cm 之内的直肠肿物,如嘱患者屏气增加腹压,则可触及更高的部位。检查时先用示指按住肛门后壁,使肛门括约肌松弛,嘱患者做深呼吸,同时缓慢推进示指,检查时了解肛门有无狭窄,有肿块时注意肿块部位、大小、活动度、硬度,黏膜是否光滑,有无溃疡、压痛,是否固定于骶骨或盆骨。了解肿块与肛门的距离有助于选择手术方式。

2.内镜检查

凡有便血或大便习惯改变,经直肠指诊无异常者,应常规进行乙状结肠镜或纤维结肠镜检查。乙状结肠镜可检查距肛缘 25 cm 以内的全部直肠及部分乙状结肠;距离肛缘 25 cm 以上的结肠癌,纤维结肠镜为最可靠的检查方法。可观察病灶部位、大小、形态、肠腔狭窄的程度等,并可在直视下取活组织进行病理学检查。纤维结肠镜检查是对大肠内病变诊断最有效、最安全、最可靠的检查方法,绝大部分早期大肠癌可由内镜检查发现。

3.实验室检查

(1)大便隐血试验可作为高危人群的初筛方法及普查手段,持续阳性者应进一步检查。

(2)癌胚抗原(CEA)测定:不具有特异性的诊断价值,具有一定的假阳性和假阴性,因此不适合作为普查或早期诊断,但对估计预后、监测疗效和复发有帮助。

(3)血红蛋白:凡原因不明的贫血,血红蛋白低于 100 g/L 者应建议做钡剂灌肠检查或纤维结肠镜检查。

4.双重对比造影

相对传统 X 线钡剂灌肠检查,气钡双重对比造影技术大大提高了早期大肠癌和小腺瘤的发现率和诊断准确率。

5.CT 诊断

由于粪便的存在和大肠的不完全性扩张,CT 难以发现结肠黏膜表面异常和小于 1 cm 的病灶,因此不能作为早期诊断的方法。CT 对诊断结肠癌的分期有重要意义。

6.超声检查

相比常规超声,肠内超声能更正确地诊断出肿瘤所侵犯的部位及大小。

7.磁共振检查

磁共振对结直肠癌术后发现盆腔肿块有很高的敏感性,但缺乏特异性。

(五)治疗

手术切除是治疗大肠癌的主要方法,同时辅以化疗、放疗等综合治疗。

1.放射治疗

(1)直肠癌的放疗:主要用于直肠癌的综合治疗,按进行的先后顺序可分为术前、术中、术后放疗。①直肠癌的术前放疗:对于局部晚期直肠癌,术前放疗能缩小肿瘤体积,减轻肠壁及周围组织的肿瘤浸润,使原来手术困难的直肠癌降期为可能切除,从而提高手术切除率。术前放疗既可杀灭已转移淋巴结内的癌灶,又可通过降低肿瘤细胞活性和闭塞癌组织周围脉管而达到降低淋巴结转移率、降低局部复发率的目的。术前放疗最重要的进展是低位直肠癌术前放疗＋保肛手术,可以提高患者生存质量。②直肠癌的术中放疗:为了提高肿瘤组织的照射剂量和减少正常组织的照射不良反应,手术中暴露肿瘤及受累组织,保护小肠等敏感器官,根据照射组织的厚度选择适当能量的电子线,予一次性照射(10～25 Gy)肿瘤残留灶及瘤床。③直肠癌的术后放疗:直肠癌的术后局部复发率取决于肠壁浸润深度、直肠周围组织及盆腔淋巴结受累程度等,术后放疗可减少直肠癌局部复发率。

(2)结肠癌的放疗:①放射剂量为 45～50 Gy,分 25～28 次照射。②对于距离切缘较近或切缘阳性者给予追加剂量。③小肠的照射剂量应限制在 45 Gy 之内。④以 5-FU 为基础的化疗与放疗同步给予可进一步提高疗效。

2.化学治疗

化疗是大肠癌综合治疗的重要手段之一。可分为晚期大肠癌的化疗、新辅助化疗和术后辅助化疗。

(1)晚期大肠癌的化疗。单一用药:①卡培他滨(capecitabine),又称希罗达(xeloda)。卡培他滨作为一种高选择性的口服的氟尿嘧啶药物,无静脉注射带来的不便,又有较高的抗肿瘤活性和良好的耐受性,有可能逐渐取代 5-FU 用于单药或联合化疗。主要限制性毒性是腹泻和中性粒细胞减少及手足综合征。②持续静脉输注 5-FU。5-FU 是治疗结直肠癌最主要的药物。过去 40 年来,5-FU 单独用药的有效率为 20 ％。5-FU 长时间的静脉输注可使毒性下降,药物剂量得以增加,持续 5-FU 输注的疗效要显著高于 5-FU 一次性推注。③5-FU 与亚叶酸钙(calcium folinate,CF)。CF 可以促进 5-FU 的活性代谢产物(5-氟尿嘧啶脱氧核苷酸)与胸苷酸合成酶共价形成三元复合物,从而加强5-FU 的抗癌作用。④伊立替康、奥沙利铂也是晚期大肠癌常用的单用化疗药物。

联合化疗:尽管目前出现许多新的对结直肠癌有效的化疗药物,但是单药治疗的效果仍不尽如人意,为了提高疗效,常采用多种细胞毒药物联合应用。如 5-FU＋CF＋伊立替康(CPT-11),此方案已被 FDA 批准用于晚期大肠癌的一线治疗;其他常用方案还有卡培他滨＋CPT-11,5-FU＋CF＋奥沙利铂(L-OHP)。

化疗药物与单克隆抗体联合应用。①阿伐他汀:贝伐单抗,是一种重组的人类单克隆抗体 IgG1 抗体,通过抑制人类血管内皮生长因子 VEGF 的生物学活性而起作用。②西妥昔单抗:针对表皮生成因子受体(EGFR)的单克隆抗体,对其具有高度的亲和力。上述两种靶向治疗药物主要与化疗联合应用治疗晚期大肠癌,可明显提高化疗的效果。

(2)以奥沙利铂和伊立替康为主的新辅助化疗药物可增加根治性肝转移切除患者的生存率,术前化疗有效可增加手术成功的机会。

(3)大肠癌的术后辅助化疗有 5-FU＋LV,FOLFOX 系列的双周方案,卡培他滨口服14 d 休 7 d 的 3 周方案。

大肠癌患者术后总的 5 年生存率在 50 ％左右。病变限于黏膜下层,根治术后 5 年生存率可达 90 ％,如有淋巴结转移,则在 30 ％以下。术前 CEA 测定可提示患者预后,CEA 升高者复发率高,预后较 CEA 不升高者差。术前 CEA 增高者,根治术后 1～4 个月内应恢复正常,仍持高不下者可能残存肿瘤。95 ％肝转移者 CEA 升高。

二、护理

(一)护理要点

1.患者沟通

帮助患者正视并参与造口的护理。

2.饮食护理

(1)非造口患者:①术后早期禁食,静脉补液,记录 24 h 出入量。②48～72 h 肛门排气,拔除胃管后喂食少量温开水,若无腹胀、恶心等可进流质饮食。③术后 1 周改为少渣半流质饮食,2 周左右进少渣普食。

(2)造口患者:①进易消化饮食,防止食物不洁导致食物中毒或细菌性肠炎等引起腹泻。②调节饮食结构,少食刺激性和产气食物,以免频繁更换肛门袋影响日常生活。③避免食用可致便秘的食物。

3.指导患者正确使用人工造口袋

(1)结肠造口开放时间一般为术后 2～3 d,根据患者情况及造口大小选择适宜的肛门袋。

(2)及时清洁造口分泌物、渗液和保护造口周围皮肤,敷料避免感染。观察造口周围皮肤有无湿疹、充血、水疱、破溃等。

(3)当造口袋内的排泄物充满 1/3 时,需及时更换清洗,涂氧化锌软膏保护局部皮肤,防止糜烂。更换时防止排泄物污染伤口。

(4)造口底盘与造口黏膜之间保持适当缝隙(1～2 mm),缝隙过大粪便刺激皮肤引起发炎,缝隙过小底盘边缘与黏膜摩擦将会导致不适甚至出血。

(5)如使用造口辅助产品应当在使用前认真阅读产品说明书,如使用防漏膏应当按压底盘15～20 min。

(6)撕离造口袋时注意保护皮肤,由上向下撕离,粘贴造口袋时由下向上。

4.泌尿系统损伤感染的预防及护理

直肠癌患者术后常有永久性或暂时性神经源性膀胱。可术前留置导尿,进行排尿训练。多数患者能在术后 4 周逐渐恢复正常排尿功能。

5.预防造口狭窄

观察患者是否有腹痛、腹胀、恶心、呕吐、停止排气、排便等肠梗阻症状。永久性造口患者,造口术后2～3 个月内每 1～2 周扩张造口 1 次。

6.靶向治疗的护理

(1)使用西妥昔单抗(爱必妥)的护理:西妥昔单抗注射液必须低温保存(2～8 ℃),禁止冷冻,物理和化学的稳定性在室温(20～25 ℃)为 8 h,开启后立即使用。滴注前后使用无菌生理盐水冲洗输液管,给药期间必须使用 $0.2\ \mu m$ 或 $0.22\ \mu m$ 微孔径过滤器进行过滤,联合其他化疗时,必须在本品滴注结束 1 h 之后开始。开始滴注的前 10 min 滴速应控制在15 滴/分钟左右,观察患者无异常反应后再逐渐加快滴速,最大输液速率为 5 mL/min。使用前应进行过敏试验,静脉注射 20 mg 并观察10 min 以上,结果呈阳性的患者禁用。因部分变态反应发生于后续用药阶段,因此阴性结果并不能完全排除严重变态反应的发生,故应在心电监护下用药。严重变态反应发生率为 3 %,致死率为 2 %～3 %。其中 90 %发生于第 1 次使用时,以突发性气道梗阻、荨麻疹和低血压为特征。发生轻至中度输液反应时,可减慢输液速度或服用抗组胺药物。若发生严重的输液反应需立即停止输液,静脉注射肾上腺素、糖皮质激素、抗组胺药物并给予支气管扩张剂及输氧等处理。

(2)使用贝伐单抗(avastin)的护理:①贝伐单抗首次给药在约 90 min 的时间中连续静脉滴注,若第一次无不良反应,那么第二次的输注时间可以减少到约 60 min,如果 60 min 的输注也耐受良好,那么以后所有的输注时间都可以减少到约 30 min。如果患者在接受 60 min 的输注时出现不良反应,那么以后输注都应该在约 90 min 完成;如果患者在接受 30 min 的输注时出现不良反应,那么以后输注都应该在约 60 min 完成。滴完后用 0.9 %氯化钠溶液冲洗输液管道。建议使用 PICC 输注。②贝伐单抗与其他化疗药物联用可能增加肿瘤患者出现胃肠道穿孔的风险。这些在胃壁、小肠和大肠中出现的穿孔可能会致死。在贝伐单抗治疗过程中,护士应指导患者进易消化饮食,观察有无突发剧烈腹痛等表现。③出血。有两种情况的出血,一种为少量出血,以鼻出血常见;另一种为严重的致命性的肺出血。④高血压:半数的患者舒张压升高超过110 mmHg。⑤肾病综合征:表现为蛋白尿。⑥充血性心力衰竭。⑦其他,如输液反应、衰弱、疼痛、腹泻、白细胞减少等。此外,至少术后 28 d 才能开始贝伐单抗治疗,术前 28 d 内不能应用贝伐单抗,有严重心血管和免疫性疾病的患者慎用。

7.静脉化疗的护理

化疗药物特殊不良反应及护理。

(1)腹泻为伊立替康的限制性毒性,一旦患者出现第 1 次稀便,应积极补液并立即给予适当的抗腹泻治疗。用药前皮下注射阿托品 0.25～1 mg 能预防或减轻早期腹泻及晚期腹泻(用药24 h后可使用洛哌丁胺治疗)。出现严重腹泻者,应推迟至下周期给药并减量。

(2)奥沙利铂:迟发型外周神经毒性,此为奥沙利铂特征性毒性反应。表现为手足末梢有麻木感,甚至疼痛,影响到感觉、运动功能。注射前应用还原型谷胱甘肽及每日口服 B 族维生素,可能有减轻症状的作用,应避免冷刺激。建议患者戴手套、穿袜子,保持室温在22～24 ℃,减少金属物品的放置,床栏上铺床单,避免用冷水洗手洗脸,向患者不断强调保暖和避免冷刺激的重要性。

咽喉部异常感觉主要表现为呼吸困难、吞咽困难、喉痉挛。一旦出现症状,立即给氧。遵医嘱给予镇静剂、抗组胺药及支气管扩张剂,稳定患者情绪,保暖,化疗前指导患者避免进食冷食,温水刷牙、漱口,水果用热水加温后食用。

(3)卡培他滨:手足综合征,分为 3 度。Ⅰ度,麻木、瘙痒、无痛性红斑和肿胀。Ⅱ度,疼痛性红斑和肿胀。Ⅲ度,潮湿性蜕皮、溃疡、水疱和重度疼痛。发生手足综合征者遵医嘱给予维生素 B₆ 静脉滴注。各级手足综合征的处理如下:Ⅰ度手足综合征时,指导患者保持受累皮肤湿润,防寒防冻,避免接触冷水,穿软暖合适的鞋袜、手套,鞋袜不宜过紧,以防摩擦伤,避免剧烈运动,避免接触洗衣粉、肥皂等化学洗涤剂;Ⅱ度手足综合征时,指导患者睡觉时用枕头适当垫高上、下肢体,促进肢体静脉回流;Ⅲ度手足综合征时,指导患者不要搔抓局部皮肤及撕去脱屑,给予柔软纱布保护,避免涂刺激性药物及酒精、碘酒,局部皮肤出现水疱后要避免水疱破裂,水疱已破裂者给予清洁换药处理,直至创面痊愈,指导患者外出时避免阳光照射。

8.放疗的护理

(1)放射性直肠炎的护理:早期为放射性黏膜炎,表现为大便次数增加、腹痛、腹泻,严重者可有血便。遵医嘱给予止泻剂,指导患者进食无刺激性、易消化饮食。后期可有肠纤维化、肠粘连、肠营养吸收不良,较严重的会出现肠穿孔。

(2)放射性膀胱炎的护理:放射性膀胱炎表现为尿频、尿急、尿痛等膀胱刺激征,指导患者多饮水,并告诉患者膀胱功能在放疗结束后可以恢复正常。

(3)指导盆腔放疗后骨盆疼痛者遵医嘱检查骨质密度。如放疗后发生盆骨疼痛,指导患者活动时避免盆骨沉重,动作缓慢,以防止发生病理性骨折。

(4)盆腔放疗者可能出现勃起障碍和性交痛,应做好配偶的思想工作,如症状不能缓解则请泌尿科或妇产科医师会诊。

(二)健康指导

1.做好大肠癌的三级预防

在肿瘤发生之前,消除或减少大肠黏膜对致癌物质的暴露,抑制或阻断上皮细胞的癌变过程。积极预防和治疗各种结肠癌的癌前病变,如结直肠息肉、腺瘤、溃疡性结肠炎等;多食新鲜蔬菜、水果等高纤维饮食。对结肠癌的高危人群进行筛查,以发现无症状的癌前病变,达到早期诊断、早期治疗,提高生存率,降低人群死亡率的目的。

2.永久性结肠造口患者健康指导

(1)造口术后2~3个月内每1~2周扩张造口1次。若发现腹痛、腹胀、排便困难等造口狭窄表现及时就诊。

(2)有条件者参加造口患者协会,交流、学习经验和体会,重拾信心。

(3)指导患者学会结肠造口自我护理方法:让患者观看护理全过程1~2次,之后让患者逐步参与到造口护理中,直至患者能够完全自我护理。指导患者选择自己不过敏的造口袋,使用前用生理盐水彻底清洁造口及周围皮肤。

(4)定时反复刺激以养成良好的排便习惯:应用定时结肠灌洗及造口栓,能定时排便、减少异味及降低对造口周围皮肤的刺激。患者完全掌握后再独立操作。造口栓隐蔽性好,可提高患者在社交活动及性生活中的生活质量。

(5)适当掌握活动强度,6周内不要提举超过6 kg的重物,进行中等强度的锻炼(如散步),增加耐受力,避免过度增加腹压,防止人工肛门结肠黏膜脱出。

(6)气味的处理:气味较大时,可使用带有碳片的造口袋,或在造口袋内放入适量清新剂。

3.大肠癌随诊

治疗结束后每3个月体检1次,共2年;然后每6个月体检1次,总共5年。监测CEA,每3~6个月1次,共2年;然后每6个月1次,总共5年。3年内每年行腹、盆腔CT检查。术后1年内行肠镜检查,以后根据需要进行。

第二十章　消化胃镜检查的护理配合

一、胃镜检查的适应证、禁忌证和并发症

(一)适应证

胃镜检查安全、方便。一般而言,凡怀疑上消化道炎症、溃疡、肿瘤、憩室、血管病变或异物等,都可以进行胃镜检查。临床上,适应证可以归纳为以下几方面。

(1)上消化道症状:如吞咽困难、上腹部疼痛或不适、反酸、胃灼热、打嗝、嗳气等各种消化不良症状,怀疑上消化道病变,都可以接受胃镜检查。

(2)全身症状或者系统症状:如消瘦、体重下降、贫血、胸腔和腹腔不明原因积液,需要明确病因。

(3)消化道出血:无论是少量出血还是大出血,为明确病因或者接受治疗,都需要首先接受胃镜检查。

(4)各种影像学检查、实验室肿瘤指标检查异常,临床怀疑上消化道病变。

(5)上消化道肿瘤高危人群,或有癌前病变及癌前疾病随访。

(6)上消化道疾病治疗后评估、肿瘤术后复查。

(7)需要胃镜下治疗,如止血、取异物、息肉或早期病变切除等。

(二)禁忌证

大多数情况下,上消化道内镜检查的禁忌证都是相对的,但应避免不必要的内镜检查。如在检查前给患者充分解释检查的必要性、安全性,使其有必要的思想准备,配合必要的监护措施,都可以进行胃镜检查。

1.绝对禁忌证

(1)严重心脏病:如严重心律失常,特别是心室率缓慢、心肌梗死急性期及重度心力衰竭等。

(2)严重肺部疾病:如支气管哮喘急性发作期、呼吸衰竭等。

(3)休克、消化道穿孔等。

(4)急性重症咽喉部疾病,内镜不能插入。

(5)腐蚀性食管、胃损伤的急性期。

(6)神志不清或精神失常,不能合作。

(7)明显的胸主动脉瘤及脑卒中急性期、烈性传染病。

2.相对禁忌证

(1)心肺功能不全。

(2)消化道出血,生命体征不平稳。

(3)严重出血倾向,血红蛋白低于 50 g/L。

(4)高度脊柱畸形,巨大食管或十二指肠憩室。

(三)并发症

一般情况下,胃镜检查是安全的,但如果检查医师没有很好地掌握内镜检查的适应证和禁忌证,操作不熟练或动作粗暴,或者患者不能很好地配合,也可出现并发症,严重者甚至危及生命。在尽可能避免发生并发症的同时,尽早发现并采取措施以避免严重后果。

1.麻醉的并发症

一般胃镜检查前需要使用咽部麻醉剂,无痛胃镜需使用副交感神经阻滞剂、镇静药等,这些麻醉剂的应用可能出现相关不良反应,轻者仅有生命体征的改变,重者可出现心肌梗死、呼吸抑制及休克等;氧饱和度下降常见于年龄过高或既往存在心肺疾病的患者。

2.检查的并发症

(1)一般并发症:包括下颌关节脱臼、喉头痉挛、食管贲门黏膜撕裂、咽喉部感染,或咽后壁脓肿、腮腺肿大等。

(2)严重并发症:插镜时刺激迷走神经或检查时镜身压迫呼吸道造成的低氧血症导致的心搏骤停、心肌梗死或心绞痛等;一般活检后少量渗血可自行停止,但如在出血部位活检,或有食管胃底静脉曲张误取血管或存在出血性疾病及凝血功能障碍时,亦可发生出血;操作不当引起的消化道穿孔;内镜操作本身或被污染的器械造成的感染或检查时继发的吸入性肺炎。

二、胃镜检查的准备及注意事项

(1)患者至少空腹6 h,特殊情况需要延长禁食时间,如幽门梗阻或胃轻瘫者、贲门失弛缓症患者、近端胃大部切除术后等。

(2)咽部麻醉,可用2 %利多卡因或普鲁卡因咽部喷雾或口服。如患者对以上麻醉药物过敏,不麻醉也可以耐受检查。

(3)口服去泡剂(二甲硅油)以保证胃腔内黏膜表面清洁。

(4)嘱患者松开领口及腰带,摘下义齿,左侧卧位躺于检查床上,咬住口垫。

三、专科评估与观察要点

(1)腹部体征:观察有无腹痛及评估腹痛的性质、持续时间。

(2)观察排便的颜色、性质、量。

四、护理

1.护理问题

(1)舒适度改变:恶心与胃镜刺激咽喉部有关。

(2)恐惧:与缺乏胃镜配合知识有关。

(3)潜在并发症:消化道出血、穿孔。

2.护理措施

(1)术前准备:向患者介绍检查的目的及配合方法,使其消除紧张情绪,配合检查。常规化验乙肝、丙肝、艾滋病病毒及梅毒结果,对阳性者使用专一胃镜,加强消毒。检查前禁饮食8 h。检查前5~10 min嘱患者缓慢含咽下1 %利多卡因胶浆10 mL或对咽部喷雾2 %~4 %利多卡因5 mL,每3 min一次,并嘱患者喷雾后做吞咽动作,当咽部麻木,吞咽有梗阻感时表示麻醉起效。

(2)术中配合:取出活动的义齿。取左侧卧位,双腿屈曲,咬住牙垫。保持头部位置不动,当胃镜到达咽部时做吞咽动作,但不可将唾液咽下,以免呛咳。当出现恶心感觉时应深呼吸,使肌肉放松,以利于胃镜顺利通过。

3.术后护理

(1)卧床休息。

(2)观察有无咽痛、咽部异物感,嘱患者勿用力咳嗽,以免损伤咽部黏膜,可用温盐水漱口或含润喉片。

(3)观察有无腹痛、腹胀症状。轻者以卧床休息为主。指导患者进行按摩,促进排气。如少量出血系机械性损伤或活体组织检查损伤黏膜血管,必要时可口服或注射止血剂。如有剧烈腹痛应严密观察生命体征变化及排便情况。如腹痛加重不缓解或有头晕、血便排出应立即通知医生,警惕消化道穿孔、出血、感染等并发症发生。如无特殊不适,待咽喉部麻醉作用消失后,术后 2 h 可进少量温凉流食,以先饮水为宜(水－米汤－藕粉)。做活体组织检查者,4 h 后可进温凉流食。进流食后无不适,可进少量半流食,之后逐步过渡到普软食、普食。

五、无痛胃镜

无痛胃镜是利用一种麻醉药物使患者在检查期间处于睡眠的舒适状态,从而进行胃镜检查及治疗的一种方法。

(一)无痛胃镜的优势

1.无痛苦

患者在检查、治疗过程中无任何不舒服。

2.无创伤

无任何不良后遗症。

3.更精确

对一些微小病变甚至黏膜层的病变均可明确诊断。

4.具有放大功能

能进一步增加诊断的准确性。

(二)无痛胃镜的禁忌证

(1)肥胖短颈者,尤其是鼾症者。

(2)胃潴留。

(3)活动性上消化道大出血。

(4)急性呼吸道疾病、哮喘。

(5)严重高血压、慢性阻塞性肺病。

(6)孕妇。

六、胶囊内镜

(一)定义

胶囊内镜是由胶囊、无线接收仪、工作站 3 部分组成的,内镜形态如胶囊,被吞服后借助消化道蠕动在消化道内移行,获取并传送视频信号至图像记录仪,医生通过影像工作站分析图像就可以了解患者整个消化道情况,从而做出诊断。

（二）相关知识

1.胶囊内镜的优势

检查方便，无创伤、无痛苦、无交叉感染，不影响正常工作。

2.胶囊内镜的劣势

目前无法控制胶囊内镜在消化道内的行走轨迹，无法注水、注气，存在观察盲区（消化道皱襞和弯曲处），不能取活检和进行镜下治疗。

3.胶囊内镜的禁忌证

（1）已知或怀疑胃肠道梗阻、狭窄、瘘管、巨大憩室、广泛累及的克罗恩病。

（2）吞咽障碍者，如幼儿、老年人、意识不清者、智障者。

（3）严重动力障碍者，如贲门失迟缓、胃痉挛、肠套叠患者。

（4）已植入电子医学仪器者，如安置心脏起搏器、除颤器者。

（5）长期服用类固醇消炎药物者。

（6）妊娠期妇女。

第二十一章　小儿消化系统疾病的护理

第一节　感染性腹泻

小儿腹泻(infantile diarrhea)是指大便次数和(或)大便性状的改变。腹泻的分类方式有很多种,例如:按病程长短可分为急性腹泻(病程在2周以内)、迁延性腹泻(病程在2周至2个月)和慢性腹泻(病程>2个月);按病情轻重可分为轻型(无脱水、中毒症状)、中型(轻到中度脱水或轻度中毒症状)和重型(重度脱水或有明显中毒症状);而按病因分类则可分为感染性腹泻和非感染性腹泻,其中感染性腹泻最多见。感染性腹泻是指因细菌、病毒、真菌及寄生虫感染而致的腹泻,其病因众多,不可能一一尽述,本书仅取常见和多发的疾病加以阐述。

一、病因和发病机制

1.病因

我国小儿感染性腹泻病的主要病原在农村,依次为:①致泻性大肠埃希菌;②轮状病毒;③志贺菌;④空肠弯曲菌;⑤沙门菌。而在城市有所不同,依次为:①轮状病毒;②致泻性大肠埃希菌;③志贺菌;④沙门菌;⑤气单胞菌。

2.发病机制

(1)病毒性肠炎:病毒侵入肠道后,在小肠绒毛顶端的柱状上皮细胞上复制而使小肠绒毛细胞受损,受累的肠黏膜上皮细胞脱落而遗留不规则的裸露病变,导致小肠黏膜回收水和电解质的能力下降,肠液在肠腔内大量积聚而引起腹泻;同时,发生病变的肠黏膜细胞分泌双糖酶不足,活性降低,使肠腔内的糖类消化不完全而积滞在肠腔内,并被肠道内的细菌分解,使肠液的渗透压增高,而双糖的分解不完全亦造成微绒毛上皮细胞钠转运的功能障碍,进一步造成水和电解质的丧失,加重腹泻。

(2)细菌性肠炎:

①肠毒素性肠炎:各种产生肠毒素的细菌可引起分泌性腹泻,如霍乱弧菌及产毒素型大肠杆菌等,虽不直接侵袭破坏肠黏膜,但能分泌肠毒素,包括不耐热肠毒素(LT)和耐热肠毒素(ST)。两者最终通过抑制小肠绒毛上皮细胞吸收 Na^+、Cl^- 和水,促进肠腺分泌 Cl^-,使小肠液量增加,超过结肠吸收限度而发生腹泻,排出大量水样便,导致患儿脱水和电解质紊乱。

②侵袭性肠炎:各种侵袭性细菌感染可引起渗出性腹泻,如志贺菌属、沙门菌属、侵袭性大肠杆菌、空肠弯曲菌、耶尔森菌和金黄色葡萄球菌等,侵袭性细菌直接侵入小肠或结肠肠壁,引起肠黏膜充血、水肿、炎症细胞浸润、溃疡和渗出等病变,排出含有大量白细胞和红细胞的菌痢样粪便;结肠由于炎症病变而不能充分吸收来自小肠的液体,且某些致病菌还会产生肠毒素,也可能发生水泻。

二、临床表现

1.轮状病毒肠炎

以秋冬季多见,又称秋季腹泻,呈散发或小流行,经粪-口传播。发病 1～3 d 后粪便中即有病毒排出,排放时间可达 6 d。也可通过气溶胶形式经呼吸道感染而致病。多见于 6 个月至 2 岁的婴幼儿,4 岁以上者少见。潜伏期为 1～3 d。起病急,常伴有发热和上呼吸道感染症状。发病第 1～2 d 即出现呕吐,随后出现腹泻,水样便,每日 5～10 次至十多次,无腥臭味。吐泻严重者多伴有脱水、酸中毒。本病为自限性疾病,自然病程一般在 3～7 d,个别可达 9 d 或更长时间。预后良好。但近年来发现有 50 % 的轮状病毒感染患儿的血清心肌酶谱异常,提示有心肌损害。

2.产毒性细菌引起的肠炎

多发生在夏季,潜伏期为 1～2 d,起病较急。轻症仅大便次数稍增,性状轻微改变。重症腹泻频繁,量多,呈水样或蛋花汤样,混有黏液,镜检无白细胞。常伴呕吐,严重者可伴发热、脱水、电解质和酸碱平衡紊乱。也可为自限性疾病,自然病程 3～7 d 或较长。

3.侵袭性细菌性肠炎

全年均可发病,潜伏期长短不等,常引起志贺杆菌性痢疾样病变。起病急,大便呈黏液状,带脓血,有腥臭味,伴里急后重、恶心、呕吐、腹痛。大便镜检有大量白细胞及数量不等的红细胞。其中空肠弯曲菌肠炎腹痛剧烈,鼠伤寒沙门菌小肠结肠炎可排深绿色黏液脓便或白色胶冻样便,有特殊臭味。

4.出血性大肠杆菌肠炎

开始为黄色水样便,后转为血水便,有特殊臭味,伴腹痛。大便镜检有大量红细胞,一般无白细胞。

5.抗生素诱发的肠炎

多继发于使用大量抗生素后,免疫功能低下者更易发病。

(1)金黄色葡萄球菌肠炎:典型大便为暗绿色,量多,带黏液。大便镜检有大量脓细胞和成簇的革兰氏阳性球菌。

(2)伪膜性小肠结肠炎:由难辨梭状芽孢杆菌引起。大便为黄绿色水样便,可有毒素致肠黏膜坏死所形成的伪膜排出。

(3)真菌性肠炎:多为白色念珠菌所致,常并发于其他感染。大便次数增多,黄色稀便,泡沫较多带黏液,有时可见豆腐渣样细块(菌落)。

三、治疗原则

继续饮食,预防和纠正脱水,合理用药。

四、护理措施

1.饮食与营养

(1)继续饮食,不主张禁食。如有呕吐可暂禁食 3 h,但不禁水。

(2)定时喂养。腹泻患儿因胃肠功能障碍致排出增加、吸收减少,营养素摄入不足。饮食应少量多餐。但因为胃-结肠反射,无规律、频繁进餐会增加肠蠕动,增加排便次数,使肠道得不到充分休息,不利于疾病恢复,所以要根据食物种类和患儿的食欲给予具体指导:①母乳喂养者每隔 2~2.5 h 喂一次,每次 15~20 min,不捂奶;②人工喂养及已添加白粥、烂面条等辅食者每隔 3 h 喂一次;③根据患儿的消化能力予个性化指导,对食欲差的患儿顺延 0.5~1 h 喂一次;④饮食间隔期不随意添加食物,使胃肠道得到充分休息,但水可随时喂。

(3)继续母乳喂养。

(4)6 个月以内非母乳喂养患儿,可用其日常食用的奶或奶制品继续喂养。

(5)6 个月以上患儿,给已经习惯的平常饮食,如粥、面条或烂饭、蔬菜、鱼、肉末等,但不要油腻;可给一些新鲜水果汁或水果以补充钾。食物要很好烹调,研碎或捣碎,使之容易消化。暂停添加新的辅食。

(6)大年龄患儿可进食营养丰富且容易消化的食物。

(7)病毒性肠炎可有双糖酶缺乏,需控制饮食中糖的摄入。如腹泻时间较长(>5 d),乳类喂养者可更换去乳糖奶粉,以减轻腹泻。但母乳喂养患儿原则上应继续母乳喂养。可根据病情先控制母亲的甜食摄入,如腹泻仍严重再考虑更换去乳糖奶粉喂养 24 h,一般不超过 48 h,期间要指导乳母定时挤空双侧乳房。

(8)恢复期可根据患儿的消化能力每日加餐一次,直至腹泻停止后 2 周。

(9)补锌:2005 年,WHO 建议腹泻患儿予补锌。剂量:6 个月以内每日口服葡萄糖酸锌 10 mg;大于 6 个月每日口服葡萄糖酸锌 20 mg,连服 10~14 d。腹泻患儿补锌的作用:①有利于缩短病程;②减轻疾病的严重程度;③抵御愈后复发;④改善食欲,促进生长。

2.病情观察

(1)首先观察患儿神志、生命体征的变化,是否存在全身中毒症状,高热者及时降温。测量患儿体重,计算尿量,观察眼窝、前囟是否凹陷及皮肤弹性、末梢循环情况,记录出入量,评估是否存在脱水及脱水的性质和程度。中重度脱水的患儿经补充液体后 1 h 给予评价记录。

(2)观察有无低钠、低钾、代谢性酸中毒的表现。

低钠血症:①细胞外液容量减少。表现为循环不良、休克,如面色苍白发灰、皮肤花纹、四肢厥冷、血压下降、少尿等。②释放 ADH 增加,使水分在体内潴留,或补低张液过多,致细胞外液渗透压减低—细胞内水肿—脑细胞水肿—颅内高血压,如精神萎靡或嗜睡与烦躁不安交替,两眼凝视,重则惊厥、昏迷,严重时出现中枢性呼吸衰竭。③神经、肌肉应激性低下。表现为四肢肌张力低下、膝反射减退、心音低钝、腹胀、肠鸣音减弱等。

低钾血症:①神经肌肉系统。表现为神经、肌肉应激性减退。当血清 K^+ <3.0 mmol/L 时,可出现四肢肌肉软弱无力;低于 2.5 mmol/L 时,可出现软瘫,以四肢肌肉最为突出,腱反射迟钝或消失。当呼吸肌受累时则可引起呼吸困难。中枢神经系统表现有精神抑郁、倦怠、神志淡漠、嗜睡、神志不清甚至昏迷等。②消化系统。缺钾可引起肠蠕动减弱,轻者有食欲不振、恶心、便秘,严重低血钾可引起腹胀、麻痹性肠梗阻。③心血管系统。低血钾时一般为心肌兴奋性增强,可出现心悸、心律失常,严重者可出现房室阻滞、室性心动过速及室颤,最后心脏停搏于收缩状态。此外还可引起心肌张力减低、心脏扩大、末梢血管扩张、血压下降等。

代谢性酸中毒:轻度酸中毒的症状不明显,常被原发病所掩盖。较重的酸中毒表现为呼吸深而有力、唇呈樱桃红色、精神萎靡、嗜睡、恶心、频繁呕吐、心率增快、烦躁不安,甚则出现昏睡、昏迷、惊厥等。半岁以内小婴儿呼吸代偿功能差,酸中毒时其呼吸改变可不典型,往往仅有精神萎靡、面色苍白等。

(3)观察记录大便的次数、量、颜色、性状、气味,以及排便前后有无腹痛或哭闹,根据出量补充液体,及时采集黏液脓血部分送检。

(4)大便稀者每日评估臀部皮肤的完整性。

红臀Ⅰ度:皮肤红,未破损,可涂淡鱼肝油。

红臀Ⅱ度:表皮破损,可涂红霉素软膏及硼酸扑粉。

红臀Ⅲ度:表皮破损,面积较大,伴有渗血。可适当暴露臀部,保持干燥。

(5)每日观察患儿的饮食情况,评估其营养状态。

3.液体疗法

(1)腹泻一开始时就要给患儿口服比平时更多的液体以预防脱水,一般为 40 mL/kg,详细记录 24 h 出入量,每 4 h 评价一次。

(2)对于轻中度脱水,提倡口服葡萄糖电解质溶液(ORS)60～80 mL/kg,4～6 h 分次饮完,以后可继续服用,腹泻一次补 50～100 mL。新的低渗配方口服补液盐(RO-ORS)溶液将 ORS 中的 Na^+ 从 90 mmol/L 降至 60～75 mmol/L,葡萄糖液浓度从 111 mmol/L 降至 75 mmol/L,电解质渗透压相当于 1/2 张含钠液,减少了高钠血症,且因原配方里的碳酸氢钠由枸橼酸钠替代,口味略带酸甜,孩子更易接受。

(3)对于呕吐严重、中重度脱水或有腹胀的患儿则给予静脉补液。在静脉补液的实施过程中需做到三定(定液量、定液性质、定液速度)、三先(先盐后糖、先浓后淡、先快后慢)及两补(见尿补钾、惊跳补钙)。

第 1 天补液:包括累积损失量、继续损失量、生理需要量三部分。总量一般为轻度脱水 90～120 mL/kg,中度脱水 120～150 mL/kg,重度脱水 150～180 mL/kg。液体的种类如下。①补充累积损失量,低渗性脱水用 2/3 张含钠液,等渗性脱水用 1/2 张含钠液,高渗性脱水用 1/5～1/3 张含钠液;②补充继续损失量用 1/3～1/2 张含钠液;③生理需要量用维持液(1/5 张含钠液加0.15 %氯化钾),并根据病情随时调整,见尿酌情补钾。补液速度为有周围循环障碍者遵医嘱执行;一般累积损失量为 8～10 mL/(kg·h),常在 8～12 h 内完成;继续损失量和生理需要量约 5 mL/(kg·h)。在补充完累积损失量后的 12～16 h 内完成。

第 2 天及以后的补液:根据病情决定,一般只需补充继续损失量和生理需要量,继续补钾。于 12～24 h 内均匀输入。能口服者即改口服补液。

现主张在第 1 天补液 6～7 h 后即应重新评估病情,一旦患儿能饮水,应尽量改用 RO-ORS 口服液。

4.基础护理

发热者及时擦干汗液,更换潮湿衣被,做好口腔护理和皮肤护理。患儿大便次数多或稀时便后温水清洗臀部,选用棉质尿布,保持干燥透气。如臀部皮肤发红,予外涂鞣酸软膏或淡鱼肝油保护,如臀部皮肤发红破损则予涂红霉素软膏和硼酸扑粉治疗。

5.正确用药微生态制剂

应餐后服用或随餐服用,水温不超过 50 ℃。黏膜保护剂如蒙脱石散剂(思密达)每包应溶解在 50 mL 水中空腹送服,与微生态制剂间隔 2 h。若用口服抗生素均应与前两种药物隔开 2 h 服用。静脉应用抗生素要根据药物的半衰期准点使用,以维持正常的血药浓度,发挥药物的最佳疗效。

6.做好消毒隔离

(1)尽量按病原安排病房,避免交叉感染。

(2)病室内床单元、门把手等物体表面每日用含氯消毒剂擦拭,防止间接粪-口传播。病室内保持空气流通,每日紫外线消毒或空气负离子净化,以减少肠道病毒形成气溶胶通过呼吸道吸入传播。

(3)教育家属与患儿饭前便后勤洗手,勿随地排便,阻断自行粪-口传播。

(4)管理好患儿的排泄物,放置在黄色有盖污物桶内集中焚烧处理。

(5)工作人员做好操作前后的规范洗手及诊间的快速手消毒,防止医源性的交叉感染。

(6)定期做空气培养,检测病房污染率。

7.健康教育

(1)向家属讲解疾病的发展经过,减轻其焦虑。

(2)指导家属合理喂养,保证患儿能量摄入。督促饮食卫生,避免粪-口传播。

(3)教会家属有效喂服口服补液盐溶液:①标准 ORS 一份加水至 1 000 mL,也可加水至 1 500 mL,避免高钠血症。RO-ORS 按说明配制,根据患儿病情告知服用的量。②2 岁以下患儿每 1~2 min 喂 1 小勺约 5 mL,少量多次喂服,以免呕吐。③大一点的患儿可以用杯子少量多次慢慢喝,不可喝得太快,否则易呕吐。④如果患儿呕吐,停 10 min 再慢慢给患儿喂服(每 2~3 min 喂一小勺约 5 mL)。

(4)指导家属正确喂服微生态制剂和黏膜保护剂。

(5)示范臀部护理的方法。

8.出院指导

根据患儿的消化能力每日加餐 1~2 次至 2 周。注意饮食卫生,饭前便后勤洗手,勤剪指甲。提倡母乳喂养。气候变化时防止患儿受凉。避免长期滥用抗生素。

第二节　过敏性腹泻病

食物过敏(或不耐受)可能是小儿慢性腹泻的重要原因之一。对摄入的食物过敏而有腹泻表现的胃肠道过敏反应,称为过敏性腹泻病。

一、病因与发病机制

食物过敏和食物不耐受是两个概念,它们由于临床症状相似而经常被混淆,特别是在儿童阶段。但从生物学角度来看,引起这些症状的机制是不同的。食物过敏通常属于免疫性的,与蛋白质类食物有关。当这些食物经过人体吸收后,会刺激免疫系统产生抗体,如果量过多,则活化肥大细胞,使其释放组胺,使人产生过敏现象。食物过敏又进一步分为 IgE 介导和非 IgE 介导的反应。前者属于 I 型变态反应,常在进食后数分钟内出现症状,可以累及消化道、皮肤和呼吸道,这些症状常常同时出现,但无特异性;非 IgE 介导的食物过敏涉及 IgG、免疫复合物及细胞介导的免疫反应等多种机制,常于进食后数小时或数日后出现症状。

食物不耐受是对摄入的食物或食物添加剂产生异常生理反应,这种反应不是免疫介导的,而是产生于特异性体质、对食物或食物添加剂的代谢异常或毒性反应。

理论上,任何食物蛋白均可成为过敏原。但通过食物诱发试验等发现,最常见的含过敏原的食物为奶类、蛋类、花生、豆类、鱼类和麦类六类。这些食物通过分离、纯化等可以将其致敏原的主要蛋白成分分离出来。

二、流行病学

食物过敏是指由免疫机制介导的某种食物或食品添加剂等引起肠道内或全身的变态反应,为一种与摄入某种特殊饮食有关的胃肠综合征,表现为反复呕吐、腹泻、腹胀、生长发育迟缓,甚至出现休克的症状。食物过敏的发病率为 0.3%～7.5%,并随年龄增加而下降。国内报道,24 个月内儿童食物过敏的发生率为 3.5%～5.2%,1 岁内为 6.1%,其中 4～6 个月为高发年龄段,提示婴儿期可能是食物过敏的易感时期。

三、临床表现

食物引起的变态反应可表现在消化道上,如恶心、腹胀、腹痛、上腹不适、呕吐、腹泻等;可表现在呼吸道上,如咳嗽、哮喘、鼻炎等;表现在皮肤上,如皮疹、皮肤红斑、过敏性皮炎;表现在心血管系统中,如心律失常、高血压,严重的甚至还可出现休克。个别会有偏头痛表现。

食物蛋白不耐受(常见的食物蛋白有奶类或豆类蛋白),常于幼儿期内发病。主要症状有呕吐、腹泻,也可因严重腹泻、呕吐、食欲低下、吸收不良而引起生长发育延迟,消化道出血而出现贫血等。小肠黏膜活检可见点片状不连续的绒毛萎缩。

四、治疗

治疗措施主要包括避免接触过敏原、药物治疗及必要时予以免疫治疗,其中最根本的是避免再摄入引起过敏的食物。但因 2～3 岁以后大多数儿童的食物致敏原会消失,因此饮食控制不必很长时间(坚果类除外)。

五、护理措施

1.饮食治疗与护理

根据食物过敏原筛查的结果将患儿的食物分为三级,即禁食、交替食用、安全食用,并根据患儿的年龄制订详细的、个性化的限食计划。

(1)如过敏食物种类不多,则直接禁食致患儿过敏的食物至临床症状消失;如致敏食物种类多,则对中高度敏感的食物禁用,对低度敏感的食物予交替食用,以尽量拓宽患儿的食谱。

(2)用其他食品代替禁食食品,以保证患儿的能量摄入,满足其生长发育需要。如对牛奶蛋白过敏,婴儿可换成氨基酸配方粉或深度水解配方粉喂养,幼儿可改喝豆浆;对大米过敏者可以食用糙米、小麦或者荞麦。

(3)指导家属把好患儿的日常饮食关。购买食物前仔细阅读食品标签,检查食品成分,如对牛奶过敏的患儿也要禁食所含奶制品及巧克力等,不能吃冷饮、蛋糕。患儿的食物宜单独制作,避免在备餐时造成过敏原的交叉污染。

（4）低度过敏的食物如是必需的，待临床症状好转后可逐步再加入患儿的食谱。但要注意：①严格遵照医嘱执行；②逐一添加，由少到多；③单一品种添加，如以前对牛奶过敏，则只添加牛奶，避免巧克力味、草莓味等配方奶。

（5）虽然在大多数患儿3岁后食物过敏原会慢慢消失，但坚果类过敏原会长期存在，因此仍要避免。

2.健康教育

（1）告知家属患儿对哪些食物产生不耐受、敏感的程度及食用不耐受食物后的临床表现。

（2）向家属解释禁食高度敏感食物的目的是避免机体持续接触不耐受的食物，摆脱恶性因素的刺激，使机体免疫系统的保护性反应消失并逐渐恢复平衡状态。增加饮食治疗的依从性。

（3）根据患儿的健康状况与营养需求，指导患儿家属制订具体的饮食调整计划、禁食食物替代品的选择和储备。督促患儿严格按照食谱进食。

（4）教会家属检查食品成分及添加剂的方法。对含有禁食成分的食物要避免。对成分标识不清的食品，如无法肯定其是否含有不耐受食物成分，也要禁食一段时间。

3.有脓血便者

参照感染性腹泻患儿的护理。

4.营养不良者

参照小儿肠吸收不良综合征患儿的护理。

第三节　小儿肠吸收不良综合征

吸收不良综合征（malabsorption syndrome，MAS）是营养物质的消化和（或）吸收功能障碍，以致肠内一种或多种营养物质不能顺利通过肠黏膜转运入组织内而从粪便中过量排泄，引起营养物质缺乏的综合征。

一、病因与分类

MAS的病因很复杂，营养物质消化吸收过程中的任何一个环节出现故障均能导致MAS。其分类方法很多：有的按吸收障碍的营养物质分类，如糖吸收不良、脂肪吸收不良；有的按发病机制分类，如肠道慢性感染、肝胆系统疾病、胰腺疾病等；有的简单地分为原发性、继发性。MAS的常见病因又可因种族、地区、年龄而异。国外报道的MAS中以麸质性肠病及胰腺纤维囊性变引起的本病较多见，该两种病好发于欧美白种人，国内该两种病均较罕见，而以感染性慢性腹泻及乳糖吸收不良引起的本病较为常见。此外，小肠大段切除、小肠细菌过度繁殖、牛奶或大豆蛋白过敏性肠病、炎症性肠病、肝内外胆汁淤积、先天性丙种球蛋白缺乏、小肠淋巴管扩张症、麸质性肠病等导致的MAS亦有散在发病。

二、临床表现

1.MAS的共同表现

由于营养物质吸收障碍，在粪便中排泄增加，典型的MAS常出现腹泻、腹部饱胀，有时腹痛、倦怠、乏力。腹泻严重者常有水、电解质及酸碱平衡紊乱；病程迁延者常出现营养不良、贫血、生长发育障碍。

2.3 种主要营养物质吸收不良的特殊表现

(1)脂肪吸收不良：常出现脂肪泻，粪便量多，呈灰白色糊状，滑腻、有恶臭，并经常伴有脂溶性维生素缺乏的症状。

(2)糖吸收不良：婴儿期常以腹泻为主要症状，粪便呈水样稀便，带泡沫及酸臭味。年长儿腹泻轻或无，而以腹胀、肠鸣、腹部不适为主要症状。

(3)蛋白质吸收不良：粪便颜色较浅，有臭皮蛋气味，并出现与低蛋白血症有关的症状，如水肿、腹水等，而尿蛋白常阴性。蛋白质吸收不良罕见单独发生，一般均在肠黏膜广泛受损时，与脂肪或糖吸收不良同时发生。

三、治疗

针对病因停用不耐受的饮食，补充缺乏的消化酶。有慢性肠炎或小肠细菌过度增殖时酌情应用抗生素或微生态制剂。贾第虫病应用甲硝唑治疗。保证患儿的热量供应，补充必需的维生素。对贫血或营养不良、水肿者可小量多次输血和血浆。

四、护理措施

1.饮食治疗

原则上应用高热量、高蛋白、低脂肪饮食。针对不同病因给予相应的饮食控制：乳糖吸收不良者停止哺乳，改用葡萄糖或麦芽糊精；蛋白质不耐受者则停用相应的食物蛋白，改用水解蛋白或氨基酸制剂；麸质性肠病则从饮食中去除麸胶，禁用麦食。重症 MAS 患儿往往厌食，消化吸收功能亦极差，所进食物、药物经常完整地从粪便中排出，此时可先予肠道外高营养，待临床症状稍见缓解后再改用要素饮食口服。少量多餐，逐步递增。注意维生素 B_{12} 及叶酸的补充。

2.其他

参照感染性腹泻的护理。

第四节　胃炎

一、急性胃炎

急性胃炎(acute gastritis)是指由各种外在和内在因素引起的急性广泛性或局限性的胃黏膜炎性病变。若合并有肠道炎症则称为急性胃肠炎。临床上可分为单纯性、糜烂性、腐蚀性 3 种类型，儿童中以单纯性与糜烂性多见。

(一)病因和发病机制

1.病因

(1)微生物感染或细菌感染：进食污染微生物和细菌毒素的食物引起的急性胃炎中，多见沙门菌属、嗜盐杆菌及某些病毒等，细菌毒素以金黄色葡萄球菌多见，偶为肉毒杆菌毒素。近年发现幽门螺杆菌也是引起急性胃炎的一种病原菌。

（2）化学因素：

①服用水杨酸盐类药物，如阿司匹林、吲哚美辛等。

②误食强酸（如硫酸、盐酸、硝酸）、强碱（如氢氧化钠、氢氧化钾）引起胃壁腐蚀性损伤。

③误食毒草、砷、灭虫药、杀鼠剂等化学毒物，均可刺激胃黏膜，引起炎症。

（3）物理因素：进食过冷、过热的食品或粗糙食物均可损伤胃黏膜，引起炎症。

（4）应激状态：某些危重疾病，如新生儿窒息、颅内出血、败血症、休克、大面积灼伤等使患儿处于严重的应激状态，是导致急性糜烂性胃炎的主要原因。

2.发病机制

外源性病因会严重破坏胃黏膜屏障，导致氢离子及胃蛋白酶的逆向弥散，引起胃黏膜的损伤而发生糜烂、出血。

应激状态是去甲肾上腺素和肾上腺素大量分泌，内脏血管收缩，胃血流量减少，缺血、缺氧进一步使黏膜上皮的线粒体功能降低，影响氧化磷酸化过程，使胃黏膜的糖原储存减少；而胃黏膜缺血时，不能清除逆向弥散的氢离子；缺氧和去甲肾上腺素又使碳酸氢根离子分泌减少，前列腺素合成减少，削弱胃黏膜屏障功能，导致胃黏膜急性糜烂性炎症。

（二）临床表现及分型

1.急性单纯性胃炎

起病较急，多在进食污染食物后数小时或 24 h 发病，症状轻重不一，表现为上腹部不适、疼痛，甚至剧烈的腹部绞痛。厌食、恶心、呕吐，若伴有肠炎，可有腹泻。若为药物或刺激性食物所致，症状则较轻，局限于上腹部，体检有上腹部或脐周压痛，肠鸣音可亢进。

2.急性糜烂性胃炎

多在机体处于严重疾病应激状态时被诱发，起病急骤，常以呕血或黑粪为突出症状，大量出血可引起晕厥或休克，伴重度贫血。

3.急性腐蚀性胃炎

有误服强酸、强碱史。除口腔黏膜糜烂、水肿，尚有中上腹剧痛及绞窄感，以及恶心、呕吐、呕血和黑粪，并发胃紊乱。急性期过后可遗留贲门或幽门狭窄，出现呕吐等梗阻症状。

（三）治疗要点

急性胃炎的治疗原则主要有以下 4 个方面：①去除病因；②保护胃黏膜；③对症处理；④饮食调节。

1.单纯性胃炎

以对症治疗为主，去除病因，解痉止吐，口服黏膜保护剂，细菌感染尤其伴有腹泻者可选用黄连素、三代头孢菌素类抗生素。有幽门螺杆菌感染者，则应做 HP 的清除治疗。

2.糜烂性胃炎

应控制出血，去除应激因素，可用 H_2 受体拮抗剂西咪替丁 $20\sim40$ mg/(kg·d)，法莫替丁 $0.4\sim0.8$ mg/(kg·d)，或质子泵阻滞剂奥美拉唑 $0.6\sim0.8$ mg/(kg·d)，以及应用止血药如巴曲酶注射液、凝血酶冻干粉口服等。

3.腐蚀性胃炎

应根据腐蚀剂性质给予相应的中和药物，如口服镁乳氢氧化铝、牛奶、鸡蛋白等治疗强酸剂腐蚀。

(四)护理措施

1.一般护理

多休息,注意劳逸结合,学龄期儿童适当减少作业量,避免玩刺激性的游戏,使身体、心理均获得有效放松,利于疾病康复。呕吐较剧或呕吐带血的患儿则严格卧床休息,以减少机体能量的消耗。呕吐后及时更换清洁衣被,做好口腔护理,减少不良刺激。

2.饮食护理

急性期病情严重,如频繁恶心、呕吐、上腹疼痛者暂禁饮食,由静脉补充液体,让胃肠道得到充分休息。有上消化道出血者遵医嘱适当延长禁食时间。待症状缓解后可进清淡温流质饮食,如米汤、稀藕粉,逐步添加牛奶。指导患儿细嚼慢咽,勿急食,使食物与唾液充分搅拌均匀,以减轻胃的负担。如临床症状无反复,可予温软易消化食物,如粥、烂面、鸡蛋羹等。要少量多餐,规律进食。恢复期可结合患儿饮食习惯逐步增加饮食种类,但应少食甜食,避免辛辣刺激性、粗糙食物和油炸类食品。勿食过冷、过热、易产气的食物和饮料。注意饮食卫生。

3.对症护理

(1)呕吐:注意观察和记录呕吐物的性质、量及色泽,呕吐时给予患儿侧卧位,防止呕吐物误吸。呕吐严重者暂禁食,开通静脉输液,遵医嘱运用 H_2 受体阻滞剂和维生素 B_6 缓解症状,详细记录患儿的出入量,以合理安排输液顺序和输液速度,防止发生脱水和电解质、酸碱平衡紊乱。

(2)腹痛:上腹隐痛者予调整卧位,按摩局部,促进舒适。采取各种方式转移患儿的注意力以缓解其疼痛。对于疼痛剧烈者暂禁食,明确诊断后遵医嘱应用解痉止痛药。注意观察和记录疼痛的部位、性质、程度,患儿对疼痛的耐受能力和身心反应,以及应用解痉止痛药的效果,是否伴有腹泻等。

4.内镜检查的护理

检查时协助患儿取屈膝左侧卧位,松开衣领和裤带,头略前倾,下颏内收;胃镜前端进入舌根部至食管入口时嘱患儿做吞咽动作;进镜过程中随时观察患儿呼吸、面色;检查结束后,嘱患儿适当休息,待麻醉作用消失后方可进食,门诊患儿留室观察 30 min,注意观察有无剧烈腹痛、呕血等。

5.心理护理

急性期因起病突然、频繁呕吐和腹痛,患儿及其家属易产生恐惧心理。此时,医护人员要耐心细致地给他们讲解小儿急性胃炎的病因、治疗和预后,告知诊断明确后通过控制饮食和药物治疗,症状一般会很快缓解。等到病情控制、食欲恢复后,患儿想进食各种自己喜好的食物,而家属也迫切想给孩子补充营养,此时医护人员要反复强调遵循饮食指导对防治该病的重要性,对年龄稍大的患儿可直接与之沟通,增加饮食的依从性。疾病痊愈后,有些患儿和家属会担心病情反复,此时要予以安慰,告知其小儿正处于生长发育阶段,新陈代谢快,组织修复能力比成人强,治愈后不易复发。但同时也要告诫家属不要给孩子过多的压力,平时要多表扬、鼓励,身心护理相结合更有利于疾病的康复。

6.健康教育

(1)根据饮食护理内容指导家属规律喂养患儿,注意饮食卫生。禁食生冷、刺激性食品。

（2）患儿生活规律，并注意劳逸结合，避免不良情绪刺激影响胃的功能。

（3）指导患儿正确服药。许多药物有刺激胃肠道的副作用，如非甾体抗炎药、某些抗生素、制霉菌素等，应避免使用。其他许多西药及部分中药也有不同程度的胃肠道刺激作用，要在医师指导下服用。感冒时应尽量选择中成药。

7. 出院指导

生活规律，放松心情，避免应激因素。勿暴饮暴食，做好饮食卫生，控制冷食，遵循住院期间的饮食指导原则。慎用水杨酸盐类药物。胃镜有异常者遵医嘱按时复查，正确服药。

二、慢性胃炎

慢性胃炎（chronic gastritis）是指各种原因持续、反复作用于胃黏膜引起的慢性炎症。

（一）病因和发病机制

1. 幽门螺杆菌

自 1983 年澳大利亚学者罗宾·沃伦（Robin Warren）和巴里·马歇尔（Barry Marshall）首次从慢性胃炎患者的胃黏膜中分离出 HP 以来，大量研究表明，HP 与慢性胃炎密切相关。HP 是革兰氏阴性菌，在光镜下呈轻度 S 形弯曲，长约 3 μm，电镜下菌体末端钝圆，大多数细菌一端有 2～6 根长 3～5 μm 的鞭毛，在普通培养条件下不生长，但在特殊的三气（10 %CO_2、5 %O_2 和 85 %N_2）培养箱中生长良好。在儿童中原发性胃炎 HP 感染率高达 40 %，慢性活动性胃炎高达 90 %以上，而正常胃黏膜几乎很难检出 HP。感染 HP 后，病理形态改变主要是胃窦黏膜小结节，小颗粒隆起，组织学显示淋巴细胞增多，淋巴滤泡形成，用药物将 HP 清除后胃黏膜炎症明显改善。此外，成人健康志愿者口服 HP 证实其可引发胃黏膜的慢性炎症，并出现上腹部痛、恶心、呕吐等症状，用 HP 感染动物的动物模型也获得了成功。HP 作为一种病原菌已达到 Koch 定律的要求，因此，HP 是慢性胃炎的一个重要病因。

2. 化学性药物

小儿时期经常感冒和发热，反复使用非甾体类药物如阿司匹林、吲哚美辛等，使胃黏膜内源性保护物质前列腺素 E_2 减少，胃黏膜屏障功能降低，而致胃黏膜损伤。

3. 不合理的饮食习惯

食物过冷、过热、过酸、过辣、过咸，或经常暴饮暴食、饮食无规律等均可引起胃黏膜慢性炎症。食物中缺乏蛋白质、B 族维生素也使慢性胃炎的易患者增加。

4. 细菌、病毒和（或）其毒素

鼻腔、口咽部的慢性感染病灶，如扁桃体炎、副鼻窦炎等细菌或其毒素吞入胃内，长期慢性刺激可引起慢性胃黏膜炎症。有报道，40 %的慢性扁桃体炎患者其胃内有卡他性改变。急性胃炎之后胃黏膜损伤经久不愈，反复发作，亦可发展为慢性胃炎。

5. 十二指肠液反流

幽门括约肌功能失调时，十二指肠液反流入胃。十二指肠液中含有胆汁、肠液和胰液。胆盐可减低胃黏膜屏障对氢离子的通透性，并使胃窦部 G 细胞释放胃泌素，增加胃酸分泌，氢离子通过损伤的黏膜屏障并弥散进入胃黏膜引起炎症变化、血管扩张、炎性渗出增多，使慢性胃炎持续存在。

(二)临床表现

小儿慢性胃炎的症状无特异性,多数有不同程度的消化不良症状,临床表现的轻重与胃黏膜的病变程度并非一致,且病程迁延,主要表现为反复腹痛,腹痛无明显规律性,通常在进食后加重。疼痛部位不确切,多在脐周。幼儿腹痛可仅表现为不安和正常进食行为的改变。年长儿症状似成人,常诉上腹痛,其次有嗳气、早饱、恶心、上腹部不适、反酸。进食硬、冷、辛辣等食物或受凉、气温下降时可引发或加重症状。部分患儿可有食欲不振、乏力、消瘦及头晕,伴有胃糜烂者可出现黑便,体征多不明显。压痛部位可在中上腹或脐周,范围较广泛。

(三)治疗要点

慢性胃炎尚无特殊疗法,无症状者无须治疗。

(1)饮食宜选择易消化、无刺激性食物,少吃冷饮与过辣、油炸食品。

(2)清除 HP:对 HP 引起的胃炎,尤其是活动性胃炎,应给予抗 HP 治疗。

选用的药物有:①次枸橼酸铋(CBS)6～9 mg/(kg·d)。②抗生素,羟氨苄青霉素 5 mg/(kg·d),克拉霉素 15～20 mg/(kg·d),甲硝唑 20 mg/(kg·d),呋喃唑酮 5～10 mg/(kg·d)。③质子泵抑制剂奥美拉唑 0.6～0.8 mg/(kg·d)。

治疗方案可在上述药物中选用,组成二联或三联疗法。含铋剂方案:铋剂加一或两种抗生素。不含铋剂方案:质子泵抑制剂加一或两种抗生素组合。

(3)有腹胀、恶心、呕吐者,给予胃动力药物如多潘立酮。

(4)高酸或胃炎活动期者,可给予 H_2 受体阻滞剂如西咪替丁、雷尼替丁、法莫替丁。

(5)有胆汁反流者,给予铝碳酸镁(胃达喜)、熊去氧胆酸与胆汁酸结合及促进胆汁排空的药。

(四)护理措施

1.休息与饮食指导

(1)休息:保持病室安静、舒适,保证患儿充足的睡眠。生活规律,适当进行一些体育锻炼,以增强体质,缓解压力。特别是学龄期儿童,更要注重劳逸结合,使身心均得到休息。对有胆汁反流的患儿鼓励右侧卧位休息,病情较重者睡觉时避免平卧或头低位,宜抬高上半身 15～20 cm并右侧卧位,减少反流。

(2)饮食:小儿慢性胃炎的饮食应少量多餐或定时进餐,以软食为主,避免生冷、粗糙、过热、过酸、过辣等刺激性食物,食物须细软嫩烂易消化。护理人员根据患儿原有的饮食习惯合理调整膳食,纠正其偏食、暴饮暴食、饮食不洁、饮食不规律等不良习惯。牛奶对胃黏膜有保护作用,且营养丰富,提倡经常食用。创造温馨愉悦的用餐环境,食物要色香味俱佳、量适中,可盛在漂亮的餐具内,鼓励患儿进食。急性发作时参照急性胃炎的饮食护理。

2.对症护理

腹痛者可予热敷,局部按摩或遵医嘱应用止痛药。设法转移患儿的注意力,以缓解其疼痛。指导患儿正确服用药物,遵循饮食调整原则,减少症状反复。观察有便血的患儿大便的性状及变化,注意与服用铋剂后的灰黑色大便相鉴别。对于纳差、病程长的患儿,除予细致的饮食指导外,尚要评估其生长发育情况,评价是否存在营养不良及其程度。观察面色及有无乏力、头晕等贫血症状。

3.用药指导

(1)对有胆汁反流的患儿使用硫糖铝中和胆盐,防止反流。以餐前30～60 min和睡前服用最佳。服药时应将药片嚼碎或研成粉末服用。如与制酸剂同时服用,制酸剂应在服用硫糖铝前 30 min 或后 60 min 服用。

(2)促进胃排空的药物应在饭前服用,不宜与解痉剂合用。

(3)现主张应用三联疗法治疗幽门螺杆菌,即质子泵抑制剂(PPI)或铋剂加上克拉霉素、阿莫西林或甲硝唑的任意两种抗生素药物配伍,其 HP 根除率在 85 ％～90 ％。PPI 和铋剂必须在餐前 30 min 服用,两种抗生素则在餐后服用。铋剂要用温水溶解,服用后可能会引起便秘、大便和舌苔呈灰黑色、口中带氨味等,停药后会自行缓解。服用阿莫西林和甲硝唑会引起全身乏力及恶心、呕吐甚至腹泻等胃肠道反应。要密切观察并告知家属及患儿,督促其按疗程坚持治疗。

4.心理护理

良好的护患关系是心理护理的前提条件。详细介绍病房环境、设施的使用,主动关心患儿,耐心解释病情,指导饮食、休息、用药,以取得患儿及其家属的信任,增加治疗的依从性。鼓励患儿说出来自学习或生活的压力,以合适的方法纠正家属过严的教育方式。

5.内镜检查的护理

同急性胃炎内镜检查的护理。

6.健康指导

不合理的饮食习惯是小儿慢性胃炎的重要易患因素,要引导患儿改变不良的饮食行为和生活方式。HP 感染者实行分餐制。胃肠道是机体内唯一由中枢神经、肠神经和自主神经共同支配的系统,持续的精神紧张和压力过大是小儿慢性胃炎的易患因素,指导家属避免经常训斥或惩罚孩子,特别是用餐前后,且对孩子的学习不要要求过高。帮助患儿正确处理与他人的关系,对性格内向的孩子更要多加关心。避免使用解热镇痛药,慎用皮质醇类药物。及时治疗小儿上呼吸道感染性疾病,告知患儿平时不要将痰咽入胃中。有晕动病的患儿,乘车、船前应服用抗晕动的药物,以避免胆汁反流。

7.出院指导

遵循住院期间的休息、饮食、用药及健康指导,遵医嘱按时复查胃镜和门诊随访。

第五节　小儿消化性溃疡

消化性溃疡(peptic ulcer disease, PUD)是指那些接触消化液(胃酸、胃蛋白酶)的胃肠黏膜及其深层组织的一种局限性黏膜缺损,其深度达到或穿透黏膜肌层。溃疡好发于十二指肠和胃,但也可发生于食管、小肠、胃肠吻合口处,极少数发生于异位的胃黏膜,如梅克尔憩室。

一、病因和发病机制

消化性溃疡的病因繁多,有遗传、精神、环境、饮食、吸烟、内分泌等因素,迄今尚无定论,发病机制多倾向于攻击因素-防御因素失衡学说。正常情况下胃黏膜分泌黏液,良好的血运、旺盛的细胞更新能力及胃液分泌的调节机制等防御因素处于优势,或与盐酸、胃蛋白酶、HP 等攻击因素保持平衡,一旦攻击因素增强或(和)防御因素削弱则可形成溃疡。目前认为,在上述因素中两大环境因素对大多数溃疡患者的发病有重要意义,即幽门螺杆菌感染与阿司匹林(ASA)或其他非甾体抗炎药(NSAID)的使用有关。可以说,家族性溃疡病的发生原因除与遗传有关外,亦与幽门螺杆菌在家族成员中的交叉感染有关。

二、临床表现

小儿消化性溃疡临床表现各种各样,不同的年龄症状差异较大。

1.新生儿期

以突发性上消化道出血或穿孔为主要特征,常急性起病,以呕血、便血、腹胀及腹膜炎表现为主,易被误诊,此期多为急性应激性溃疡,死亡率较高。

2.婴幼儿期

此期患儿以急性起病多见,突然呕血、黑便,前期可能有食欲减退、呕吐和腹痛、生长发育迟缓等。

3.学龄前期

原发性溃疡逐渐增多,此期腹痛症状明显,多位于脐周,呈间歇性发作,与饮食关系不明确,恶心、呕吐与上消化道出血也较常见。

4.学龄期

以十二指肠溃疡多见。随着年龄增长,临床表现与成人接近。症状以上腹痛、脐周腹痛为主,有时有夜间痛,或反酸、嗳气,或慢性贫血。少数患者表现为无痛性黑便、昏厥,甚至休克。

三、并发症

1.出血

出血的并发症有时可以是溃疡的首发症状,而无任何前驱表现。呕血一般见于胃溃疡,吐出物呈咖啡样。而黑便较多见于十二指肠溃疡。当出血量较多时,任何一种溃疡可同时表现为呕血与黑便。小儿胃内引流物呈血性多提示胃出血;但引流物阴性者并不能排除十二指肠溃疡合并出血的可能(因为血液可不经幽门反流入胃)。

2.穿孔

穿孔较出血少见得多。溃疡穿孔常突然发生,可无任何先兆症状。少数儿童可无溃疡病史,以穿孔并发症为首发症状,经手术证实为十二指肠溃疡伴穿孔。新生儿出生后早期也可见应激性胃溃疡穿孔,表现为腹痛、腹胀。

四、治疗要点

临床确诊后给予对症、支持治疗,调整不良的生活和饮食习惯,按病情轻重调整用药剂量及疗程。对有消化道出血者给予补液、止血、输血、抑酸等处理。

五、护理措施

1.饮食指导

宜选择营养丰富且易消化食物,在不刺激溃疡的原则下多吸收营养,增加胃黏膜的抵抗力。牛奶能稀释胃酸,提倡适量摄取,安排在两餐间饮用。钙剂吸收反过来刺激胃酸分泌,故不宜多食。脂肪到达十二指肠能刺激小肠黏膜分泌肠抑胃泌素,抑制胃酸分泌,但脂肪可延缓胃排空,故宜食适量不饱和脂肪酸。主食提倡面食,因面食柔软、含碱、易消化,不习惯面食者则以软食、米粥替代。忌食生冷、酸辣、油炸及粗纤维食物和碳酸饮料。禁止暴饮暴食。培养良好的饮食习惯,定时定量进餐。不宜过分强调少量多餐,因进食即可刺激胃酸分泌,包括牛奶,所以多次进食有时反而有害。一般症状发作严重时,白天可每 2 h 进食一次,症状减轻后即恢复至正常餐数。戒除边看电视边吃饭、不吃早饭等坏习惯。告知大年龄患儿戒除烟酒。心情不愉快、伤心时避免进餐。指导家属勿在进餐时说教、训斥孩子。

2.病情观察

注意观察新生儿及婴幼儿患儿呕血、便血的次数、量、性状和有无腹膜炎症状,评估其食欲、营养状况,如出现腹胀、腹痛则警惕穿孔并发症的发生。学龄期前后的患儿腹痛症状逐渐明显,注意观察患儿腹痛的部位、时间,与饮食的关系,有无伴随反酸、嗳气等。

3.内镜检查的护理

同急性胃炎内镜检查的护理。

4.用药护理

(1)铝碳酸镁、氢氧化铝等抗酸药能中和胃酸,减轻胃酸对胃肠黏膜的刺激。水剂效果最佳。如是片剂则应嚼碎,在餐后 1~1.5 h 及睡前服用。

(2)其他用药见慢性胃炎的用药护理。

5.心理护理

充分了解患儿的性格特点,对具有好胜心的患儿予耐心说教,正确引导其自我意识的发展,克服易冲动、兴奋和不稳定的心理,诱导其倾诉内心的担忧,多鼓励和表扬,以减轻患儿的心理负担,缓解紧张情绪,这样有利于症状的消失。对于教育方法粗暴的家属,告知他们孩子保持松弛愉悦的心情对防治疾病的重要性,督促他们耐心说教,以理开导,避免打骂,以减轻患儿的心理压力。

6.健康教育

(1)培养患儿良好的饮食习惯,细嚼慢咽、少食多餐有益于胃溃疡的治疗。

(2)告知家属督促患儿严格遵循胃溃疡的饮食指导,特别是控制儿童普遍喜爱的洋快餐、薯片(条)、碳酸饮料等食物的摄入。

(3)HP 感染者实行分餐制,避免交叉感染。

(4)遵医嘱正确服药,不能以临床症状消失为依据自行停药。

(5)保证患儿足够的休息和睡眠,恢复期适当锻炼以保持健康。

(6)保护胃黏膜。激素类药(泼尼松等)、非甾体抗炎药(阿司匹林、吲哚美辛等)在治疗疾病的同时可能会损伤胃,应使用胃黏膜保护剂来加强保护。

7.出院指导

生活规律,劳逸结合,不沉迷游戏。放松心情。遵循饮食指导。HP 感染患儿坚持按疗程服药。遵医嘱按时复查胃镜。门诊随访。

第六节　小儿急性胰腺炎

急性胰腺炎(acute pancreatitis，AP)是指由多种病因引起的胰酶激活，以胰腺局部炎性反应为主要特征，伴或不伴其他器官功能改变的疾病。临床表现以腹痛为特征，伴随血清胰酶水平显著升高至正常水平的 3 倍或以上。

一、病因

小儿急性胰腺炎致病因素与成人不同。成人的常见病因以胆道疾患(如胆结石、慢性感染、肿瘤等)及乙醇中毒为主，而小儿的常见病因有以下几种：

(1)继发于身体其他部位的细菌或病毒感染，如急性流行性腮腺炎、肺炎、菌痢、扁桃体炎等。

(2)上消化道疾患或胆胰交界部位畸形，胆汁反流入胰腺，引起胰腺炎，如胆总管囊肿、十二指肠畸形等。

(3)药物诱发。应用大量肾上腺激素、免疫抑制剂、吗啡，以及在治疗急性淋巴细胞白血病时应用左旋门冬酰胺酶(L-asparaginase)等可引起急性胰腺炎。

(4)可并发于全身系统性疾病，如红斑狼疮、过敏性紫癜、甲状旁腺功能亢进症、克罗恩病(Crohn disease)、川崎病等。但仍有一些病例无肯定的致病因素。

二、发病机制

AP 的发病机制尚未完全阐明，目前的共识是胰酶消化自身胰腺及其周围组织所引起的化学性炎性反应，引发胰腺炎。一旦胰腺防御机制受到破坏，如感染、胆管内压增高、血液循环障碍等，会使胰蛋白酶原被激活，后者又激活其他酶反应，如弹性蛋白酶、激肽释放酶、脂肪酶、磷脂酶 A 等，导致胰腺及其邻近组织发生炎性反应，严重病例可出现出血、坏死等改变。胰腺腺泡细胞内钙超载在一系列酶激活过程中发挥着重要作用，尤其在急性水肿性胰腺炎向出血坏死性胰腺炎的转变中起着重要作用。

由于胰酶的激活和大量释放，胰腺组织被消化和破坏，这些坏死产物迅速诱导氧自由基的释放和大量促炎细胞因子的产生。氧自由基破坏腺泡细胞，引起胰酶的细胞外和细胞内激活，进一步加重胰腺损伤。促炎细胞因子如 TNF-α、血小板活化因子(PAF)等触发炎性反应介质的瀑布样级联反应，导致胰腺炎从局部病变迅速发展成为全身炎症反应综合征(SIRS)和多器官功能不全综合征(MODS)。

其他因素在 AP 的发病机制中亦起重要作用，如磷脂酶 A 和血栓素 A_2、胰腺血循环障碍、细胞膜的稳定性及内毒素等。

三、临床表现

小儿 AP 的临床症状和体征差异比较大，大多数表现为急性发作的、持续性的上腹部疼痛，常向背部放射，可伴恶心、呕吐，少数无腹痛。进食使腹痛加重。少数患儿有发热、心动过速、低血压、黄疸、腹部肌紧张、反跳痛及肠鸣音减弱。患儿出现全腹痛、压痛、全腹肌紧张和移动性浊音,伴剧烈的恶心、呕吐,短时间内出现严重的脱水及电解质紊乱,同时伴高热、谵妄,个别患儿在腰前下腹壁皮肤出现发绀或融合成大片状格雷-特纳征,亦可在脐周出现卡伦等表现,即意味着急性重型胰腺炎的发生。

在 AP 起病 2～12 h 血淀粉酶即升高,48 h 达高峰,3～5 d 逐渐恢复正常。尿淀粉酶在发病 12～24 d 升高,持续时间在 5 d 以上。

四、治疗要点

AP 起病初期的治疗措施是补充液体,维持水、电解质平衡,缓解疼痛,胰腺休息,支持治疗,防止局部及全身并发症的发生,加强重症监护。胰腺休息包括禁食、胃肠减压、缓解腹痛和抗胰腺分泌药的应用等。

五、护理措施

1.营养支持

AP 时的高分解代谢及禁食、胃肠减压导致脂肪、蛋白质迅速消耗。营养支持属于 AP 整体治疗的一部分。

(1)对于轻中型 AP,一般不需要空肠营养或静脉营养,待血尿淀粉酶降至正常、腹痛消失后开始进食少量以碳水化合物为主的流质如米汤、果汁、藕粉等。若患儿无恶心、呕吐、腹痛,则逐渐过渡到营养价值高的饮食如豆浆、脱脂奶。脂肪摄入量<30 g/d,避免进食油炸、辛辣食物。少量多餐,忌暴饮暴食。

(2)对于重型胰腺炎,营养支持可分为 3 个阶段:第一阶段应以全胃肠外营养(TPN)为主,一般需 2～3 周;第二阶段经内镜或在 X 线引导下给患者置入鼻空肠营养管,予以肠道要素饮食 2～3 周;病情稳定则转入第三阶段,即过渡到经口进食。

2.病情观察

(1)生命体征:观察患儿意识、面色、体温、血压、心率、皮肤温湿度的变化。如出现血压偏低、皮肤湿冷等休克早期征象,立即报告医师并建立静脉通道,每 30 min 测量血压一次直至正常。高热者给予及时降温。

(2)腹痛:观察腹痛的性质、范围、持续时间,呕吐后腹痛有无缓解,腹部体征变化。如患儿有频繁呕吐、高热不退、剧烈腹痛、腹胀等情况提示病情恶化,应立即汇报医师处理。

(3)实验室检查:监测淀粉酶、血糖、血钙、肝肾功能、血气电解质的变化,如血糖、血钙降低,提示病情严重。

3.液体疗法

禁食期间合理安排补液顺序和速度,记录患儿出入量,确保出入量平衡。重症患儿开放两条静脉通道,用于抗休克和静脉营养治疗。静脉营养选择中央静脉或外周粗直静脉,注意观察有无局部发红、疼痛等静脉炎表现。SS14 制剂(商品名:施他宁)半衰期只有 1～3 min,需 24 h 输液泵维持,随时检查输液泵性能,记录进量,更换输液时速度要快(<1 min),确保用药准确、有效。

4.心理护理

病初患儿因疼痛、禁食而紧张哭闹,被迫采取前倾前屈卧位,拒绝交流。护士协助保持卧位舒适,各项操作前耐心解释,鼓励患儿表达内心感受,解释禁食的重要性,取得其配合。病情好转、恢复饮食后要指导患儿及其家属正确选择饮食种类,避免操之过急。个别患儿害怕再次疼痛而不敢进食,要告知患儿尽早给予营养支持有利于疾病恢复,鼓励患儿进食。

5.其他护理

做好基础护理。由流行性腮腺炎并发的急性胰腺炎患儿与其他患儿分开放置,做好呼吸道隔离,预防传染。

6.健康教育

(1)保持良好心情,配合饮食控制及其他治疗。

(2)患儿禁食期间家属避免在孩子面前就餐,以免刺激其分泌消化液。

(3)腹痛时予前倾前屈位缓解疼痛,给予患儿感兴趣的图画、书籍、电视节目等转移其注意力。

(4)及时留取尿淀粉酶等标本送验。

(5)胃肠减压可抽出胃液,避免胃酸刺激十二指肠产生促胰液素、胆囊收缩素等,使胰液分泌减少,从而有效缓解症状,促进疾病恢复。指导家属看护好胃管,防止患儿扯脱。

(6)饮食控制期间患儿多卧床休息,生活规律,添加饮食应少量、多次,注意饮食卫生,勿暴饮暴食。

(7)有流行性腮腺炎的患儿应做好呼吸道隔离,告知家属勿让患儿接触其他患者,防止飞沫传播。

7.出院指导

饮食规律,少量多次,每日可进餐5~6次,减少对胰腺的刺激,使炎症趋于稳定。避免辛辣、油炸食品,避免高脂饮食,禁酒。出现上腹剧烈疼痛时暂禁食并及时就医。

第七节　炎症性肠病

炎症性肠病(IBD)是指原因不明的一组非特异性慢性胃肠道炎症性疾病,包括溃疡性结肠炎(UC)、克罗恩病(CD)和未定型结肠炎(IC)。UC是一种慢性非特异性结肠炎症,病变主要累及结肠黏膜和黏膜下层,大多从远端结肠开始,逆行向近端发展,可累及全结肠甚至末端回肠,呈连续性分布,临床主要表现为腹泻、黏液血便、腹痛。CD为一种慢性肉芽肿炎症,病变呈穿壁性炎症,多为节段性、非对称分布,可累及胃肠道各部位,以末段回肠和附近结肠为主,临床主要表现为腹痛、腹泻、瘘管和肛门病变。IC指结肠病变既不能确定为CD又不能确定为UC的结肠病变,病变主要位于近端结肠,远端结肠一般不受累,即使远端结肠受累,病变也很轻。三者均可合并不同程度的体重下降、生长迟缓和全身症状。

一、病因和发病机制

目前炎症性肠病病因和发病机制未明,多认为由多种因素相互作用所致,包括遗传、感染、精神、环境、饮食、黏膜局部免疫紊乱等因素。目前认为IBD发病机制可能为某些遗传决定因素使易感个体易于患病,在感染因子或肠腔内抗原的作用下刺激黏膜相关淋巴组织,引起上调的T细胞反应,由此激活各种细胞因子的联络,使局部组织发炎,并不断放大和持续,引起肠壁的损伤和相应的临床表现。

二、临床表现

儿童 IBD 的临床症状与体征除常见的胃肠道表现外,常有明显的肠外表现,如关节炎、生长迟缓、体重不增、营养不良、贫血、神经性厌食等,尤其是生长迟缓,是生长期儿童最独特的症状,常在婴儿期就已出现。

(一)溃疡性结肠炎

大多数 UC 起病隐匿,仅有轻度腹泻、便血,或仅见大便隐血。约 30 ％的患儿症状明显,起病较急,多见于婴幼儿,腹泻可达 10～30 次/天,呈血便或黏液脓血便,侵犯直肠者有里急后重。痉挛性腹痛常于便前、便时发生,便后缓解。左下腹触痛明显,可有肌紧张或触及硬管状结肠。

全身症状:发热、乏力、贫血,病情严重者则有脱水、电解质紊乱、酸碱平衡失调等。体重不增、生长发育迟缓亦是小儿 UC 最早期的临床表现。可有肠外表现如关节炎、关节痛、虹膜睫状体炎、肝大等。

小儿全结肠炎约占 62 ％,其中 5 ％可发生中毒性巨结肠,可并发肠穿孔、脓毒败血症。

(二)克罗恩病

症状取决于病变的部位与炎症的程度。腹痛是 CD 最常见的主诉,通常位于脐周,常发生于餐时或餐后,导致患儿不愿进食乃至厌食。只有回肠末端病变的腹痛位于右下腹部。腹泻常见于 90 ％的患儿,可由多种因素所致,如大片肠黏膜功能紊乱、胆盐吸收障碍、细菌过度生长、炎症性蛋白丢失等,腹泻发生在餐后伴腹痛,结肠受累者有便血,小肠受累者有水样便,需同时监测电解质与矿物质。CD 血便比 UC 少见。上消化道的 CD 较少见,但也有经内镜与组织学检查证实胃十二指肠病变,往往与其他疾病如胃食管反流、幽门螺杆菌感染、消化性溃疡等难以鉴别。

一些患儿可有不同程度的肛周病变如肛瘘、肛旁脓肿、肛裂等,这些病变可以是 CD 早期的表现,常会掩盖胃肠道症状而引起误诊。

体重减轻和生长迟缓是 CD 最常见也是最突出的症状。不管是小肠弥漫性病变还是结肠单独性病变均可表现为体重不增和生长迟缓,并可早于胃肠道症状数年。生长迟缓表现为身高与骨龄均低于正常标准。对持续生长迟缓儿童要高度怀疑 IBD 的可能。IBD 患儿生长激素水平是正常的,生长迟缓的原因是吸收不良、蛋白质丢失、热量摄入不足、蛋白质分解增加及多种维生素和微量元素缺乏等。生长迟缓者常伴有性发育迟缓。

肠外表现有关节痛、关节炎、结节性红斑、杵状指、硬化性胆管炎、慢性活动性肝炎等。

临床根据儿童 CD 活动指数(表 21-1),将 CD 分为不活动、轻度、中/重度,借此估计病情程度和活动程度及评价疗效。

表 21-1　儿童克罗恩病活动指数(PCDAI)

	项目	评分/分
	无	0
腹痛	轻度,不影响日常生活	5
	中/重度,夜间加重,影响日常生活	10

续表

项目		评分/分
便次/天	0~1 次稀便,无血便	0
	≤2 次带少许血的糊状便或 2~5 次水样便	0
	≥6 次水样便或肉眼血便或夜间腹泻	5
一般情况	好,活动不受限	0
	稍差,偶尔活动受限	5
	非常差,活动受限	10
体重	体重增长	0
	体重较正常轻≤10 %	5
	体重较正常轻≥10 %	10
诊断时身高* 或 身高速率**	诊断时身高低于相应年龄正常 1 %之内或身高生长速率在－1 个标准差之内	0
	诊断时身高低于相应年龄正常 1 %~2 %或身高生长速率在－2~－1 个标准差	5
	诊断时身高低于相应年龄正常 2 %以上或身高生长速率在－2 个标准差以下	10
腹部	无压痛、无肿块	0
	压痛或者无压痛肿块	5
	压痛、明确的肿块	10
肛周疾病	无,无症状皮赘	0
	1~2 个无痛性瘘管,无窦道,无压痛	5
	活动性瘘管,窦道,压痛,脓肿	10
肠外疾病***	无	0
	1 个表现	5
	≥2 个表现	10
血细胞比容/%	男/女(≤10 岁),≥33 女(11~19 岁),≥34 男(11~15 岁),≥35 男(16~19 岁),≥37	0
	男/女(≤10 岁),28~32 女(11~19 岁),29~33 男(11~15 岁),30~34 男(16~19 岁),32~36	2.5
	男/女(≤10 岁),<28 女(11~19 岁),<29 男(11~15 岁),<30 男(16~19 岁),<32	5

项目		评分/分
血沉/(mm/h)	＜20	0
	20～50	2.5
	≥50	5
白蛋白/(g/L)	≥35	0
	25～35	5
	≤25	10

注：＊身高：与按年龄计算身高比较。

　　＊＊身高生长速率：以 cm/a 表示，需要 6～12 个月的测量方可得到可靠的身高速率，与正常相比标准差。

　　＊＊＊肠外表现：1 周体温＞38.5 ℃超过 3 d、关节炎、葡萄膜炎、皮肤结节性红斑或皮肤坏疽。

　　活动指数 0～10 分为不活动；活动指数 11～30 分为轻度；活动指数＞30 分为中/重度。

三、并发症

1.UC

①肠出血；②肠狭窄；③肠穿孔；④中毒性巨结肠。

2.CD

①肠梗阻；②消化道出血；③瘘管（腹腔内、肛周）；④腹腔脓肿；⑤肠穿孔；⑥其他，如肝功能异常、脂肪肝、肾结石、肝内胆管炎。

四、治疗要点

IBD 的治疗目标是针对慢性非特异性炎症控制发作、维持缓解。治疗原则有三个：①尽早控制症状；②维持缓解，预防复发；③评价内科治疗的效果，确定内外科治疗的界限，防治并发症。

五、预后

1.UC 小儿

约 90％呈中重度，病变广泛，很少能完全缓解。彻底手术治疗可治愈。20％～30％在急性重症期需立即手术。几乎所有重症者最终需手术治疗。UC 患儿 10 年后有患结肠癌的危险性，并逐年上升，故对病程 10 年以上的患儿需每 6～12 个月行纤维结肠镜检查与活检。国外报道手术病死率为 20％，癌变率为 3％～5％。

2.CD 小儿

CD 预后较差，反复缓解与加剧交替进行是本病的特点。约 70％的患儿需要手术治疗。回肠型较单纯结肠型预后更差，其手术率、复发率、再手术率高，死亡率高。死亡原因多见于复发、脓肿、穿孔和严重营养不良。

六、护理措施

1.一般护理

病室保持安静舒适，定时开窗通风，控制人员探视，避免交叉感染。指导患儿多卧床休息，避免劳累。做好基础护理，对腹泻次数多的患儿需做好肛周皮肤的护理。对于消瘦虚弱、卧床的患儿应加强受压皮肤的按摩，定时翻身，协助采取舒适体位，预防压疮的发生。

2.饮食与营养

炎症性肠病患儿可合并不同程度的体重下降、生长迟缓和全身症状,保持患儿的营养与水、电解质平衡是治疗和护理的重要内容。

(1)饮食指导:对重症者予以高热量、高蛋白、多种维生素与低脂低渣饮食,补充多种微量元素,输血、血浆、白蛋白纠正低蛋白血症,甚至给予要素饮食或静脉内全营养。有酸碱失衡者予输液纠正。病情稳定后指导患儿食用质软、易消化、少纤维素且富含营养、有足够热量的饮食,避免食用冷饮、多纤维的蔬菜和水果及其他刺激性食物。有食物过敏者对相应食物予以回避,牛奶蛋白过敏的患儿可予完全水解配方奶粉喂养。

(2)肠内外营养:营养支持治疗对 IBD 患儿的诱导缓解作用与糖皮质激素药物相同,而营养指标的改善则优于激素,并可避免激素的不良反应。营养支持治疗包括肠内营养(enteral nutrition, EN)和肠外营养(parenteral nutrition, PN)。一般 IBD 患儿采用肠内营养,予口服要素饮食,不能进食者应管饲。根据不同个体的需要计算出每日总量,分次喂服(每隔 3~4 h 一次),或经鼻胃管 24 h 持续滴入,疗程可数月,定期监测体重变化,评价营养状况。若肠内营养摄入不足或患儿不能耐受,可加用部分肠外营养(PPN)。对于重症或病情恶化的 IBD 患儿、对药物无效而病情活动者、术前必须改善全身情况纠正营养代谢障碍以适应手术者、术后不能进食者,以及不全梗阻、瘘管形成或严重肛周病变者则采用全肠道外营养(TPN),使肠道休息,减轻食物对炎症黏膜的刺激,促进黏膜愈合再生。予静脉高营养时最好通过中心静脉导管(PICC)给药。

(3)补充维生素、微量元素及矿物质:长期使用激素、疾病活动可导致 IBD 患儿骨质疏松,应予钙剂口服,另外可补充维生素 D 促进钙的吸收。5-ASA 可竞争性抑制叶酸的吸收,可予适当补充。50 %的 CD 患儿缺乏铁、铜、锌、镁和硒等矿物质,微量元素和维生素(A、B、C、D、E、K),应予每日常规补充。

3.病情观察

(1)观察患儿生命体征变化,尤其是体温的变化。发热者遵医嘱应用物理降温或药物降温。

(2)观察患儿的进食情况,记录 24 h 出入量,定期测量体重,监测血红蛋白、血电解质和血清蛋白的变化,评估患儿的营养状况,保证 24 h 机体需要量。观察有无皮肤黏膜干燥、弹性差、尿少等脱水症状和电解质紊乱的情况。

(3)观察患儿腹痛的部位、性质、持续时间及与排便的关系。注意腹部体征的变化,及时发现和避免肠梗阻等并发症的发生。如患儿出现高热伴腹胀、腹部压痛、肠鸣音减弱或消失,或出现腹膜刺激征,应立即与医师联系协助抢救。

(4)观察患儿大便的量、颜色、性状及有无肉眼脓血和黏液,是否有里急后重等症状。

(5)观察患儿用药后的效果及不良反应。

4.用药护理

炎症性肠病的用药时间比较长,而儿童的服药依从性又差。护士要向患儿及其家属讲解药物治疗的重要性、不规范用药的危害,提高他们的遵医行为,按时按量服药。

各种用药的护理：

(1)氨基水杨酸制剂：

①偶氮磺胺吡啶：对磺胺过敏者慎用。长期服药可发生恶心、呕吐、药疹、药物热、白细胞减少等不良反应。服药期间应检查血象。肝、肾病患者慎用。

②美沙拉嗪：过敏者禁用。使用后应检测肝、肾功能。服药时要整粒囫囵吞服，绝不可嚼碎或压碎。

(2)糖皮质激素：注意激素的不良反应。不可随意停药，防止反跳现象。检测血象，预防感染。嘱患儿饭后 30 min 服药，勿空腹服药，以免诱发或加重消化性溃疡。必要时遵医嘱给予保护胃黏膜的药物。

(3)免疫抑制剂：应用硫唑嘌呤或巯嘌呤时可出现骨髓抑制表现，应注意监测白细胞计数。饭后 30 min 服用可减少消化道反应。治疗中注意监测肝功能。

(4)抗菌药物：某些抗菌药物如甲硝唑、喹诺酮类药物应用于本病有一定疗效。多在饭后 30 min 服用，与调整肠道菌群的药物(如培菲康等)分开 2 h 服用。注意恶心、呕吐等消化道不良反应。

(5)抗 TNF-α 单克隆抗体(英夫利昔单抗)：为促炎性细胞因子的拮抗剂，对传统治疗无效的活动性克罗恩病有效。用药期间应注意监测肝功能和血象。

5.内镜检查的护理

炎症性肠病患儿行肠镜检查前的灌肠压力要低，动作要轻柔，必要时用吸痰管灌肠，避免肠穿孔。其他详见本书第二十二章第五节结肠镜检查及护理。

6.心理护理

情绪紧张、精神创伤往往是本病的起因和恶化诱因。及时发现患儿的负性情绪并予以干预，患儿在躯体症状得到改善的同时，心理问题也可明显减轻，从而提高患儿的生活质量。患儿入院时护士要热情主动接待，向患儿及其家属详细介绍病房的环境、设施的使用、作息时间及陪护管理等医院规章制度，帮助他们尽早适应住院环境；患儿腹痛、腹泻、不适时，应细心做好相应症状的护理，引导其做一些感兴趣的事情，转移注意力，并且耐心安抚患儿，帮助其树立信心；行各种检查前，向患儿及其家属讲解检查的目的、患儿的准备、检查的大致步骤及配合、注意事项等，减少他们的恐惧感。患儿因疾病原因纳差甚至厌食时，除了注重饮食的色香味调配以增加其食欲外，还要向患儿讲解纳差的原因及适当的肠内营养对缓解肠道症状的作用，鼓励其进食。学龄期儿童建议家属为其办理休学，以缓解其压力。

7.健康教育及出院指导

(1)向患儿及其家属介绍炎症性肠病的诱因及保健知识，督促其养成良好的生活习惯，劳逸结合，放松心情。

(2)根据病情指导合理选择饮食，摄入足够的营养素，监测体重变化，维持良好的营养状况。避免较硬和粗糙的食物。

(3)向家属讲解疾病的发展和预后，强调坚持治疗的重要性，以提高其遵医行为。

(4)讲解用药的注意事项，教会家属识别药物的不良反应，协助观察。遵医嘱按时服药，勿随意更换药物或停药。

(5)观察患儿大便性状及有无腹痛，如有病情变化及时就医。

第八节　婴儿肝炎综合征

　　婴儿肝炎综合征(infantile hepatitis syndrome)，简称"婴肝征"，为婴儿期的儿科常见病，是由多种病因引起、具有下列四大特点的综合征。

　　(1)于婴儿期(包括新生儿)发病。

　　(2)伴有肝细胞性黄疸(血直接和间接胆红素值均异常增高)。

　　(3)病理性肝脏体征(肝脏质地变硬，肝脏体积异常增大)。

　　(4)血清丙氨酸氨基转移酶(sALT)异常增高。

　　不同病因引起的婴肝征预后悬殊，因此应尽可能查明确切病因，以明确诊断。明确诊断后，就不再称婴肝征。

一、病因

　　现称的婴肝征病因复杂繁多，归纳起来有四大类。

1.病毒、细菌、寄生虫感染

　　如巨细胞病毒(CMV)感染、败血症、弓形虫病。我国 CMV 感染非常普遍，孕产妇感染率在 90 ％以上，因此，CMV 是我国婴肝征的主要病原。

2.遗传性代谢缺陷

　　包括糖代谢异常(如半乳糖血症)、脂类代谢异常及其他代谢障碍(如胆酸代谢异常)。

3.肝内外胆管及肝间质发育障碍

　　正常情况下，胆汁从毛细胆管流经闰管、小叶间胆管、隔胆管、段间胆管、叶间胆管、肝管、肝总管、胆总管至十二指肠。如因肝内外各级胆管组织结构异常，即可发生胆汁淤积性肝病，如同婴肝征。

4.其他

　　如血液系统疾病、化学物和药物中毒等。

二、发病机制

　　本病的发病机制颇为复杂，因各种病因而异。一般来说，病毒感染时，肝组织受病毒直接损伤或免疫损伤，大量肝细胞病变、坏死和凋亡；细菌感染多见于败血症和泌尿系感染时，主要因毒素等使肝细胞受损。由各种代谢障碍引起者，常为异常的毒性代谢中间产物直接损害肝细胞(如半乳糖血症)或间接使肝细胞变性、受损(如二羧酸尿症)。肝细胞普遍肿大(多见于累积性肝病)时，可使众多的肝内细小胆管如毛细胆管、闰管和小叶间胆管受压而发生肝内胆汁淤积。直接胆红素升高。以肝内外胆管发育障碍引起者先引起胆流不畅，胆管内压力增高和胆管增生，发生胆汁淤积综合征；进而使肝内毛细血管和小血管血流受阻，肝细胞受挤压，影响肝细胞的营养代谢而使其发生病变，以致发展成肝硬化。血液病引起者常见肝、脾同时受累。婴儿时期肝脏病变的发生和进展似与肝内各类细胞间的相互作用有关，无论是肝细胞、血窦细胞、库普弗细胞或胆管上皮细胞中的哪一种最先病变，均会影响该类细胞的功能。

三、临床表现

(一)临床类型

根据临床征象,本病可分成下列两型。

1.肝炎型

此型患婴的胃肠道症状一般较为明显,可有纳差、恶心、呕吐、腹胀、腹泻,大便色泽正常或较黄。黄疸轻中度,肝脏轻中度肿大,质地一般偏硬或中等硬度。随病情好转黄疸逐渐消退,肝脏回缩。少数患儿表现为急性重症或亚急性重症肝炎,黄疸进行性加重,有明显精神神经症状和出血倾向,以及多系统功能衰竭,预后恶劣。

2.淤胆型

此型患婴黄疸较深,持续较久,大便呈浅黄或白陶土色。肝脏进行性肿大,质地中度到重度坚硬。由于胆汁淤积,十二指肠胆汁量减少或缺乏,常伴发脂肪泻、脂溶性维生素吸收障碍,生长停滞及出血。若病情进一步恶化,可发生肝性脑病、出血和多器官衰竭。

(二)其他临床表现

此外,由于病因不同,本病又有下列不同的临床特点,有助区别。

1.发病年龄

婴肝征多见于出生后 6 个月以内,尤其在出生后 3 个月以内最为多见。巨细胞病毒、风疹病毒和弓形虫等感染出生后不久即可发生;甲型肝炎病毒、乙型肝炎病毒等感染出现晚些;细菌感染在新生儿或幼小婴儿时出现;半乳糖血症、酪氨酸血症在患儿进食母乳后即可逐渐出现;果糖不耐症则在进食果糖(通常甜水果中含有)、蔗糖、山梨糖醇(一种糖的代用品)后才出现。

2.脾大

甲型肝炎病毒、乙型肝炎病毒、丙型肝炎病毒感染者一般脾脏不大;巨细胞病毒、风疹病毒、弓形虫感染时常脾大;碳水化合物(Ⅳ型糖原累积病,因很早就可发生肝硬化)、氨基酸代谢障碍一般脾也不大;肝内外胆管发育障碍则疾病初期脾脏不大,发生肝硬化、门静脉高压时则脾淤血而肿大。血液病引起者多有肝脾同时受累。

3.营养障碍

重者常伴蛋白质-能量营养不良,淤胆型常伴脂溶性维生素缺乏。

4.其他

伴同征象神经系统损害见于先天性巨细胞病毒、风疹病毒、弓形虫感染和半乳糖血症等。先天性心脏病见于风疹、巨细胞病毒和弓形虫感染。白内障见于风疹、半乳糖血症。朗格汉斯细胞组织细胞增生症、嗜血细胞综合征等血液病时则有发热、皮疹等。

四、治疗

加强营养,保肝退黄,防治出血倾向,针对病因给予相应治疗。如为 CMV 感染,可试用更昔洛韦,每次 5 mg/kg 静滴(1 h 以上),间隔 12 h 一次,疗程 2~4 周;对遗传代谢性、肝纤维化等引起者,有条件时可进行肝移植治疗。

五、预后

婴肝征的预后与其病因密切相关。CMV 感染引起者多数预后良好,病情可完全恢复。遗传代谢病和肝内胆管及间质发育障碍引起者,若病因不除,则难以恢复。

六、护理措施

1.加强基础护理,预防感染

(1)婴肝征患儿大多肝功能受损,抵抗力低下,应给予保护性隔离。勿与其他感染性疾病患儿接触,有条件者安排单间病房。病室定时开窗通风,保持空气新鲜。每日用含氯消毒毛巾擦拭门把手、床单元、物体表面,臭氧消毒病室空气。

(2)控制陪护,减少探视,保持病室安静。各种操作尽量集中进行,如遇抢救患者则移至单间病房,避免不良刺激,创造良好的病房秩序。

(3)皮肤护理:黄疸患儿可有皮肤瘙痒,要勤洗澡,保持皮肤清洁。及时修剪指甲,小婴儿可戴手套,避免抓破皮肤。症状重者予外涂炉甘石洗剂止痒。淤胆型患儿常伴发脂肪泻,应做好臀部及肛周皮肤的护理。

2.营养支持

合理的膳食可促进肝细胞的再生和修复,有利于肝功能的恢复。母乳喂养者继续母乳喂养。人工喂养者增加高热量、高维生素的摄入,鼓励多饮水。另外,胆汁淤积可致胆汁流入肠道减少,影响脂溶性维生素的吸收,因此要适当补充脂溶性维生素。一些由遗传性代谢缺陷造成的婴肝征患儿的饮食则要遵循其特殊的饮食限制,如半乳糖血症患儿要禁食所有乳类食品,因此要注意补充蛋、瘦肉等其他蛋白质食物。

3.病情观察

(1)观察患儿的精神、食欲、反应等一般情况,有无恶心、呕吐、腹胀等胃肠道症状。

(2)观察黄疸的情况。每日记录患儿的巩膜和皮肤黄染的程度、性质、范围及持续时间。

(3)观察大小便的情况。除观察大便次数、性质及是否有脂肪泻外,对黄疸患儿还要着重观察每次大便的颜色,如胆道完全阻塞,则患儿大便颜色逐渐变浅乃至呈白陶土色。肝功能受损时,较多的尿胆原经肾脏排泄,小便颜色变深、变黄。

(4)观察有无出血倾向。患儿肝功能受损,维生素 K 依赖性的凝血因子合成不足或缺乏,引起凝血功能障碍,易导致出血。严密观察患儿皮肤出血点,穿刺部位有无出血,是否有贫血貌,小婴儿的前囟是否隆起饱满。

(5)观察药物的不良反应。更昔洛韦用于治疗 CMV 感染,其主要不良反应有中性粒细胞、血小板减少及胃肠道反应。输注时加入 10 % 葡萄糖 100 mL 中,滴注时间不少于 1 h,每 12 h 给药一次。治疗期间每周复查血常规和肝肾功能。

4.正确、及时留取检验标本

查尿巨细胞病毒时最好留晨尿,并需要多次采集尿标本,以增加阳性检出率。半乳糖血症患儿的血尿标本要在治疗前留取,并保持新鲜。晚上留取者放冰箱保存。

5.心理护理

婴肝征患儿的病因复杂不明,治疗时间长,预后不确定,家属异常焦虑,入院后应尽快完善相关检查,明确诊断。治疗过程中应多与家属沟通解释,讲解疾病的治疗和护理,告知该疾病的家庭护理知识,使家属心中有数,增强战胜疾病的信心。

6.健康教育

(1)加强营养,增强患儿的抵抗力。坚持母乳喂养。诊断期暂停母乳喂养者予正规婴儿配方奶粉替代,并嘱乳母定时挤空双侧乳房。

(2)指导家属及时正确留取尿、乳汁等标本送检,以免延误诊断和治疗。

(3)观察患儿黄疸的变化情况及大小便形状、颜色。黄疸应随病情好转逐渐减退,若进行性加重或患儿出现烦躁、嗜睡及性格行为异常,应及时与医师联系,防止肝硬化的发生。

(4)患儿执行保护性隔离,避免接触其他患儿,其用具专用,饭前便后勤洗手。接触患儿前后也要洗手,防止交叉感染。

(5)患儿治疗时间较长,指导家属妥善保护好留置针,减少穿刺痛苦。

(6)保持患儿皮肤清洁能有效减轻瘙痒症状,协助家属每日给患儿擦浴一次,更换棉质宽松衣服,增加其舒适度。

(7)对大便次数多或稀的患儿每次便后予温水清洗,擦干臀部,涂鞣酸软膏以防止红臀。

7.出院指导

告知家属平时注意观察患儿的精神、食欲、面色和粪便颜色,如有异常及早就医。注意患儿的休息与营养,防止感冒。根据患儿的情况适时添加辅食,注意补充足够的优质蛋白质、维生素及矿物质。遗传性代谢缺陷的患儿严格执行饮食治疗。对于一些精神运动发育迟缓的患儿予康复训练,定期复查发育情况。CMV 感染常终身带毒,患儿免疫力正常时可无症状,告知家属要门诊随访 1 年,定期复查肝功能,半年复查听力。

第九节　胆管闭锁

胆管闭锁是引起新生儿阻塞性黄疸的主要原因,发病率为 1/14 000～1/8 000,女性多见。根据肝外胆管的形态,胆管闭锁简单分为三型:Ⅰ型,胆管闭锁发生在胆总管;Ⅱ型,胆管闭锁发生在肝总管;Ⅲ型,胆管闭锁发生在肝门。其中以第Ⅲ型最多见,占 90 %以上;其次是Ⅰ型,约占 5 %;Ⅱ型最为少见。尽管 50 多年来对胆管闭锁的病因、诊断与治疗进行了大量研究,但该病预后并无重大改观,70 %以上的病例最终需接受肝脏移植。

一、病因

胆管闭锁病因尚未完全阐明,但基因突变所致胆管发育异常、病毒感染、炎症与免疫损伤使免疫应答异常是主要的原因,这些因素单独或联合作用可导致胆管闭锁的形成。

二、临床表现

黄疸、陶土样大便、肝脾大是胆管闭锁的主要临床表现。

多数患儿在生理性黄疸消退之后又出现黄疸,而有些患儿则从出生后一直都有黄疸,黄疸持续存在并逐渐加重,皮肤常呈暗黄色或褐色。晚期则可发现患儿泪液与唾液也呈黄色,并可出现瘙痒症。

大多数胆道闭锁患儿胎便颜色正常,且在最初几周内大便呈黄色或浅黄色,但 2 周之后大便颜色逐渐变浅,出现陶土样大便。需特别注意的是在疾病的后期由于血液中胆红素浓度过高,胆红素可通过肠壁渗入肠腔,使大便着色而呈黄色,小便颜色则逐渐加深,呈深棕色。

肝脏逐渐增大,表面不规则,边缘变钝,质地坚硬。脾脏也随之肿大,严重者可达左肋下数厘米。晚期则可出现其他门静脉高压的表现,如腹水、腹壁静脉曲张、食管下端静脉曲张出血等。

在疾病早期,患儿生长发育正常,身长、体重与普通新生儿相似。然而,因为脂溶性维生素吸收不足,患儿会逐渐出现贫血、营养不良和发育迟缓。维生素 A 缺乏时可出现眼干、皮肤干燥、指甲凹陷;维生素 K 缺乏而出现出血倾向,可有鼻衄、皮肤黏膜出血,严重者还可出现颅内出血;而维生素 D 缺乏可能引起佝偻病。多数未经手术治疗的患儿在 2 年内死于肝衰竭、食管静脉曲张破裂出血或感染,3 年生存率低于 10 %。

三、治疗

胆管闭锁一经诊断就应尽快手术。手术方法的选择需根据病理类型、患儿年龄及全身状况来决定。对Ⅰ型与Ⅱ型胆管闭锁可行肝管空肠吻合术;对 3 个月以内的Ⅲ型胆管闭锁可行胆道造影术;对年龄较大、肝硬化较重且有门静脉高压者可选择肝脏移植。

四、治疗效果

35 %左右的患儿术后会有良好的胆汁引流、完全无黄疸且无其他并发症,这些孩子生长发育正常。21 %的患儿无黄疸但有并发症,15 %的患儿无复发性黄疸,14 %的患儿黄疸减轻,15 %的患儿术后黄疸持续加重。这些患儿在婴儿期或儿童期生长发育受限,且可能出现门静脉高压、肝衰竭或其他后遗症。

胆管闭锁 10 年生存率为 28 %～50 %,长期生存者食管静脉曲张、腹水、佝偻病与发育迟缓的发生率分别为 49 %、53 %、32 %和 65 %。

五、术后并发症

1.胆管炎

胆管炎是肝门空肠吻合术后最常见也是最严重的并发症,发生率为 40 %～60 %。病因尚不清楚,可能与肠内容物反流进入胆管有关,也可能与门静脉感染、淋巴引流异常、细菌移位、肝内胆管部分梗阻致胆汁引流不畅等因素有关。表现为发热、胆汁引流减少、血中胆红素水平持续上升。

2.门静脉高压

胆管闭锁患儿在手术时就已有不同程度的肝硬化,而且部分患儿术后肝脏病损还会加重,可能出现门静脉高压,其发生率为 34 %～76 %。术后胆管炎发作与门静脉高压的形成密切相关。食管静脉曲张出血的发生率为 20 %～60 %,脾功能亢进的发生率为 16 %～35 %。

3.其他并发症

因为胆管闭锁患儿术后胆汁排出常有不畅,多数患儿肝功能也不正常,所以脂肪、维生素与矿物质的吸收都受到不同程度的影响,严重者会引起体重不增、佝偻病等。

六、护理措施

1.加强基础护理

防止交叉感染,患儿肝功能受损,抵抗力低下,应给予保护性隔离。勿与其他感染性疾病患儿接触,有条件者安排单间病房。病室定时开窗通风,保持空气新鲜。每日用含氯消毒毛巾擦拭门把手、床单位物体表面,臭氧消毒病室空气。控制陪护,减少探视,保持病室安静。各种操作尽量集中进行,如需抢救应将患者移至单间病房,避免不良刺激,创造良好的病房秩序。黄疸可有皮肤瘙痒,要勤洗澡,保持皮肤清洁,及时修剪指甲,小婴儿可戴手套,避免抓破皮肤,症状重者予外涂炉甘石洗剂止痒。对有脂肪泻的患儿做好臀部及肛周皮肤的护理。

2.营养与休息

予母乳喂养或高糖、高蛋白、高能量、低脂肪、低盐饮食,少量多餐。胆汁淤积可使胆汁流入肠道减少,影响脂溶性维生素的吸收,注意脂溶性维生素的补充,如维生素A、维生素D。同时胆管闭锁患儿由于胆汁排泄障碍,肝功能严重受损,入院时多伴有不同程度的贫血、营养不良和低蛋白血症,可予静脉输注全血或血浆、白蛋白等支持治疗。病室保持安静、舒适,保证患儿足够的睡眠,改善患儿的一般情况,为手术做好准备。

3.合理使用

静脉胆管闭锁患儿病情复杂,治疗时间长,在内科治疗期间应尽量选择远端静脉穿刺,有计划地更换穿刺部位,以备手术所需。由于肝功能受损,患儿凝血功能较差,穿刺后要注意按压穿刺点至不出血为止。

4.病情观察

(1)观察患儿的精神、食欲、反应等一般情况,有无恶心、呕吐、腹胀等胃肠道症状。

(2)观察黄疸的情况。每日记录患儿巩膜、皮肤黄染的程度、性质、范围及持续时间。

(3)观察大小便的情况。除观察大便次数、性质,看是否有脂肪泻外,还要着重观察患儿每次大便的颜色,如胆管完全阻塞,则患儿大便颜色逐渐变浅乃至呈白陶土色。肝功能受损时,较多的尿胆原经肾脏排泄,小便颜色变深、变黄。

(4)观察有无出血倾向。如患儿肝功能受损,维生素K依赖性的凝血因子合成不足或缺乏,引起凝血功能障碍,易导致出血。严密观察患儿皮肤出血点,穿刺部位有无出血,是否有贫血貌,小婴儿的前囟是否隆起饱满。晚期则要观察有无门静脉高压引起的食管下端静脉曲张出血。

(5)注意患儿腹部体征的变化,有无肝脾大,肝脏的质地如何,观察有无腹水、腹壁静脉曲张等。

(6)评价患儿的生长发育情况,注意观察有无维生素缺乏的症状。

5.心理护理

胆管闭锁的症状大多在患儿满月后逐渐表现明显,这对于初为父母的家属来说是个沉重的打击,家属常表现为极度的焦虑与恐惧。责任护士要加强与家属的沟通,了解他们最关心的问题,如疾病的治疗、采取的手术方法、远期的疗效及患儿今后的生活质量和家庭经济承受能力,进行有针对性的疏导。确定类型后,及时向家属介绍治愈的病例,以增强他们治疗疾病的信心。同时详细讲解疾病相关知识,使家属了解疾病治疗和发展进程,主动配合治疗和护理。建议家属参加医疗保险,以减轻经济负担。另外,我们也要让家属充分认识到部分症状(主要是肝内胆管闭锁)即使手术后也不能治愈,尊重家属的选择。

6.健康教育

(1)在保证患儿得到充分休息的前提下,可根据其身体状况选择适度的活动方式,如在床上做一些辅助被动运动。适当户外活动、晒太阳。

(2)坚持母乳喂养。告知母亲为了孩子要多吃富含蛋白质(肉、蛋、牛奶等)、维生素(深绿色蔬菜)的,多汤水的食物,保证奶水充足,满足患儿生长发育的需要。人工喂养的患儿建议给予"中链脂肪"(MCT)配方的婴儿奶粉或早产儿配方奶粉。以少量多次的方式逐渐增加患儿的摄取量。

(3)保持患儿皮肤清洁,每日温水擦浴,擦浴时动作轻柔。着宽松棉质衣服。注意观察患儿全身有无出血点。

(4)避免和感染性疾病患儿接触,以免发生交叉感染。

(5)避免患儿剧烈哭闹,多饮水,保持大便通畅。

7.出院指导

对于转外科手术治疗的患儿,护士要与外科接诊护士对患儿的病情做详细的交接;对于出院等待手术或姑息治疗的患儿,告知家属观察排便、腹胀进展情况,出现症状加重、发热等应及时返院就诊,定期门诊随访,复查 B 超、肝功能、血常规;继续保肝退黄治疗;遵循住院时的饮食原则;了解皮肤黄染及大便颜色、性状的观察方法;加强皮肤护理,避免抓破或因外伤和挖鼻等引起皮肤瘀斑和鼻出血。少出入人多的公共场所,不与其他患者员接触。

第十节　肝豆状核变性

肝豆状核变性(hepatolenticular degeneration,HLD),又称 Wilson 病,是一种遗传性铜代谢缺陷病,属常染色体隐性遗传。其特点是铜沉积在肝、脑、肾和角膜等组织,从而引起一系列临床症状。发病率为 1/100 万～1/50 万。

一、发病机制

本病发病机制迄今未明。现认为其基本代谢缺陷使肝脏不能正常合成血浆铜蓝蛋白(ceruloplasmin),铜与铜蓝蛋白的结合力下降,以致自胆汁中排出铜量减少,而胆道吸收铜功能正常,大量铜储积在肝细胞中,最终导致肝功能异常和肝硬化。同时肝脏合成铜蓝蛋白速度减慢,血液中铜蓝蛋白降低,而非铜蓝蛋白铜增高,致使由尿排出的量增加。同时,铜由血循环再转移到体内其他各组织中(主要在脑、肾、肌肉和眼),造成细胞损伤,临床出现各系统被累及的错综复杂的相应症状。

二、临床表现

该病的发病年龄、临床表现有明显的个体差异,与地理环境、饮食结构、基因突变在不同组织的表达不同等有关。患儿肝内铜的储积在婴儿期即已开始,大都在学龄期发病,但亦有早在3岁或晚至成人期发病的。整个病程大致可分为 3 个阶段:首先,从出生后开始的无症状期,除轻度尿铜增高外一切正常,甚少被发现;其次,随着肝细胞中铜储积量的增加,逐渐出现肝脏损害,多表现为慢性肝炎、肝硬化,反复出现疲乏、纳差、呕吐、黄疸、浮肿或腹水等,约 15 ％的患儿在出现肝病症状前或同时发生溶血性贫血,患儿尿铜明显增高,血清铜蓝蛋白低下;最后,病情进一步发展,铜在脑、眼、肾和骨骼沉积,发生肝外组织损害如神经系统症状,此期角膜 K-

F环为其特有体征,早期需用裂隙灯检查。

三、治疗

本病是可治性的,治疗愈早,预后愈好。治疗的原则是减少铜的摄入和增加铜的排出,避免铜在体内的沉积,以恢复和改善正常功能。具体包括低铜饮食,口服D-青霉胺促进铜排出,予锌制剂减少肠铜离子的吸收及护肝等对症治疗。对本病所致的急性肝衰竭或失代偿性肝硬化患儿,经上述各种治疗无效时可考虑进行肝移植。

四、护理措施

1.饮食治疗

本病为铜代谢缺陷所致,因此低铜饮食非常重要。每日食物中含铜量不应超过1 mg。避免食用含铜量多的食物,如豌豆、蚕豆、玉米、坚果类、菌类(香菇及其他菇类)、软体动物(乌贼、鱿鱼、牡蛎)、各种贝类、螺类、虾蟹类、猪瘦肉、羊肉、各种动物的肝和血、巧克力、可可、蜜糖等。禁用铜制餐具和炊具。宜多食用含铁的蔬菜如芹菜、菠菜、莴苣,以及豆腐、黄豆、小米等,以减少铜的吸收。控制饮水中的铜含量,不使用铜制水龙头,有条件者饮用去除多数金属离子的纯净水或蒸馏水。此外,高蛋白饮食能促进尿铜的排泄并修复脏器功能,但肝功能损害严重者应限制蛋白质的摄入,防止发生肝性脑病。有腹水者应给予高蛋白、低盐或无盐饮食,取坐位或半卧位。有肝硬化、食管静脉曲张者应避免吃刺激性和粗糙食物,防止引起食管和胃底曲张静脉破裂出血。对有吞咽困难者应予少渣饮食,可用勺喂,预防因误吸造成窒息。

2.病情观察及对症护理

(1)观察生命体征的变化:患儿肝功能减退,肝硬化、腹水易出现低蛋白血症,引起感染、呼吸困难,因此应严密观察患儿的呼吸、体温、心率变化,发现异常及时处理。对于中晚期患儿尤应注意。

(2)观察患儿肝脏损害的情况:肝脏是小儿最易受累的脏器,对有肝脏损害表现的患儿,应注意观察患儿的精神、食欲情况,有无黄疸及其深度。观察患儿肝脏的质地和腹水情况,每日查体及测腹围一次,监测体重变化。注意有无恶心、呕血、黑便等上消化道出血症状。

(3)严密观察神经系统症状:如发现患儿躁动不安、谵妄、神志不清,应警惕肝性脑病的发生。铜对肾脏的损害可造成钙磷缺失,骨质疏松,表现为肢体震颤、肌肉强直、蛋白尿、血尿等,要加强观察,并设专人看护,床边设保护栏,以防外伤及多发性骨折。对痉挛患儿可给予按摩,以松弛其肌紧张。

3.用药护理

(1)青霉胺是青霉素的降解产物,是一种含巯基的氨基酸,能与沉积在组织中的铜结合形成可溶性复合物并由尿排出。用前需做青霉素过敏试验,并评估患儿的白细胞计数在3.0×10^9/L以上,无再生障碍性贫血、肾功能不全等疾病方可服药。青霉胺易与食物中含有的各种金属元素结合,影响吸收,故指导患儿于饭前1 h或饭后2 h服用,以达到最佳排铜效果。用药期间按时采集血尿标本,查血清转氨酶、血清铜、24 h尿铜等指标以观察疗效。注意观察有无恶心、呕吐、食欲减退、皮疹、发热、骨髓抑制等副作用。另外,因青霉胺可能拮抗维生素B_6,故应每日补充维生素B_6 25 mg。

(2)口服锌制剂可促进肝和肠黏膜细胞合成分泌金属硫因,与铜离子结合后减少肠铜离子的吸收。其主要的副作用有胃部不适、恶心、呕吐等消化道刺激症状,故应在饭后两餐间服用。用药期间监测血清铜、锌的水平,以便调整药物用量。对病情较重的患儿开始治疗时可与青霉胺联合使用,但青霉胺与锌剂等金属络合剂能在肠道内络合相互影响排铜效果,故应指导患儿两药须间隔 2 h 服用。

4.心理护理

因本病在初期临床表现无特异性,患儿常有多次就医的经历,一旦确诊,家属和患儿大多情绪低落,紧张焦虑,对治疗缺乏信心,又担心经济负担过重。护士应关心、体贴患者,告知患儿及其家属本病是可治的,经早期、正规的治疗可获得与正常人接近的生活质量和寿命,并介绍典型的成功病例以鼓励患儿及其家属树立战胜疾病的信心,坚持配合治疗和护理。肝豆状核变性患儿有情绪不稳、注意力不集中和行为异常等表现,护士应有足够的耐心,进行操作时多与患儿交谈,转移其注意力,防止因恐惧而导致患儿肢体震颤加重。并且要留神防范可能出现的自杀等极端行为。年龄较大的患儿对自己的疾病较敏感,情绪上表现为极度紧张、多疑,病情的恶化进展可能进一步加重其悲观、焦虑、抑郁及绝望心理。因此,医护人员要真诚而坦率地与患儿交谈,鼓励将其郁积情绪倾吐出来,联系老师、同学前来看望,增加其归属感。

5.健康教育

(1)告知患儿家属此病属染色体隐性遗传,建议患儿的家族成员进行基因检查,接受遗传咨询,防止患病儿的再出生。

(2)严格遵守低铜饮食。

(3)遵医嘱服药,切勿私自减量或停药。

(4)24 h 尿铜留取方法:当日晨 7:00 解尿弃之,之后开始收集每次尿液,至次晨 7:00 所解小便一起计算 24 h 尿量。防腐剂在收集到第一次尿液后加入。

(5)行动不便和有神经系统症状的患儿其身边应一直保证有人,以防止意外发生。

6.出院指导

强调坚持服药和饮食治疗的必要性。年龄小的患儿自控能力差,需要家属督促按时按量服药,坚持低铜饮食。向患儿及其家属说明服药的注意事项和不良反应。嘱患儿于出院后1～2个月门诊复查血、尿常规和肝肾功能及血清铜、铜蓝蛋白含量等,并在医师指导下做好药物调整,根据病情及检查结果约定下次复查时间。

第二十二章　消化内科常用专科检查、治疗及护理

第一节　胃酸分泌功能检查及护理

胃酸分泌功能检查是收集患者空腹及使用刺激剂后的胃液标本,测定胃液量、胃液酸度及胃液 pH,以评价胃黏膜的分泌功能。检查项目包括基础胃酸排泌量(basic acid output,BAO)、最大胃酸排泌量(maximal acid output,MAO)和高峰胃酸排泌量(peak acid output,PAO)。

一、适应证

(1)辅助诊断胃泌素瘤、消化性溃疡、慢性萎缩性胃炎及胃癌。

(2)胃大部切除术和迷走神经切除术术前估计手术预期效果,或者术后判定迷走神经切除是否完全。

(3)制酸剂、抗胃液素等药物疗效评价。

(4)判断有无真性胃酸缺乏症。

二、禁忌证

(1)食管肿瘤、食管狭窄或重度静脉曲张者。

(2)急性上消化道出血或止血后不足 2 周者。

(3)心肺功能不全、支气管哮喘发作者。

(4)鼻咽部有急性感染者。

三、护理

(一)检查前准备

(1)向患者说明检查方法、意义,减少其顾虑和不安,以取得患者的配合。

(2)抽胃液前 24~48 h 停用一切影响胃液分泌的药物。

(3)嘱患者检查前一天晚餐后禁食,检查当天早晨空腹(禁食、禁饮)。

(4)准备好胃管包、试管等检查所需物品。

(二)检查过程及配合

1.胃管插入

(1)患者取坐位或者半卧位(有义齿者应取下义齿),胸前铺橡胶单、治疗巾。嘱患者放松。

(2)操作者戴无菌手套,检查胃管是否通畅,测量插入长度并做好标记。将胃管涂以液体石蜡,左手垫无菌纱布持胃管,右手(可用镊子)夹胃管前端送入口腔(或一侧鼻腔)内,当插至

约 15 cm 处时,嘱患者做吞咽动作,如果通过咽峡处有恶心感,嘱其深呼吸可减轻。随即将胃管插入食管。

(3)当胃管插至 50 cm(经口腔插入)或 55 cm(经鼻腔插入)标记处时,胃管末端接注射器进行抽吸,以确认胃管是否在胃腔内。若未能抽取胃液,可改变胃管插入深度、患者体位后再予抽吸。如抽出胃液,将胃管用胶布固定于患者面部。

2.胃液留取

(1)将空腹胃液全部抽出,标记为"0",记录总量,取 10 mL 送检,以测定总酸度。

(2)继续抽吸 1 h 胃液量,测定 BAO。正常值小于 5 mmol/h。

(3)给予五肽促胃液素 6 μg/kg 肌内注射,然后每隔 15 min 抽尽胃液 1 次,每次各留 10 mL 送检,标记标本号数及次数。如此抽吸胃液标本 4 次,以测定刺激后的 MAO 和 PAO。注射胃酸刺激剂后,1 h 内 4 次收集胃酸分泌的总量称为最大胃酸排出量,用 MAO 表示。4 次标本中连续两次 15 mim 最高的胃酸排出量相加乘以 2,即称为高峰排酸量,用 PAO 表示。

(三)检查后护理

(1)抽胃液完毕后协助患者漱口、洗脸,并嘱患者卧床休息。不适缓解后方可进食。

(2)观察患者有无恶心、呕吐、呕血、黑便等现象,如发现异常及时通知医生并协助进行相应处理。

四、结果分析

(1)以 30~50 mmHg 负压持续抽吸 1 h 所得的胃液总量即基础胃液量,正常值为 10~100 mL,总酸度为 10~15 U,游离酸度为 0~30 U。

(2)试验后的胃液总量为 50~100 mL,总酸度为 40~60 U,游离酸度为 20~40 U。

(3)正常胃液 pH 在 1.3~1.8。BAO 为(3.9±1.98)mmol/h(一般不超过 5 mmol/h);MAO 为 3~23 mmol/h,女性稍低;PAO 为(20.60±8.37)mmol/h。

第二节　幽门螺杆菌检查及护理

幽门螺杆菌(HP)是一种呈螺旋形的革兰氏阴性微需氧杆菌,主要定植于胃窦部胃上皮与胃黏液层之间,一般不侵入细胞内。HP 感染在胃黏膜相关淋巴组织淋巴瘤、消化道溃疡、胃癌的发生中具有重要意义。

一、适应证

(1)有根除 HP 的适应证者(表 22-1)。

(2) HP 感染根除治疗后的随访者。

(3)体检。

表 22-1 推荐的根除 HP 适应证和推荐强度

HP 阳性疾病	强烈推荐	推荐
消化性溃疡(不论是否活动和有无并发症史)	√	
胃黏膜相关淋巴组织淋巴瘤	√	
慢性胃炎伴消化不良症状		√
慢性胃炎伴胃黏膜萎缩、糜烂		√
早期胃肿瘤已行内镜下切除或手术胃次全切除		√
长期服用质子泵抑制剂		√
胃癌家族史		√
计划长期服用非甾体消炎药(包括低剂量阿司匹林)		√
不明原因的缺铁性贫血		√
特发性血小板减少性紫癜		√
其他 HP 相关疾病(如淋巴细胞性胃炎、增生性胃息肉)		√
个人要求治疗		√

二、相对禁忌证

(1)应用抗菌药物、铋剂和某些有抗菌作用中药者,应在至少停药 4 周后进行检测。

(2)应用抑酸剂者在至少停药 2 周后进行检测。

(3)有胃镜检查禁忌者不宜行侵入性 HP 检测。

三、护理

(一)检查前护理

(1)向患者详细讲解检查目的及必要性、配合方法、注意事项,并做好心理护理,使其能积极配合检查。

(2)侵入性方法准备:

①详细询问病史及进行体格检查,以排除相关检查禁忌证。对于乙型、丙型肝炎病毒标志阳性者,用专门胃镜进行检查。

②检查前需禁食 6～8 h,若患者为胃排空延缓者,需延长禁食时间。有幽门梗阻者,应先洗胃再进行检查。

③对于过度紧张的患者,可遵医嘱予以静脉注射或肌内注射地西泮 5～10 mg;为减少胃蠕动和胃液分泌,术前 30 min 可遵医嘱予以阿托品 0.5 mg 或山莨菪碱 10 mg 注射。

(3)^{13}C 或^{14}C-UBT 检测前需禁食禁饮 6 h,受试前需漱口。

(二)HP 感染的监测方法

1.侵入性方法

该检测方法依赖胃镜活检,包括快速尿素酶试验、胃黏膜组织切片染色(如 HE 染色、吖啶橙染色、改良吉姆萨染色、Warthin-Starry 银染、免疫组化染色、甲苯胺蓝染色等)镜检、胃黏膜直接涂片染色镜检、基因检测方法(如基因芯片检测、PCR 寡核苷酸探针杂交等)、细菌培养、免疫快速尿素酶试验。

(1)快速尿素酶实验:在行胃镜检查时,同时取 2 块组织进行检测(胃体和胃窦各 1 块),将黏膜小组织块放入尿素培养基液中观察其颜色变化。原理是通过尿素酶分解尿素后产生氨,改变环境 pH,发生显色改变而实现的。若活检组织中存在 HP,溶液染色将由橘黄色变为红色,此为阳性反应;阴性则无颜色改变。

(2)组织学检测:在行胃镜检测 HP 的同时,对胃黏膜病变进行诊断(HE 染色)。不同的染色方法检测结果存在一定差异。免疫组化染色特异性高,但费用也较高;HE 染色可同时作为病理诊断;荧光原位杂交检测 HP 感染相对具有较高敏感性,也可用作 HP 对克拉霉素耐药的检测。

(3)血清抗体检测:检测的是 IgG 抗体,反映一段时间内 HP 感染情况。HP 根除后血清抗体特别是 CagA 抗体可以维持很久(数月甚至数年),所以不能用于治疗后复查。该方法适用于流行病学调查,在胃 MALT 淋巴瘤或消化性溃疡出血等可作为现症感染的诊断手段。

(4)细菌培养:该方法复杂、耗时,需具备一定实验条件,需专门的转送液进行标本转送培养并保持低温。培养检测特异性高,可用于药敏试验和细菌学研究。

2.非侵入性方法

不依赖胃镜检查,包括粪便抗原检测、^{13}C 或 ^{14}C 尿素呼气试验(urea breath test,UBT)。

(1)粪便抗原检测:经过检验的单克隆抗体法检测具有较好的特异性和敏感性;可用作 HP 治疗前诊断和治疗后复查;无须口服任何试剂,适用于所有类型和年龄的患者。

(2)^{13}C 或 ^{14}C-UBT 检测:检测时患者口服含有放射性核素 ^{13}C 或 ^{14}C 标记尿素的溶液,HP 产生的尿素酶将胃内的尿素分解,产生 CO_2,含有放射性核素标记的 CO_2 被吸收入血,到达肺时随着呼吸被呼出体外。对呼出的气体中放射性核素标记的 CO_2 含量进行检测,可反映胃内有无 HP 感染。

(三)检查后护理

患者行侵入性方法检测后,需待麻醉作用消失后方可进食,宜先饮少量水观察有无不适,行活检的患者当天进食温凉饮食为主。检查后勿用力咳嗽以免损伤咽喉部黏膜。若患者出现腹胀、腹痛,可以按摩以促进排气。密切观察患者有无出现消化道出血、感染、穿孔等并发症,一旦发生应及时联系医生并进行相应处理。

第三节 消化道钡餐检查及护理

消化道钡餐检查(barium contrast gastrointestinal series)是给患者服用适量的产气药物及吞服钡剂,在不同体位下观察患者的胃、十二指肠各部的轮廓、形状、位置、大小、蠕动,以及幽门开放情况;利用体位使胃、十二指肠各部形成气钡双重对比,结合加压可以更好地显示病变。在胃、十二指肠检查完成后,根据病情需要间隔一定时间检查各段小肠、回盲部、结肠。主要用于食管、胃肠道及回盲部病变的检查,可以发现食管、胃、小肠或结肠的静脉曲张、溃疡、肿瘤、炎症、结构畸形及运动异常等。

一、适应证

(1)食管癌,食管静脉曲张,食管裂孔疝,贲门失弛缓症,胃肠道溃疡、憩室、肿瘤、先天性畸形,克罗恩病,肠结核等。

(2)不明原因的贫血、消瘦及腹部包块等。

(3)对食管及胃肠道邻近器官组织病变的辅助诊断,如肠系膜上动脉综合征、胰腺癌等。

(4)胃肠道手术后患者复查。

(5)了解胃肠道的功能状态。

二、禁忌证

1.绝对禁忌证

消化道完全性梗阻或穿孔,急性消化道大出血期间,全身严重衰竭无法耐受检查者。

2.相对禁忌证

消化道不完全性梗阻或狭窄,消化道可疑穿孔,消化道活动性出血或近2周内有消化道大量出血者。

三、护理

(一)检查前护理

1.加强沟通解释

向患者解释消化道钡餐检查的目的、过程和可能存在的一些风险。详细介绍检查的配合要点,取得患者及家属的同意,并让其在知情同意书上确认签字。

2.了解病史

了解患者既往病史、用药史,服用影响胃肠道功能及高密度药物的患者,检查前需停药至少1 d。

3.胃肠道准备

(1)检查前一天开始少吃产气的食物,进食半流质低渣饮食,20:00以后禁食。检查当日晨起后禁饮、禁食(包括不服用药物)。

(2)胃潴留患者应在检查前一天晚上安置胃管给予引流。

(3)对于行全消化道钡餐检查的患者应于检查前行相关的肠道准备,如连续2 d进食无渣饮食、口服缓泻剂等。

(二)检查过程及配合

指导患者口服适量产气药物及吞一大口钡剂,立位观察食管后,然后让患者吞服全量钡剂,在不同体位角度下观察胃、十二指肠各部的形状、轮廓、位置、大小、蠕动及幽门开放情况。并利用体位使各部形成气钡双重双比,结合加压可以更好地显示病变,在胃和十二指肠检查完成后,根据病情需要间隔一定时间检查各段小肠、回盲部及结肠。在透视过程中,应适时地拍摄点片,留下记录。检查期间注意观察患者生命体征变化并认真听取其主诉,如有不适,遵医嘱处理。

(三)检查后护理

(1)患者若无特殊情况,检查完即可进食,宜大量饮水以促进钡剂排出。

(2)告知患者钡剂一般于检查后 3 d 才能完全排出,在此期间粪便可呈白色或陶土色。

(3)注意观察患者检查后病情变化,疑发生并发症时及时处理。

(4)追踪住院患者检查结果,配合进一步诊疗。

(5)并发症的对症处理:

①呛咳、误吸致肺部感染:应注意每次吞服钡剂的量及浓度,如果发生感染,应予以相应处理。

②消化道穿孔:检查前仔细询问病史,严格把握适应证、禁忌证。发生穿孔后应立即禁食、胃肠减压,建立静脉通道以维持有效循环血容量,并予以抗感染治疗。若内科保守治疗无效,应立即请外科会诊,必要时手术治疗。

③肠梗阻或肠结石形成:行钡餐检查后可根据病情适当使用肠道润滑剂、胃肠道动力药或导泻剂以促进钡剂排出。如果发生肠梗阻,内科干预无效,应立即请外科会诊,必要时手术治疗。

第四节　上消化道内镜检查及护理

上消化道内镜检查包括食管、胃、十二指肠的检查,又称为胃镜检查(gastroscopy)。通过此项检查不仅能直接观察食管、胃、十二指肠的病变,还可取活检行组织学或细胞学的病理检查,是消化道疾病最常用和最准确的检查方法。

一、适应证

(1)怀疑上消化道有病变且没有胃镜检查禁忌证者。

(2)体检。

二、禁忌证

(1)有严重心、肺疾病的患者。

(2)各种原因所引起的危急状态。

(3)腐蚀性食管炎的急性期、肠梗阻,以及急性食管、胃、十二指肠穿孔等。

(4)有严重咽喉部疾病、脑出血、主动脉瘤及严重的颈胸段脊柱畸形等患者。

(5)不能配合检查的患者为相对禁忌证,如智力障碍、精神失常等。

三、护理

(一)检查前护理

(1)向患者介绍检查的目的、方法、如何配合,以及检查中可能出现的不适,消除患者紧张情绪,在获得充分理解后请患者签署知情同意书,使之主动配合检查。

(2)仔细询问病史、用药史并进行体格检查,以排除检查禁忌证。检测患者乙型、丙型肝炎病毒标志,对阳性者用专门胃镜检查。

(3)检查前禁食6～8 h。若患者是胃排空延缓者,需禁食更长时间。有幽门梗阻者应先洗胃再检查。

(4)若患者过度紧张,可遵医嘱肌内或静脉注射地西泮5～10 mg;为减少胃蠕动和胃液分泌,术前30 min遵医嘱予以山莨菪碱10 mg或阿托品0.5 mg注射。

(5)检查前5～10 min口服咽部局麻药及消泡剂,取下义齿及眼镜。行无痛胃镜检查患者建立静脉通道。

(6)备齐检查所需器械及药物。

(二)检查过程及配合

(1)协助患者取左侧卧位、双腿屈曲、头垫低枕致使颈部松弛,松开衣领口及腰带。患者口边置弯盘,嘱患者咬紧牙垫。行无痛胃镜检查患者由麻醉医师经静脉行麻醉治疗。

(2)操作者面对患者,左手持操作部、右手执镜端约20 cm处,直视下经咬口插入口腔,缓缓沿舌背、咽后壁向下推进,至环状软骨水平时可见食管上口,将胃镜轻轻插入。

(3)插镜过程中应密切观察患者的反应,保持患者的头部位置不动。当胃镜插入15 cm,到达咽喉部时,嘱患者做吞咽动作,但不可将唾液咽下以免引起呛咳,应让唾液流入弯盘或用吸管吸出。如患者出现恶心不适,适时给以解释、安慰,并嘱患者深呼吸、肌肉放松。检查过程中随时观察患者的面色,监测心肺功能、脉搏、血压、心电图及血氧等变化。由于插镜刺激迷走神经,患者可能发生心绞痛、心肌梗死、心搏骤停等,一旦发生应立即停止检查,积极进行抢救。

(4)根据患者具体情况摄像,取活组织行细胞学检查及行相应治疗。

(5)配合操作者处理插镜中可能遇到的问题。

①若将镜头送入气管,患者有明显呛咳,应立即将内镜退出,重新进镜。

②若镜头在咽喉部打弯,患者会出现明显疼痛不适,应把角度钮放松,慢慢将内镜退出后重新插入。

③插镜困难的原因可能是未对准食管入口或者食管入口处的环咽肌痉挛等,应查明原因,忌强行用力。必要时在镇静药物的辅助下再次试插。

④若镜面被黏液、血迹等遮挡,可注水冲洗。

(6)检查完毕退出内镜时尽量抽气以防止患者发生腹胀,并将镜身黏附的黏液、血迹擦净。

(三)检查后护理

(1)胃镜检查后患者咽喉麻醉作用尚未消退时,嘱其不要进食及饮水等,以免呛咳。约30 min后,待麻醉作用消失可先饮少量水,如无呛咳方可进饮食。行活检的患者宜在2 h后进食,当天应进食温凉饮食。无痛胃镜检查后应观察患者至清醒,并在复苏期间注意防止其窒息及跌倒坠床。

(2)检查后少数患者可出现咽痛及咽喉部异物感,嘱患者勿用力咳嗽以免损伤咽喉部黏膜。若患者出现腹胀、腹痛，可进行按摩以促进排气。应注意观察患者有无消化道出血、穿孔、感染等并发症，一旦发生应协助医生积极及时进行相应处理。

（3）按有关规定清洁消毒内镜及有关器械，妥善保管，避免交叉感染。

第五节　结肠镜检查及护理

结肠镜（colonscopy）长约 140 cm，可弯曲，末端装有一个有光源的带微型电子摄影机的纤维软管，可由肛门慢慢进入结肠，在结直肠疾病的诊断和治疗中发挥重要作用。其优点是不仅能直接见到病变，而且能在直视下取活检，做出病理诊断，其诊断的敏感性和特异性均较高。随着内镜设备的不断改进及内镜技术水平的提高，尤其是色素内镜结合放大内镜的应用，结肠镜对结肠早期癌症和癌前病变的诊断达到新的水平。

一、适应证

（1）不明原因的慢性腹泻及下消化道出血。

（2）结肠息肉和结肠早期癌症的治疗。

（3）钡剂灌肠显示有可疑病变，需进一步明确诊断。

（4）不能排除结肠和回肠末端疾病的腹部肿块。

（5）不明原因的低位肠梗阻。

（6）内镜随访。

（7）结肠肿瘤普查。

（8）其他内镜下治疗（出血、狭窄扩张、结肠支架置入等）。

二、禁忌证

（1）严重心、肺功能不全及休克，精神异常或不合作者。

（2）直肠及肛门严重狭窄者。

（3）急性重度结肠炎，如急性重度溃疡性结肠炎、急性细菌性痢疾等。

（4）急性弥漫性腹膜炎、多次腹腔手术、腹腔脏器穿孔、腹内广泛粘连及大量腹水者。

（5）妊娠期女性，月经期女性。

（6）肠道准备不良，严重影响观察视野者。

三、护理

（一）检查前准备

1.医患沟通

向患者详细讲解检查目的及必要性、方法、注意事项，取得患者合作，同时做好心理护理，缓解患者紧张情绪，并确认签署知情同意书，同时完成心电图、血生化、凝血常规、血常规等检查。

2.了解患者病史

详细了解患者病史、用药史及过敏史的情况

3.术前评估

若需进行无痛结肠镜检查,应完成麻醉访视,做好术前评估。

4.饮食准备

检查前 3 d 进食少渣饮食,嘱患者检查前 1 d 进食无渣流质饮食。上午行结肠镜检查者,检查当日禁食早餐;下午检查者,检查当日早餐进半流质饮食。

5.肠道准备

肠道清洁有多种方法,应按照医嘱进行肠道准备。患者最后排出的大便为淡黄色透明水样便或清水样无渣便为最佳的肠道清洁效果。

(1)磷酸钠盐:检查当日给予磷酸钠盐液 90 mL 兑水 800 mL 分次口服,30 min 内服完,服用后多喝白开水,1 h 后如排出大便仍有粪渣,同样方法服用第二瓶洗肠液,直至排出清亮无渣水样便为止。

(2)甘露醇:20 % 甘露醇 500 mL 与 5 % 葡萄糖生理盐水 1 000 mL 混合液,在检查前 4 h 口服以导致渗透性腹泻,其对结肠黏膜无刺激作用,但需结肠镜下内镜治疗的患者禁用 20 % 甘露醇洗肠,因为甘露醇在大肠内可被细菌分解产生可燃气体氢及甲烷气体,当达到可燃浓度时,如进行高频电凝术,可能引起爆炸。

(3)复方聚乙二醇:137.5 g 溶于 2 000 mL 水中,检查当天 3:00—4:00 开始喝药,尽量在 1.5 h 内喝完。

(4)硫酸镁:于检查当天 5:00 左右将硫酸镁 30 g 溶于 500 mL 温水中服用,之后饮水 2 000～3 000 mL,糖盐水或清水均可。

6.观察肠道准备后的排便情况

(1)若患者喝洗肠液后未解便,除肠梗阻外,可鼓励患者下床多活动,以促进肠蠕动,加快排便;若患者无恶心、呕吐不适,可鼓励患者多喝温开水。

(2)若患者喝洗肠液后排出大便仍含粪渣,可追加洗肠液 1 瓶,同时多饮水,必要时行清洁灌肠,直到患者最后排出淡黄色透明水样便为止。

(3)若患者喝洗肠液后发生恶心、呕吐、腹痛不适,及时通知医生处理。

7.遵医嘱给药

检查前半小时遵医嘱给予患者阿托品 0.5 mg 肌内注射或山莨菪碱 10 mg 肌内注射,药物可使患者对疼痛的反应性降低,以致发生肠穿孔的并发症时腹部症状不明显,应特别注意。

(二)操作方法及配合

(1)协助患者穿上检查裤,取左侧卧位,双腿屈曲,嘱患者尽量在检查中保持身体静止,勿随意摆动。

(2)将镜前端涂上润滑剂(一般用硅油,不可用石蜡)后,嘱患者深呼吸、放松肛门括约肌,以右手食指按住镜头,使镜头滑入肛门,遵照循腔进镜配合滑进、少量注气、适当钩拉、去弯取直、防袢、解袢等插镜原则逐渐缓慢插入肠镜。

（3）检查过程中，若患者出现腹胀不适，可嘱其做缓慢深呼吸；如患者出现面色改变、呼吸及脉搏异常应停止进镜，积极配合医生采取相应救治措施。

（4）根据患者具体情况摄像及取活组织行细胞学等检查及行相应治疗。

（5）检查结束退镜时应尽量抽气，以减轻患者术后腹胀。

（三）检查后护理

1.休息与活动

检查结束后患者适当休息，观察 15～30 min 后再离开。无痛结肠镜检查术后要观察患者至清醒，并注意在复苏期间防窒息，防跌倒。

2.饮食护理

检查后若无不适，未取活检者 30 min 后可进食普食；若术中取了多块活检，宜在 2 h 后进温凉流质饮食，避免辛辣刺激食物；若术中腹痛明显或术后腹胀明显，应少活动，进食流质或半流质、少渣、不产气的饮食 1～2 d。

3.病情观察及护理

观察患者腹胀、腹痛及排便情况。腹胀明显者可行内镜下排气；注意观察粪便颜色；腹痛明显或解血便者应留院继续观察。如发现患者出现剧烈腹痛、腹胀、面色苍白、心率增快、血压下降、粪便次数增多且呈黑色，提示并发肠出血、肠穿孔，应及时处理。若确定为肠穿孔，应予禁食、禁饮，安置胃肠减压，补液治疗，若无效，行外科手术治疗。

4.活检时渗血较多者

为预防出血，应服用止血药（如云南白药）1～2 d。

5.告知患者术后常见并发症

如肠壁穿孔、肠道出血等。若出现异常，应立即就诊。

第六节　无痛性内镜检查及护理

在消化内镜检查过程中采用镇静/镇痛或麻醉以减少患者的痛苦，提高患者的耐受性，此方法称为无痛性内镜检查术。在内镜检查之前和检查过程中，通过静脉给予一定量的速效镇静药和麻醉药，使患者在舒适无痛苦的过程中完成检查。完成治疗后立即停止给药，患者一般 5 min 内会苏醒。整个检查过程具有较好的安全性和舒适性。

无痛性胃肠镜检查术的优点在于检查过程中患者没有躁动、不配合等现象；胃肠蠕动少，便于病情观察，口腔分泌物少，比较清洁；没有明显的心率增快、血压升高现象。

一、适应证

（1）有内镜检查适应证，但因恐惧常规内镜检查而要求无痛胃镜检查者。

（2）有消化道症状，恶心、呕吐、上腹疼痛等。

(3)有呕血、便血症状,需确诊及内镜下治疗。

(4)患者患有其他病症,如严重高血压、冠心病等不能耐受普通内镜检查所致应激反应者。

(5)已确诊的消化道病变(胃癌前病变,溃疡,食管、胃、大肠道的息肉,肿瘤,炎症性肠病,肠套叠复位等),需内镜下检查治疗或随访者。

(6)不能合作配合的患者(如小儿、精神病患者)。

(7)消化道疾病手术后仍有症状者。

(8)取食管、胃内异物。

(9)由胆总管结石、缩窄性十二指肠乳头炎等所致的梗阻性黄疸,需采用十二指肠镜下乳头切开术及安装胆总管支架治疗者等。

二、禁忌证

(1)原则上同常规内镜检查禁忌证。

(2)有药物过敏史,特别是有镇静药物过敏史者。

(3)孕妇及哺乳期妇女。

(4)极度衰竭者。

(5)容易引起窒息的疾病,如支气管炎致多痰者、胃潴留者、急性上消化道大出血胃内潴留较多血液者。

(6)严重鼾症及过度肥胖者应慎重。

(7)心动过缓者需慎重使用(除心脏器质性疾患)。

(8)合并肝性脑病、癫痫等疾病患者。

三、护理

(一)检查前准备

(1)详细了解患者病史和体格检查结果,有无麻醉反应史、药物过敏,以及急、慢性传染病等情况,并向患者介绍检查的目的和过程,做好心理护理,缓解患者紧张情绪,同时确认签署知情同意书。

(2)仔细核查患者是否已经完成心电图、胸片、血常规等检查。年轻(< 40 岁)、无其他基础病的患者可只查血常规,高龄(> 60 岁)或有合并症者应加查生化、电解质等,冠心病患者应查超声心动图,其他同内镜常规检查。

(3)指导患者检查前禁食 6~8 h,禁饮 4 h。

(4)确保多功能监护仪、氧气瓶、急救药品配备齐全。

(5)此项检查一般情况下较为安全,但因属于静脉全麻,麻醉过程中可能出现呼吸循环抑制等意外,因此在做无痛内镜检查过程中应常规给患者吸氧,备好急救药物和气管插管设备。

(6)告知患者,检查当天必须有家属陪同。

(二)检查过程及配合

检查之前由麻醉师采取静脉给药(目前常用的药物有异丙酚、咪达唑仑等)对患者进行全身麻醉,使患者在很短的时间内(约 30s)舒适地进入睡眠状态,在患者熟睡的状态下进行胃

(肠)镜检查(具体操作方法同上消化道内镜检查及结肠镜检查)。在检查过程中,麻醉医生会根据患者的反应和检查时间的长短适当追加药物,使患者在整个检查过程中始终保持安静,没有任何痛苦和不适。

(三)检查后护理

1.体位

无痛内镜检查完毕后,保持左侧卧位,加护栏以确保患者安全;口垫待患者清醒后再取出,分泌物较多时及时去除,以防呛咳或误吸。

2.监护

静脉麻醉药代谢较快,检查结束后患者即可被唤醒,由专人观察 15~30 min 即可离开检查室。

3.注意事项

术后 2 h 内应有人陪护。术后 2 h 内忌饮食、酒、饮料等,饮食应从少量清淡的半流质开始,逐渐增量,以不出现胃胀、恶心或呕吐为原则,当天应禁食辛辣食物。至少在 24 h 内不饮酒,不驾车,不操纵复杂的机器或仪器,不得从事高空作业及精算、逻辑分析等工作。

(四)并发症护理

1.心率减慢

可予以阿托品 0.25 mg 静脉注射,必要时可追加。

2.上呼吸道梗阻

部分患者,特别是肥胖者应用麻醉药后全身肌肉松弛,引起舌根后坠,呼吸道阻塞致血氧饱和度进行性下降。处理:立即停药;将患者头部后仰,同时双手向上向前托住其双侧下颌;加大给氧流量。经以上处理后,若无改善应立即退镜,待患者恢复应答后视情况再行检查和治疗。

3.血压下降

丙泊酚可使外周血管阻力下降、心肌抑制、心排血量减少及抑制压力感受器对低血压的反应。一般发生于年老体弱、循环功能较差者,严重时应给血管活性药物治疗。

4.呼吸抑制或呼吸暂停

首先立即停药,若呼吸暂停>15 s 应立即采取急救措施,必要时需行气管插管。

5.中枢神经系统反应

应用丙泊酚后可能出现头痛、眩晕、抽搐、不自主运动、惊厥、角弓反张等。轻者不用处理,休息半小时后可自行消失;重者可予以地西泮镇静、10 %葡萄糖酸钙 10 mL 静脉注射以抑制抽搐等症状。

(1)呕吐、反流和误吸:应早期吸引和用生理盐水冲洗,以尽可能减少肺损伤的程度。

(2)低血糖反应:立即给予口服糖水或静脉输注葡萄糖。

第七节　胶囊内镜检查及护理

"胶囊内镜"的全称为"智能胶囊消化道内镜系统",又称"医用无线内镜",由智能胶囊、图像记录仪和影像工作站三个部分组成。胶囊内镜可以对胃肠道进行简便快捷的、无创的、连续的可视性检查,目前已成为小肠疾病的重要诊断方法。胶囊内镜具有操作简单、无创伤、无痛苦等优点;胶囊为一次性使用,避免交叉感染;患者几乎无痛苦,检查时患者可日常活动;检查范围广,一般可观察完空、回肠黏膜的病变,通常作为怀疑小肠疾病时的首选检查方法。但胶囊内镜在体内运行完全是被动的,无法进行主动观察,在进行病变的活检和镜下治疗时存在局限性,同时也存在部分拍摄盲区,可能会出现图像不清晰、假阴性、假阳性的结果,因此临床上不作为胃肠道检查的首选方法。

一、适应证

(1)不明原因的消化道隐性出血及缺铁性贫血。

(2)其他检查提示的小肠影像学异常。

(3)疑似克罗恩病、小肠肿瘤病者。

(4)监控小肠息肉病综合征的发展。

(5)小肠吸收不良综合征。

(6)检测非甾体抗炎药相关性小肠黏膜损伤。

(7)原因不明的腹痛、腹泻,怀疑有小肠疾病者。

二、禁忌证

胶囊内镜检查最大的并发症就是胶囊不能排出,如果胶囊在胃肠道内停留超过2周则定义为胶囊滞留,滞留的胶囊一般不引起症状,但部分仍需通过外科手术及相关内镜取出。因此,该检查的禁忌证主要围绕胶囊滞留确定。国内胶囊内镜临床应用范围共识意见如下。

(一)绝对禁忌证

无手术条件或拒绝接受任何腹部手术者(一旦胶囊滞留无法通过手术取出)。

(二)相对禁忌证

(1)已知或怀疑有胃肠道梗阻、穿孔、狭窄、畸形及瘘管患者。

(2)体内心脏起搏器或其他电子仪器植入者。

(3)严重胃肠功能障碍及吞咽困难者。

(4)妊娠期妇女。

三、护理

(一)检查前准备

1.加强沟通解释

向患者解释胶囊内镜检查的目的、过程和可能存在的风险。特别说明一旦发生胶囊滞留、梗阻等风险时将要采取的医疗解决措施。详细介绍检查的配合要点,取得患者及家属的同意,并确认签署知情同意书。

2.了解病史

了解患者既往病史、用药史,并确认患者在检查前两日未做消化道钡餐检查。提醒患者在检查当天最好穿着宽松衣物,以利于穿戴图像记录仪。

3.饮食准备

一般检查前一天的晚餐进食半流质饮食,检查当天禁食、禁饮。对于便秘者建议在胶囊内镜检查前两日起即开始进食少渣饮食,检查前一天的晚餐进食流质饮食。对于体质较差者可静脉补充营养。

4.肠道准备

见本章第五节"结肠镜检查及护理"。

5.心理护理

做好患者心理疏导,消除患者紧张、焦虑、恐惧的心理。

6.物品准备

检查前准备好物品,如电池充电、数据记录仪初始化,检查腰带、胶囊内镜及电池质量,详细做好设备的运行及使用记录。

(二)检查方法及配合

1.穿戴及准备

患者站立位穿戴图像记录仪背心,可根据患者的身高、体型调整背带的位置,检查和调整天线单元位置。穿戴完毕后,打开影像工作站和记录仪电源,建立受检查者的信息档案。

2.检查过程中的监测

实时监视输入胶囊编号,核对无误,取出胶囊,确定胶囊工作正常。用 50~100 mL 水送服胶囊。在胶囊通过幽门之前,应该保持对胶囊运行的实时监视。患者可采取右侧卧位,有利于胶囊尽快通过幽门。

3.饮食指导

在吞服胶囊 2 h 内不能饮水,4 h 内不能进食,4 h 后可在医生的指导下进食少量半流质饮食。

4.检查中的活动

检查期间可进行日常活动,但避免剧烈运动(如骑电动车、摩托车等)、屈体、弯腰及可造成图像记录仪天线移动的活动,避免受外力的干扰,勿撞击图像记录仪;不能接近任何强电磁波区域,如 MRI 或业余电台,以免影响检查效果。检查过程中患者如出现腹痛或低血糖等情况,应及时通知医生予以处理。

(三)检查后护理

(1)胶囊内镜工作 8 h 后可由医生拆除设备,如由患者自行解下设备并归还,还应详细地指导其先将阵列传感器和数据记录仪的连接分开,再取下记录仪腰带。注意取下传感器时不可拉扯其头部,而应分别从传感器黏性垫片的无黏性小耳开始剥离,取下后和其他设备放在一起。

(2)在持放、运送、自行拆除所有设备时要避免冲击震动和阳光照射,否则会造成数据信息的丢失。

(3)嘱患者观察胶囊排出情况,强调排出前切勿接近强电磁区域。一般胶囊在胃肠道内10~72 h后随粪便排出体外,若患者出现难以解释的腹痛、呕吐等肠道梗阻症状或检查后72 h以上胶囊仍未排出,应及时联系医师,必要时行腹部X线检查。在胶囊内镜检查过程中,胶囊尚未排出体外,不能接受磁共振检查。

(四)并发症的处理

1.胶囊滞留

胶囊滞留是指胶囊停留于小肠内的时间达2周以上,发生率为1%~2%。主要发生在长期应用非甾体抗炎药、腹部放射性损伤及严重克罗恩病等患者。一旦发生胶囊滞留,可以通过服用促动力药、导泻药或内镜下取出等方法解决,并寻找导致胶囊滞留的原因。如果以上方法均失败,应及早采取外科手术,在切除病变肠管的同时取出胶囊。胶囊内镜滞留目前无公认的有效预防措施,只能在检查前详细询问病史,并对患者严格筛选,这仍是目前预防胶囊滞留发生的最好办法。

2.胶囊内镜检查失败

胶囊内镜顺利进入消化道,在工作时间内完成对整个小肠的完整拍摄,并成功储存可用于诊断的图像为胶囊内镜检查成功,反之为失败。导致胶囊内镜检查失败的原因很多,常见于患者有糖尿病,腹部手术史或肠道准备不理想造成粪水过多等。因排空缓慢,造成胶囊内镜在肠道某一部位滞留,或视野区域不清,造成摄像图片不清晰而失败。

3.其他并发症

胶囊内镜掉入气道、滞留于Zenker憩室及胶囊破裂等,均十分罕见。

第八节 经内镜逆行胰胆管造影、治疗及护理

经内镜下逆行性胰胆管造影术(endoscopic retrograde cholangio pancreatography,ERCP)是利用十二指肠镜到达十二指肠乳头胰胆管共同开口处注入造影剂,在X线显影下进行胰腺、胆道系统疾病诊断的方法。借助ERCP开展的内镜下括约肌切开(endoscopic sphincterotomy,EST)、取石、扩张、支架置放、鼻胆管引流等,又使单纯的诊断性ERCP发展成为综合的诊治胆胰疾病的重要微创手术。其具有创伤小、风险小、并发症少、疗效确定、诊治一体化完成等优点,临床上应用广泛。

一、适应证

经过ERCP技术的更新和发展,ERCP的重心也逐步向治疗方面转移,以下疾病是目前

ERCP 最常见、最适宜的适应证。

(1)胆汁淤积性黄疸。

(2)急性胆管炎。

(3)胆总管结石。

(4)胆道蛔虫。

(5)胆管狭窄、胆管损伤、胆漏。

(6)怀疑壶腹部肿瘤。

(7)急性胆源性胰腺炎、复发性胰腺炎。

(8)胰管扩张、狭窄、胰管结石等。

二、禁忌证

(1)有严重心、肾、肺功能不全,全身情况差,不能耐受内镜检查者。

(2)凝血机制严重障碍及出血性疾病患者。

(3)十二指肠乳头以上的消化道狭窄。

三、护理

(一)术前准备

(1)仔细询问病史,评估患者是否有 ERCP 危险性和禁忌证。

(2)术前向患者详细介绍检查的目的、意义和方法,介绍操作过程中可能出现的不适,使患者解除顾虑,以取得患者的主动配合,并确认签署知情同意书。

(3)造影前 1 d 检查患者血常规及淀粉酶。

(4)术前应禁食 6 h 以上。

(5)术前 30 min 肌内注射阿托品 0.5 mg 和地西泮(安定)10 mg。

(6)术前必须严格按照相关规定进行器械消毒。

(二)术中配合

插入内镜(插入方法同胃镜检查)后,应先对食管、胃及十二指肠做全面的检查,当内镜到达十二指肠降段时,将内镜拉直(拉直后的内镜在门齿的刻度约 60 cm)以利调整镜头与十二指肠乳头的位置,患者的反应也少。确定开口后,不要急于插管,首先应将十二指肠乳头位置调整到视野中央,且使胆总管口侧隆起的行走方向与造影导管活动的轨迹一致。如肠蠕动过快影响插管,可静脉注射山莨菪碱,以稳定肠管,便于插管。术前先将导管充满造影剂,然后关闭导管末端的三通接头,防止气泡注入胰胆管内形成假结石影。推注造影剂时力量要均匀,切勿推注过快或用力过猛。在 X 线荧屏上看到胰胆管显影清楚时,即停止注射,以防压力过高,使患者产生剧烈腹痛,甚至造成胰胆管破裂。Oddi 括约肌切开时注意调整切刀方向,缓慢、匀速、逐层切开,避免引起出血和穿孔,肠蠕动时放松刀弓张力以免损伤肠壁。术中应注意观察患者面色、脉搏、呼吸和血压,密切观察病情变化,如发生术中并发症应协助医生积极处理,避免或减轻不良后果。

（三）术后护理

（1）术后 24 h 卧床休息，1 周内避免频繁剧烈活动。

（2）术后禁食 1～3 d，根据情况由流质过渡到软食，1 周后可进普食。

（3）监测生命体征变化及有无恶心、腹痛、呕血、黑便等症状。腹痛明显者应查血淀粉酶及血常规。

（4）鼻胆管的护理：严格无菌操作，妥善固定引流管，保持引流管的通畅，引流袋/瓶置于较低位置便于引流；每天观察引流液的色、质、量，并准确记录；观察鼻胆管的长度，检查有无脱出；如发现导管堵塞或引流不畅，可遵医嘱调整导管位置和深度或用生理盐水低压冲洗导管。插管患者同时需做好口腔护理，避免细菌滋生；鼻胆管刺激咽喉所致的不适感在术后 1～2 d 可逐渐适应，不影响进食，加强解释沟通。

（5）并发症观察及护理：

急性胰腺炎的护理：术后胰腺炎的发生与胰腺实质受损有关，多数为轻症胰腺炎，其常见原因包括：①插管损伤 Oddi 括约肌；②造影剂过快、过量注入；③Oddi 括约肌功能紊乱；④胆胰原有疾病致胰胆管高压等。在 ERCP 术后 2～24 h 血淀粉酶增高达正常的 4～5 倍即为术后高淀粉酶血症，在术后预防性应用抗生素和抑制胰液分泌的药物，经禁食等一般处理后可完全恢复。血淀粉酶升高同时伴有持续剧烈腹痛、恶心、呕吐等症状时则考虑并发急性胰腺炎，应积极按急性胰腺炎处理。

出血的护理：常发生于 EST 术中或术后，与患者自身出凝血时间及阿司匹林、类固醇类药物的使用密切相关。因此，对术前有凝血功能障碍的患者必须待凝血障碍纠正后才能安排手术治疗；长期口服抗凝药者则应术前及术后停药一周；出血倾向明显者，可予输注血浆和补充维生素 K_1。发生术中切口出血，应立即予 1：10 000 去甲肾上腺素盐水稀释液冲洗，电凝、止血夹等方法止血。术后遵医嘱输注止血药物，1～3 d 观察鼻胆管引流有无血性液体，有无黑便，必要时可查大便隐血和血色素变化，发现异常及时进行止血处理。

急性胆道感染的护理：多在术后 2～3 d 出现，发生的主要原因是胆道梗阻或引流不畅。手术器械应严格消毒灭菌，尽可能将结石取尽。如结石难以一次取尽，应先置鼻胆管或支架引流。术后密切观察患者有无腹痛、高热、寒战及黄疸，检查血白细胞、中性粒细胞计数。如发生术后胆管炎应积极抗感染，必要时再次行 ERCP 或外科手术治疗。

肠穿孔的护理：发生率低，与十二指肠乳头狭窄、切口过大、毕Ⅱ式胃切除术后等相关。术后密切观察患者的腹部症状、体征，对怀疑有穿孔者应行 X 线或 CT 检查明确有无腹腔积气。穿孔是 ERCP 术较严重的并发症，处理关键在于早发现、早诊断、早治疗。多数患者在给予禁食禁饮、胃肠减压、静脉补液、抑制胰液分泌、鼻胆管引流、广谱抗生素等非手术方式治疗后可逐渐愈合，若患者症状加重应及时行手术治疗。

第九节　肝穿刺活组织检查及护理

肝穿刺活组织检查术(liver biopsy)简称"肝活检",是指用穿刺针经皮穿刺至肝脏采取肝组织标本的一种手段。可以进行组织学检查或制成涂片做细胞学检查,以明确肝脏疾病的诊断,或了解肝病程度、观察治疗的效果及判断预后。

一、适应证

(1)原因不明的肝大、肝功能异常、黄疸及门静脉高压者。

(2)明确肝病病变的演变程度。

(3)协助各型肝炎诊断、判断治疗效果及预后。

二、禁忌证

(1)出凝血时间严重异常、有严重贫血或出血倾向者。

(2)肝功能严重障碍、大量腹水者。

(3)肝棘球蚴病、肝海绵状血管瘤、肝周围化脓性感染、化脓性胆管炎患者。

(4)不合作或不能配合者。

三、操作过程

(1)根据疾病病灶所在部位,患者可选取仰卧位或左侧卧位,多采取仰卧位,必要时在患者右侧背部垫一枕头,方便操作。

(2)穿刺点一般取右侧腋中线 8~9 肋间肝实音处,或在 B 超定位、腹腔镜直视下穿刺。避免穿过肺组织、胸膜腔或胆囊,如病变位置较深,避开大血管。

(3)常规消毒穿刺处皮肤,铺无菌孔巾,用 2 ％的利多卡因由皮肤至肝被膜进行局部麻醉。

(4)根据穿刺目的不同,备好快速穿刺套针,一般选择 12 号或 16 号穿刺针,活检时选较粗的穿刺针,用 1 支 10~20 mL 注射器吸取 3~5 mL 无菌生理盐水后,再与穿刺针连接。

(5)先用穿刺锥在穿刺点皮肤上刺孔,将穿刺针由此孔沿肋骨上缘与胸壁呈垂直方向刺入0.5~1.0 cm,然后将注射器内液体推注 0.5~1.0 mL,冲出存留在穿刺针内的组织,以免针头堵塞。

(6)将注射器抽吸呈负压状态,同时嘱患者先深吸气,然后于深呼气后屏气,操作者在患者行屏气一瞬间将穿刺针迅速刺入肝内,立即进行抽吸,吸得标本后立即拔出。整个穿刺、抽吸、拔针的速度要求快且准,穿刺深度一般为 6~8 cm。

(7)穿刺完毕后以无菌纱布按压穿刺部位 5~10 min,再以胶布固定,用多头腹带束紧12 h,小沙袋压迫 4 h。

(8)将抽吸的肝组织标本注入 95 ％乙醇或 10 ％甲醛固定液中,或制成玻片,做好详细注明后送检。

四、护理

(一)术前护理

(1)向患者及家属说明穿刺的目的和意义、可能出现的并发症和处理方法,使其消除顾虑和紧张情绪,签署知情同意书。

(2)患者需完成血常规、血型、凝血功能、血小板计数和肝功能的检查。若凝血功能异常可肌内注射 10 mg 维生素 K_1,连用 3 d 后复查,结果正常后才能行穿刺。

(3)术前行胸部 X 线检查,以了解有无肺气肿、胸膜肥厚。

(4)术前停用抗凝药,禁食 8～12 h。对精神紧张者,可适当给予镇静剂。

(5)指导患者做屏气动作训练(深吸气,呼气,憋住气片刻),以利术中配合;戒烟。

(二)术后护理

(1)术后患者应严格卧床 24 h,术后 72 h 避免剧烈活动。协助患者床上解便、翻身。

(2)术后病情观察:

①术后 4 h 内每 15～30 min 测量血压、脉搏 1 次,注意观察穿刺部位有无渗血、红肿、疼痛。

②如有脉搏细速、血压下降、烦躁不安、面色苍白、出冷汗等内出血征象,应立即通知医生紧急处理。

③若穿刺部位疼痛明显,应仔细查找原因;若为一般组织创伤性疼痛,可遵医嘱给予止痛剂;若为气胸、胸膜休克或胆汁性腹膜炎,应及时处理。

第十节　经皮肝穿刺胆道引流术护理

经皮肝穿刺胆道引流术(percutaneous transhepatic cholangiography and drainage, PTCD)是指在 X 线或超声引导下,利用穿刺针经皮穿入肝内胆管,再将造影剂直接注入胆道而使肝内外胆管显影,同时通过造影管行胆道引流。在对重度梗阻性黄疸患者施行经皮肝穿刺胆道造影(percutaneous transhepatic cholangiography,PTC)后,置管于肝胆管内引流减压,既可防止 PTC 造成的胆瘘酿成腹膜炎的危险,又可缓解梗阻性黄疸,改善肝脏功能,同时便于临床治疗用药,为择期性手术做好术前准备。

一、适应证

1.PTC 主要用于梗阻性黄疸患者

了解胆道梗阻部位、范围和原因。

2.PTCD 主要用于下列情况

(1)不能手术的恶性肿瘤引起的胆道梗阻,行姑息性胆道引流。

(2)重度梗阻性黄疸患者行外科手术的减黄治疗(包括良性和恶性病变)。

(3)急性胆道感染如急性梗阻性化脓性胆管炎,行急症胆道减压引流,使急症手术转为择期手术。

(4)良性胆道狭窄,经多次胆道修补、胆道重建及胆肠吻合口狭窄等。

(5)通过引流管行化疗、放疗、溶石、细胞学检查及经皮行纤维胆道镜取石等。主要用于梗阻性黄疸患者,以了解胆道梗阻部位、范围和原因。

(6)内镜治疗存在禁忌证或内镜治疗失败的梗阻性黄疸。

(7)高龄或不愿接受外科手术者。

二、禁忌证

(1)凝血机制有严重障碍或血小板降低的患者。

(2)严重的急性化脓性梗阻性胆管炎。

(3)严重肝、肾功能不全者。

(4)麻醉药及碘过敏者。

三、操作过程

(1)消毒、铺巾后用 2 ％的利多卡因局部麻醉穿刺处皮肤。

(2)根据不同穿刺方法,患者采取不同的体位。

(3)常规采取的穿刺方法:

①经腋路肋间穿刺法:穿刺进路,一般采用右腋中线 8～9 肋或 9～10 肋间隙。

②经腹部穿刺法:穿刺部位选在右侧肋缘下,穿刺点在剑突下 2 cm,腹中线向右 2 cm 处,穿刺点与台面成 40°角,直刺向肝脏。应用的穿刺针以 12 cm 长为宜。本法适用于肝大的患者。

③经腹膜外穿刺法:本法是经肝脏后面裸区进行穿刺。造影前先行右侧膈神经阻滞术,然后患者取俯卧位,于右 11 肋骨上缘距后正中线 6～7 cm 处行常规局麻后,用 15 cm 长的穿刺针穿刺肝脏。

四、护理

(一)术前护理

(1)检查前禁食、禁饮 6 h,避免麻醉或检查时因呕吐而致误吸和窒息。

(2)向患者讲解操作的目的、意义和可能出现的并发症及处理方法,使患者消除顾虑,在充分理解后,签署知情同意书。

(3)造影前 1 h 给予镇静剂,但禁用吗啡,以免引起 Oddis 括约肌痉挛而混淆诊断。

(4)术前遵医嘱使用抗生素,术前 1 d 进食少纤维饮食。

(5)术前行血常规、肝肾功能、凝血酶原时间检查及做碘过敏试验。

(6)必要时行影像学检查,包括超声、CT、MRI 等检查,明确病变部位、性质及肝内胆管扩张的情况。

(二)术后护理

(1)患者回病房后平卧至少 6 h,卧床休息 24 h,禁饮食 24 h。

(2)PTCD 术后 4 h 内每 1 h 测量生命体征一次,严密观察患者变化。一旦发生心率加快,血压下降则提示有出血、胆瘘等并发症发生的可能,应立即通知医生,并加快输液速度,同时积极配合医生处理。如果有胆道感染,应根据医嘱合理使用抗生素。

(3)观察有无腹壁肌紧张、压痛、反跳痛等腹膜刺激征。如果观察有生命体征的改变,叩诊腹部有移动性浊音,则提示有出血、胆瘘的可能,应立即通知医生进行处理。

(4)准确记录出入量。定时测量尿量、尿色、尿比重,有助于观察循环情况。

(5)建立静脉通道静脉补液,维持水、电解质平衡。

(6)做好引流管护理,妥善固定引流管以免引流管滑脱,观察引流液的性状及引流量并做好记录。如引流管出现引出血液、引流不通畅、阻塞等异常现象,及时配合医生处理。

(三)并发症的观察及护理

1.出血

出血是 PTCD 的早期常见并发症之一,发生率为 3%~8%,多是穿刺损伤所致。主要表现为腹痛、引流液中带血、便血,出血量多时有休克表现。若发生出血,应严密监测生命体征,观察腹部体征及引流液情况,遵医嘱予以合理用药,必要时行外科手术。

2.胆漏

胆漏是 PTCD 常见的严重并发症,主要原因是术中穿刺损伤胆管、引流管堵塞及移位、腹水增加等。临床表现为右上腹或全腹压痛、反跳痛等腹膜刺激征,胆汁引流减少。对发生胆漏者应:①绝对卧床休息,以左侧卧位为主;②密切观察腹部体征、生命体征,一旦出现剧烈持续性右上腹疼痛、发热并伴有腹膜刺激征、肠鸣音消失,应立即报告医生处理;③妥善固定引流管,一般置入的导管不少于 5 cm,观察引流液的量、形状、颜色。

3.胆管感染

胆管感染的发生率为 14%~47%。临床表现为引流胆汁颜色及性状改变,寒战、高热,胆汁引流量减少。护理:①每天更换引流袋,引流袋置于低位,防止胆汁逆流;②监测体温变化;③保持引流管引流通畅,遵医嘱使用抗生素。

4.其他并发症

(1)胆汁分泌过量:需要及时纠正水、电解质平衡。

(2)引流管堵塞和脱位:是引流失败和继发胆管感染的重要原因,一旦发生引流管堵塞,应先用生理盐水冲洗引流管。

(3)胸腔并发症:胆管胸腔瘘、气胸、血胸等。穿刺中注意调整进针角度,避开肋膈角。

(四)健康指导

PTCD 成功以后,根据患者病情决定下一步治疗措施。如需长期进行引流,需 2~3 个月更换 1 次引流管,或择期更换外引流为内引流。如为胆道良性狭窄,可择期行狭窄扩张术或支架置入术。对于结石梗阻内镜取石失败后行 PTCD 患者,引流后胆管压力降低,再行内镜取石难度可能会降低。引流后,如患者一般状况好转,具备外科手术条件,可择期行外科手术治疗。

第十一节　小肠镜相关检查及治疗的护理配合

一、双气囊小肠镜检查的配合

双气囊内镜检查比普通胃肠镜检查所需时间长,一次检查需要大约 1.5 h,内镜通过咽喉和勾拉肠道时会引起咽喉和腹部不适,患者会感到焦虑。因此给予患者合适的镇静剂或静脉麻醉是非常重要的,尤其是经口进镜时,最好行静脉麻醉。具体用药详见本书中无痛内镜技术的护理配合的相关章节。

(1)心理护理:接受小肠镜检查的患者多数病程较长,且常规胃肠检查未明确病因,因此患者常表现出恐惧、焦虑等不良情绪,检查前应充分评估患者病情及心理状态,告知患者及家属检查的过程及配合要点,介绍成功病例,消除患者紧张等不良情绪,使患者以最佳的心理状态接受检查。

(2)给予氧气吸入、心电监护。

(3)建立静脉通道,由麻醉医师进行静脉麻醉。

(一)术中配合

1.患者护理

(1)经口进镜的双气囊内镜检查:采用全身麻醉,协助患者取去枕平卧位,待麻醉医师插管完毕,改为左侧屈膝卧位,头微屈,于嘴角下垫一弯盘及治疗巾,防止口水污染床单,帮助患者装好牙垫,并用胶布固定。

(2)经肛门进镜的双气囊内镜检查:检查前,更换肠镜检查裤,在检查床上垫一次性中单于患者腰部以下,以防粪水污染检查床,协助患者取左侧卧位,双腿并拢弯曲。

(3)检查过程中,麻醉医师和护士必须密切观察患者的意识、呼吸及循环状况,检测呼吸、血压、血氧饱和度等。对操作时间长的患者应密切观察腹部体征,了解有无肠穿孔等严重并发症的发生。在整个操作过程中注意密切观察患者的反应,有异常及时报告术者。

2.治疗过程中的配合

(1)双气囊小肠镜检查通常由术者、护士和麻醉医师共同配合完成,检查过程中术者负责控制内镜镜身的推拉、旋转和角度钮调节,护士位于术者旁边负责外套管的进退,拉直、固定外套管,尽量使内镜的体外部分保持直线状态。

(2)操作前,将外套管套在小肠镜身上,当内镜头部进入十二指肠水平后,先将小肠镜头部气囊充气,使内镜头部固定住小肠壁不易滑动,然后将未充气的外套管沿镜身插至内镜的镜身50 cm 标记处,接着将外套管气囊充气。充气完毕后内镜及外套管同步回拉,消除肠袢后,继续将内镜缓慢向深部插入,直到无法进镜,再依次将内镜头部气囊充气,同时释放外套管气囊,外套管沿镜身向前滑。

(3)当内镜向深部推进困难时,护士可协助患者变换体位,或用手在患者腹部施加压力,以减少或防止内镜在胃肠道内结袢,若已结袢,可回拉镜身,解袢后再向小肠深部推进。

(4)退镜时护士固定外套管,术者缓慢退镜,仔细观察肠腔有无病变。退至内镜的镜身50 cm标记处时,给内镜气囊注气,同时外套管球囊放气,放气完毕后护士将外套管缓慢退至内镜操作部一端,然后给外套管球囊注气,同时内镜气囊放气,再次缓慢退镜观察。重复以上过程,完成小肠镜退镜,退镜过程中应及时抽气,以减轻术后患者腹胀、腹痛等不适。有时根据病情需要,小肠镜检查分两次进行,一端进镜困难时,应做好肠腔标记,以便从另外一端进镜时在此会合。

(5)发现小肠病变后,配合术者进行活检、染色、注射、肠道标记等。

(二)术后护理

1.患者护理

(1)麻醉苏醒:因检查前或检查中使用了镇静药、镇痛药或麻醉药,患者检查结束后应在麻醉苏醒室观察。患者保持侧卧位休息,直到完全清醒,若有呛咳,可用吸引器吸除口腔、鼻腔分泌物。严密监测患者意识状态、生命体征及血氧饱和度。当患者的生命体征恢复到治疗前水平或神志清楚、对答切题时,方可终止观察。总结药物用量,术者确认签字,然后将患者送至病房。

(2)饮食护理:术后6 h进行腹部体检,若患者无明显腹痛、腹胀,肠鸣音恢复正常,病情无禁忌,可逐步给予流质、半流质、易消化饮食,避免进食粗糙、易产气的食物。

(3)经肛门进镜的患者,检查后当天避免进食产气食物如牛奶、豆浆等,次日可进普食或根据医嘱进食。

(4)检查后可能存在不同程度的腹胀,多数可自行缓解,必要时可行肛管排气。若腹胀明显或出现腹痛,需及时告知医师,行相关治疗。

(5)经口进镜的患者,检查后1～3 d可能会有咽喉部疼痛,此症状通常在2～3 d会自行消失,严重者可含服消炎片或行雾化吸入缓解症状。

2.器械及附件处理

按软式内镜清洗消毒法清洗消毒小肠镜,用吹风机吹干各通道后将小肠镜悬挂于专用储存柜内备用。

(三)并发症及防治

(1)咽喉疼痛:因外套管反复摩擦所致,一般不需特殊处理。向患者做好解释,症状严重者,可含服消炎片或行雾化吸入。

(2)误吸、肺部感染:经口小肠镜检查时,应及时清理咽喉部分泌物及反流胃肠液,防止误吸,必要时可采取气管插管,以减少误吸及肺部感染风险。

(3)食管贲门黏膜撕裂症:若检查时间短,检查过程中应注意患者有无恶心呕吐反应,进镜、退镜时仔细观察贲门有无损伤及出血;若检查时间长,应在静脉麻醉状态下进行。

(4)腹胀:少数患者术后出现腹胀,多数症状较轻,活动后可自行消失,必要时可行肛管排气等治疗。

（5）黏膜损伤：内镜进退过程中有时可损伤小肠黏膜，多数程度轻，无须特殊处理；若损伤较重，可服用小肠黏膜营养剂，如谷氨酰胺等。

（6）肠穿孔：检查中及检查后注意观察患者腹部体征，若出现腹部压痛、反跳痛、腹肌紧张等，需警惕肠穿孔的发生，应及时报告医师，尽早采取相应的治疗措施。

（7）出血：按消化道出血治疗原则处理，必要时可通过内镜下止血治疗。

（8）肠套叠：发生率极低，缓慢退镜可减少肠套叠发生。

（9）急性胰腺炎：发生率极低，经口途径检查者，术后观察有无腹痛、呕吐等不适，如有以上症状，及时报告医师，检查淀粉酶等排除急性胰腺炎。

（四）注意事项

（1）选择合适的进镜途径。通常怀疑病灶位于空肠者，可先采用经口途径进镜；怀疑病灶位于回肠者，可先采用经肛门途径进镜；当无法判断先采用何种途径进镜时，应先选择经肛门途径，因经肛门途径进镜，患者的不适感较轻。

（2）内镜进镜及外套管推进必须在视野清晰的状态下进行，严格遵循"循腔而入"的操作原则，以免损伤肠黏膜或引起出血、穿孔等并发症。

（3）患者吞咽反射完全恢复，饮水无呛咳方可进食。因内镜检查时需反复进退，咽喉部可能会有擦伤，需进食清淡饮食一天，勿食过热、粗糙、坚硬及辛辣刺激性食物，以免加重咽喉部不适，次日可正常饮食。

（4）检查后 3～6 h 需有人陪护。

（5）24 h 内不得驾驶机动车辆、进行机械操作和从事高空作业，以防意外。

（6）检查后 24 h 内最好不做需精算和逻辑分析的工作。

二、单气囊小肠镜检查的护理配合

单气囊小肠镜与双气囊小肠镜相比，具有器械准备时间短、清洗消毒更简便，以及高分辨率图像结合内镜窄带成像技术观察提高了病变的检出率等优势，临床常用的为 Olympus SIF-Q260小肠镜。

（一）适应证

同双气囊小肠镜。

（二）禁忌证

同双气囊小肠镜。

（三）术前准备

1.器械准备

（1）内镜准备。

①测试气囊：取出送气管，连接外套管上的气囊送气接头与气囊控制装置上的接头，按下气囊控制装置遥控器的充气/放气按钮，确认气囊充气、放气性能及报警功能良好。一次性外套管使用前必须经过漏水测试。

②润滑外套管：外套管内层为亲水润滑涂层，抽取 20 mL 无菌水或专用油注入外套管腔

内,来回移动外套管,使无菌水或专用油与外套管内层充分接触。

③连接小肠镜:按照正确方向将小肠镜套入外套管内,因内镜镜身较长,必须特别注意保护内镜前端,避免碰及坚硬物体。

(2)其他物品准备同双气囊小肠镜。

2.患者准备

同双气囊小肠镜。

(四)术中护理配合

1.患者护理

(1)密切监测患者生命体征及血氧饱和度,发现异常及时告知术者。

(2)观察患者面部表情、身体活动、腹部体征等,若患者出现痛苦表情、身体活动或明显腹部膨隆,应及时报告麻醉医师及术者。

(3)经口检查者必须及时吸出患者口腔的分泌物,术中注意防止肠液经外套管反流,引起窒息或吸入性肺炎。

(4)保持静脉输液通畅。

2.治疗过程中的配合

根据患者的症状、体征及其他辅助检查结果,确定首次进镜途径。怀疑十二指肠至小肠中上段病变者采用经口进镜,怀疑远端回肠病变者则采用经肛门进镜。

(1)在操作过程中,护士用右手扶稳、固定接近内镜操作部的外套管一端,左手固定接近患者口腔或肛侧的外套管一端,两手用力外展,尽量保持体外的镜身处于直线状态。为保持外套管与镜身之间的润滑,可在外套管中适当添加无菌水。

(2)经口检查时,当小肠镜进入十二指肠后,术者操作时动作要轻、稳、缓慢,以免损伤小肠黏膜而引起出血、穿孔等并发症。

(3)当内镜向深部推进困难时,护士可协助患者变换体位,或用手在患者腹部施加压力,以减少或防止内镜在胃肠道内结袢,若已结袢,可回拉镜身解袢后再向小肠深部推进;当镜身全部进入外套管后,给外套管球囊放气,放气完毕后术者调整内镜角度钮以固定肠腔,护士缓慢送入外套管至内镜的镜身 50 cm 标记处,给外套管球囊充气,内镜及外套管同步回拉,消除肠袢后再次插入内镜,重复以上过程,完成小肠镜检查。

(4)退镜时护士固定外套管,术者缓慢退镜,仔细观察肠腔有无间质瘤、梅克尔憩室等病变,退至内镜的镜身 50 cm 标记处时,给外套管球囊放气,术者调整内镜角度钮以固定肠腔,护士将外套管缓慢退至内镜操作部一端,然后给外套管球囊注气,再次缓慢退镜观察,重复以上过程,完成小肠镜退镜。退镜过程中应及时抽气,以减轻术后患者腹胀、腹痛等不适。根据病情需要,有时小肠镜检查需分两次进行,一端进镜困难时应做好标记,以便从另外一端进镜时在此会合。

(5)需要行小肠活检时,要求医护人员必须技术熟练、细心,配合默契,同时内镜护士要眼明手快,及时获取病理组织。

（五）术后护理

1.患者护理

（1）检查结束后,指导患者卧床休息,部分经口检查者术后出现咽痛,可口服消炎片缓解症状,同时做好解释工作,告知是小肠镜检查时间长,检查时镜身反复摩擦咽喉部所致,消除患者紧张情绪。

（2）术后需观察患者有无腹痛、腹胀、便血、发热等症状,若无不适症状,检查 6 h 后或次日嘱患者进食。

（3）采用静脉麻醉的患者,检查结束后必须继续观察生命体征至患者完全苏醒,部分患者清醒后可能有头晕症状,嘱其卧床休息,必要时可吸氧;检查结束后注意观察患者有无腹痛、腹胀及腹部体征变化,若有异常情况,及时报告医师处理。

2.器械及附件处理

检查完毕后向内镜送气/送水 10 s,采用蘸有多酶洗液的纱布擦拭镜身,由护士将内镜送至清洗消毒室,清洗要求及步骤同一般内镜,具体方法同软式内镜消毒方法。由于小肠镜镜身长,清洗过程中要注意防止损伤内镜头端,内镜清洗消毒、干燥后,将各旋钮置于自由位,悬挂于镜房储存备用。

（六）并发症及防治

同双气囊小肠镜。

（七）注意事项

同双气囊小肠镜。

三、双气囊小肠镜下止血治疗的护理配合

小肠出血是消化道出血的主要原因,引起小肠出血的疾病包括溃疡、炎症、肿瘤、血管畸形、肠道解剖畸形（如憩室）及医源性损伤等。采用双气囊小肠镜可在直视下明确小肠出血病灶的确切位置,并进行内镜下止血治疗,避免了手术治疗。如果内镜下止血困难,也可通过黏膜下注射特制印度墨汁或金属钛夹标记等方法标记肠腔出血位置,为外科手术提供标记点,提高手术效率,并可最大限度减少肠道切除范围。

目前,双气囊小肠镜下常用的止血治疗技术包括喷洒药物止血、氩等离子体凝固术（argon plasma coagulation，APC）、电凝止血及金属钛夹止血等。氩等离子体凝固术在临床上最为常用,因其凝固深度为 2~3 mm,可防止薄壁器官穿孔、有利于组织修复,其非接触性、凝固深度浅的优势适用于各种类型病变出血。

（一）适应证

各种原因引起的小肠出血,如小肠血管畸形、肿瘤、梅克尔憩室等疾病引起的小肠出血,射频消融手术或黏膜切除术引起的小肠出血等。

（二）禁忌证

（1）出血量大,血流动力学不稳定者。

（2）严重心肺功能异常,无法耐受小肠镜检查或静脉麻醉者。

(3)出血量大使得双气囊小肠镜难以保持视野清晰者不适宜内镜下止血。

(三)术前准备

1.器械准备

除双气囊小肠镜检查常规用物之外,需准备镜下止血药物和内镜治疗辅助器械,不同止血治疗方法所需药物及内镜器械不同,具体如下。

(1)药物喷洒止血:插入喷洒导管,运用 8 ％去甲肾上腺素(8 mg/100 mL)、5 ％～10 ％孟氏液、凝血酶溶液(500 U/40 mL)等。

(2)氩等离子体凝固术:氩离子发生器、氩等离子体凝固术探头等。

(3)电凝止血:钳道管直径在 2.8 mm 及以上的双气囊内镜、高频电发生器、电凝电极等。

(4)金属钛夹止血:钳道管直径在 2.8 mm 及以上的双气囊内镜、金属钛夹、金属止血夹释放器等。

2.患者准备

(1)常规准备。

①向患者及家属耐心讲解双气囊内镜操作及治疗的意义和风险,使患者对该项检查有正确的认识,签署内镜诊疗知情同意书。

②提前开出检查申请单,联系麻醉科准备行术中麻醉。

③术前禁食、禁水 8～12 h。

④术前注意预防呼吸道传染,同时进行针对性的体格检查,包括心肺的听诊和对气道的评估。

⑤患者术前需常规检查血常规、肝肾功能、心电图及凝血功能等,排除严重心肺疾病。详细了解有关病史,包括重要脏器的功能情况,既往镇静麻醉史、药物过敏史及目前用药、烟酒史等。

⑥给予留置静脉套管针、吸氧、心电监护。

⑦协助患者取左侧卧位,麻醉医师行静脉麻醉。

(2)经不同途径进镜的患者准备。

①经口进镜的双气囊内镜下止血:经口进镜的患者,需术前禁食 8～12 h。于术前10～20 min口服咽麻祛泡剂一支,将活动性义齿、眼镜摘除。

②经肛门进镜的双气囊内镜下止血:经肛门进镜时内镜需要经过大肠才能进入回肠,因此,肠道准备十分重要。清洁肠道的方法与结肠镜检查时清洁肠道基本相同,具体方法见本章中结肠镜检查的护理配合的相关内容。禁忌用甘露糖醇清洁肠道,因其有可能引起爆炸。

(四)术中护理配合

1.患者护理

(1)经口进镜时,协助患者取左侧屈膝卧位,指导患者张开口咬住牙垫,头微曲,头下放一治疗巾,防止口水污染诊床及患者衣物。

(2)经肛门进镜时,检查前,协助患者更换肠镜检查裤,在检查床上垫一次性中单于患者腰部以下,以防粪水污染检查床,取左侧卧位,双腿并拢弯曲。

(3)密切监测患者生命体征及血氧饱和度,发现异常及时报告术者。

(4)观察患者面部表情、身体活动、腹部体征等,若患者出现痛苦表情、身体活动或明显腹部膨隆,应及时报告麻醉医师及术者。

(5)经口进镜者必须及时吸出患者口腔的分泌物,术中注意肠液经外套管反流,引起窒息或吸入性肺炎。

(6)保持静脉输液通畅。

2.治疗过程中的配合

术者根据出血病灶情况选择不同的止血治疗方法,护士则协助术者操作,具体如下。

(1)药物喷洒止血:双气囊小肠镜检查可确定出血部位、病变性质、范围及有无活动性出血;若内镜下见活动性出血病变,配合术者从钳道管插入喷洒导管,先以无菌生理盐水冲洗出血表面,仔细观察出血部位及出血性状,接着护士协助术者将止血溶液在内镜直视下喷洒在出血病灶。喷洒过程中,护士根据术者指令推注药物。治疗完毕,观察止血效果,确认无新鲜出血后退镜。

(2)氩等离子体凝固术:双气囊小肠镜检查确定出血部位及出血性质,开启氩离子发生器钢瓶阀门,氩气流量设定为 2 L/min,功率设定为 $50\sim60$ W,将氩等离子体凝固术探头由钳道管插入;将氩等离子体凝固术探头置于距出血部位 $2\sim3$ mm 处进行凝固治疗,直至组织发白凝固、出血停止,并观察数分钟,确认出血是否停止。

(3)电凝止血术:双气囊小肠镜检查确定出血部位、病变性质、范围及有无活动性出血,在病灶处用生理盐水冲洗,充分暴露病灶;从内镜钳道管插入电凝电极探头,对准出血病灶,轻轻压在病灶中心,运用单纯凝固电流,电流指数 $3\sim4$,每次通电时间 $2\sim3$ s,反复数次,直至局部黏膜凝固发白、出血停止为止;轻轻撤离电极探头,以少量生理盐水冲洗创面,观察 $1\sim2$ min 以确定出血是否停止。

(4)金属钛夹止血:双气囊小肠镜检查确定出血部位、病变性质、范围,视情况行内镜下金属钛夹止血术,手术方法同一般内镜下钛夹置入方法,根据病情需要使用 1 个或多个止血夹,以达到可靠的止血效果。

(五)术后护理

1.患者护理

(1)麻醉苏醒:因检查前或检查中使用了镇静药、镇痛药或麻醉药,检查结束后应该保持侧卧位休息,直到完全苏醒。如有呛咳,则可用吸引器吸除口、鼻腔分泌物。

(2)密切观察患者意识状态,每 $5\sim10$ min 监测一次生命体征及血氧饱和度。当患者的生命体征恢复到治疗前水平或神志清楚、对答切题时,方可终止观察。总结药物用量,术者确认签字,将患者送至病房。

(3)饮食护理:视内镜治疗术后患者状况决定进食时间,若病情无禁忌,可逐步从流质、半流质过渡到正常饮食。

(4)注意观察止血效果。若仍有继续出血,需进一步治疗。

2.器械及附件处理

按软式内镜清洗消毒法清洗消毒小肠镜,用吹风机吹干各通道后将小肠镜悬挂于专用储存柜内备用。

(六)并发症及防治

同双气囊小肠镜检查。

(七)注意事项

(1)双气囊小肠镜检查的注意事项同本书中双气囊小肠镜检查的护理配合的相关内容。

(2)内镜下止血的注意事项同本书中内镜下非静脉曲张破裂出血治疗的护理配合的相关内容。

(3)小肠壁较薄,内镜下止血时应谨慎选择止血方式,防止发生穿孔。原则上不注射乙醇溶液和高渗盐水止血。

(4)小肠出血患者,在双气囊小肠镜检查中发现的血管畸形,无论是否为活动性出血,均应给予凝固治疗。

四、双气小肠镜下息肉切除的护理配合

小肠息肉包括增生性息肉(hyperplastic polyps)、肿瘤性息肉(neoplastic polyps,又称腺瘤)、错构瘤性息肉及炎性息肉(inflammatory polyps)等。利用双气囊小肠镜进行内镜下息肉切除术,可避免传统外科手术治疗。

(一)适应证

部分小肠息肉有引起肠道出血、肠套叠或息肉恶变的可能,属内镜下息肉切除适应证。

(二)禁忌证

直径>2 cm且病变起源较深的宽基小肠息肉,应避免行内镜下息肉切除术,以防止肠穿孔等并发症发生。

(三)术前准备

1.器械准备

除双气囊小肠镜检查常规用物之外,需准备内镜下息肉切除的药物和器械,包括内镜下止血药物(8 %去甲肾上腺素等)、黏膜注射针、内镜专用圈套器、高频电凝电切发生器、热活检钳、氩离子凝固装置及氩等离子体凝固术探头等。

2.患者准备

(1)向患者及家属介绍手术的目的、方法和并发症,告知手术注意事项,及时了解患者的心理动态,耐心解释患者提出的问题,消除其顾虑,取得患者的信任和配合,签署手术知情同意书。

(2)询问患者病史,了解息肉的部位、大小及形态,选择合适的内镜及附件。

(3)了解患者用药情况,若正在服用 NSAID 等抗血小板凝集药物,应停用 3～10 d 才可行手术。

（4）术前检查血常规、血型、凝血功能、肝肾功能、心电图等。如有凝血功能障碍,需要纠正后才能实施手术。

（5）经口进镜者,术前禁食8~12 h,其他同一般胃镜检查前准备。经肛门进镜者,术前一定要进行严格的肠道清洁准备,具体方法见本章中结肠镜检查的护理配合的相关内容,保持肠道内无粪便及残留液体。禁用甘露糖醇或山梨糖醇之类的泻药,因其于肠道内经细菌分解或发酵会产生氢气及甲烷等易燃性气体,遇电火花时可能发生爆炸意外而致命。

（6）协助患者取掉所有金属物品,如项链、戒指、手表等,以免导电造成损伤。电极板敷以湿纱布,捆绑于患者右侧大腿或小腿部位,两者间必须有足够的接触面积。

（7）给予留置静脉套管针、吸氧、心电监护。

（8）协助患者取左侧卧位,麻醉医师行静脉麻醉。

（四）术中护理配合

1.患者护理

（1）密切监测患者生命体征及血氧饱和度,发现异常及时报告术者。

（2）观察患者面部表情、身体活动等,若患者出现痛苦表情或身体活动,应及时报告麻醉医师。

（3）经口进镜者须及时吸出患者口腔的分泌物,术中注意防止肠液经外套管反流,否则会引起窒息或吸入性肺炎。

（4）观察患者腹部体征有无变化,发现异常及时报告术者。

（5）注意安全,电极板必须按规定固定在患者腿上,防止电灼伤。

2.治疗过程中的配合

（1）行双气囊小肠镜检查发现息肉时,应对息肉认真观察,用生理盐水充分冲洗病灶后,对息肉的大小、形状、表面腺管开口及息肉周围黏膜的相关情况进行判断。

（2）准备行息肉切除术时,由于双气囊内镜的钳道管位于7点钟位置,尽量将病变部位置于内镜视野7点钟位置,有助于术者切除息肉。

（3）根据息肉大小和有无蒂选择不同的切除方法:直径较小和无蒂息肉采用氩等离子体凝固术治疗;直径较大、有蒂息肉采用高频电凝电切术;直径较大、无蒂或短蒂息肉可行内镜黏膜切除术。

（五）术后护理

1.患者护理

（1）麻醉苏醒:检查结束后应保持侧卧位休息,直到完全苏醒;若有呛咳,则用吸引器吸除口、鼻腔分泌物。密切监测意识状态、生命体征、血氧饱和度,当患者的生命体征恢复到治疗前水平或神志清楚、对答切题时,总结药物用量,术者确认签字,将患者送至病房。

（2）告知患者一周内避免剧烈运动,小息肉切除者时间适当缩短,大息肉切除者时间适当延长。

（3）术后禁食6 h,术后第一天进流质饮食,以后可进半流质或普食。保持大便通畅,防止便秘。

（4）经口进镜的患者，术后1～3 d可能出现咽喉部疼痛，此症状通常在3 d内会自行消失，严重者可含服消炎片或雾化吸入缓解症状。

（5）术后患者会有不同程度的腹胀，多数可自行缓解，若腹胀明显或出现腹痛，需及时告知医师。

（6）注意观察有无并发症，若出现发热、腹痛或黑便等现象，应及时处理。

（7）耐心向患者交代术后注意事项，告知患者1周内避免使用任何可能增加出血风险的药物（如阿司匹林），指导其按时随访和复查。

2.器械及附件处理

按软式内镜清洗消毒法清洗消毒小肠镜，用吹风机吹干各通道后将小肠镜悬挂于专用储存柜内备用。

（六）并发症及防治

1.肠道出血

小量出血主要表现为粪便隐血试验阳性，通过禁食、药物治疗可达到止血目的；若出血量大或出血持续不停止，可再次插入双气囊小肠镜，行镜下止血治疗，必要时需介入治疗或外科手术治疗。

2.肠穿孔

术后严密观察患者症状及腹部体征，及时发现穿孔征象尤为重要，第一时间行内镜下金属钛夹封闭穿孔创面，严格禁食，胃肠减压，适量应用抗生素及营养支持治疗，绝大多数肠穿孔可避免手术；对大的穿孔，尤其是金属钛夹封闭困难者，可行腹腔镜下修补术；若发现时间晚，患者出现发热、腹膜刺激征等症状，应考虑剖腹探查术。

（七）注意事项

（1）双气囊小肠镜检查的注意事项同本章中双气囊小肠镜检查的护理配合的相关内容。

（2）内镜下息肉切除术的注意事项同本书中内镜下消化道息肉切除术的护理配合的相关内容。

五、双气囊小肠镜下支架置入术的护理配合

传统内镜因不能进入小肠深处，无法对空肠和回肠的恶性梗阻进行支架置入治疗，现在随着双气囊小肠镜在临床的应用，对空肠和回肠的狭窄和梗阻部位行支架置入术也得以开展。

（一）适应证

（1）失去手术时机的小肠恶性梗阻。

（2）虽有实施手术的时机，但因全身其他情况不能耐受手术及拒绝接受手术的小肠恶性梗阻患者。

（3）某些小肠良性梗阻或狭窄患者，有严重的基础疾病，无法耐受外科手术治疗，内镜下扩张治疗又不能奏效者。

（二）禁忌证

（1）有双气囊小肠镜检查禁忌证者。

(2)支架置入后并不能改善预后者。

(三)术前准备

1.器械准备

除双气囊小肠镜检查常规用物之外,内镜下支架置入术需准备如下相关器械。

(1)X线机:手术需要在X线机监视下进行。

(2)小肠支架:最好选择经内镜钳道的支架。

(3)导丝:常用直径0.889 mm、长450 cm的J头导丝,其中硬度较高的导丝更为适宜。

(4)造影导管。

(5)内镜下扩张气囊及注气装置:用于狭窄肠管的扩张。

(6)造影剂。

(7)放射防护设施。

2.患者准备

(1)向患者及家属解释手术的意义及可能出现的并发症,取得患者及家属的配合,并签署手术同意书。

(2)调整抗凝血药物治疗,做血常规、血型、凝血功能和肝、肾功能等化验检查。必要时行心肺功能检查,心肺功能较差者术前予以纠正。

(3)询问患者有无青光眼、高血压、心律失常、前列腺增生,是否装有心脏起搏器等,若有以上情况,应及时与术者取得联系。

(4)行必要的检查,以明确狭窄的部位、长度、特点及病因等。根据患者情况选择合适型号的支架。

(5)经口进镜者,术前禁食、禁水8~12 h,其他同一般胃镜检查前准备。经肛门进镜者,术前一定要行严格的肠道清洁准备(具体方法详见本章中结肠镜检查的护理配合的相关内容),保持肠道内无粪便及残留液体。禁用甘露糖醇或山梨糖醇之类的泻药。

(6)给予留置静脉套管针、吸氧、心电监护。

(7)协助患者取左侧卧位,麻醉医师行静脉麻醉。

(四)术中护理配合

1.患者护理

(1)密切监测患者生命体征,发现异常及时报告术者。

(2)观察患者面部表情、身体活动等,若患者出现痛苦表情或身体活动,应及时报告麻醉医师。

(3)经口进镜者,须及时吸出患者口腔的分泌物,术中注意防止肠液经外套管反流,否则会引起窒息或吸入性肺炎。

(4)观察患者腹部体征有无变化,发现异常及时报告术者。

2.治疗过程中的配合

(1)协助术者行双气囊内镜检查,到达病变处,仔细观察病变情况。

（2）经内镜钳道管送入造影导管，注入造影剂，了解狭窄肠管长度，根据狭窄段长度选择合适的支架长度。

（3）经内镜钳道管插入导丝，使其通过狭窄段。

（4）判断支架置入器能否沿导丝通过狭窄段，若不能通过，则先对狭窄段进行扩张，再沿导丝送入支架释放装置，在内镜直视和X线监视下缓慢释放支架，观察支架的位置和膨胀情况，再次注入造影剂观察支架位置及扩张状况，必要时调整支架位置。

（5）退出支架释放装置和双气囊内镜。

（五）术后护理

1.患者护理

（1）麻醉苏醒：同本书中双气囊小肠镜下息肉切除的护理配合的相关内容。

（2）术后早期指导患者进温凉流质或半流质饮食，以减少粗糙食物对黏膜创面的摩擦，造成出血。选择食物不宜过热、过冷，患者严禁进食冰冷食物及液体，防止支架回缩、移位、脱落。

（3）术后指导患者避免进食粗纤维食物，保持每天1～2次软便，避免大便干结阻塞支架。便秘者可服用缓泻剂。

（4）术后24 h拍腹部X线平片，了解支架位置、回复形态及减压效果，观察有无膈下游离气体。

（5）术后患者可有咽喉部疼痛，同时咽后壁因局麻关系可有异物感，嘱患者不要反复用力咳痰，以免损伤咽喉部黏膜。

（6）术后严密观察生命体征变化，注意有无呛咳、呕血、黑便、胸痛等症状及程度，若出现呕吐、腹痛、腹胀等不适，报告医师及时处理。观察有无并发症的发生。

（7）告知患者定期复诊，了解支架位置，有无移位、脱落等，一旦出现移位、脱落、再次梗阻等异常情况及时来院就诊。

2.器械及附件处理

按软式内镜清洗消毒法清洗消毒小肠镜，用吹风机吹干各通道后将小肠镜悬挂于专用储存柜内备用。

（六）并发症及防治

（1）肠穿孔：支架置入术后最严重的并发症，为避免肠道穿孔发生，需选择具有良好弹性的导丝和具有良好柔顺性的金属支架，同时避免反复操作导丝。

（2）支架移位：内镜下支架置入术后常见的并发症，为防止支架移位，手术时选择的支架的硬度和管径必须符合患者肠道狭窄情况；术后卧床休息、避免活动，也能有效避免支架移位；此外，术后早期避免进食过凉的食物或饮料。

（3）其他：同本书中内镜下食管支架置入术的护理配合的相关内容。

（七）注意事项

同本书中内镜下食管支架置入术的护理配合的相关内容。

第十二节　CT 小肠造影检查及护理

CT 小肠造影(computed tomography enterography，CTE)是将多层螺旋 CT 和小肠造影相结合的一种检查技术，能够在一次屏气期间完成全腹范围的扫描，避免肠蠕动造成的图像伪影，所获得的图像信息具有良好的各向同性，能够进行任意平面的图像重建，可清楚地显示多种小肠疾患的肠内、肠壁、肠系膜及腹内其他脏器情况，属于无创性检查，易于操作，也是鉴别小肠和腹腔内其他脏器疾病的重要手段之一。

一、适应证

(1)克罗恩病。

(2)胃肠道不明原因出血。

(3)小肠肿瘤。

(4)怀疑小肠病变者。

二、禁忌证

1.对碘对比剂有禁忌的患者

如有明确严重甲状腺功能亢进表现的患者，以及甲状腺功能亢进正在治疗康复的患者，注射含碘对比剂后 2 个月内应当避免甲状腺核素碘成像检查的患者等。

2.妊娠期女性

三、护理

(一)操作前准备

(1)询问患者有无药物过敏史，做好碘过敏试验及静脉留置，并观察有无不良反应。

(2)详细向患者讲明检查的方法、注意事项及肠道准备的重要性。

(3)嘱患者检查前禁食 8～12 h，检查前 6 h 进行肠道准备(方法与结肠镜相同)，必要时清洁灌肠。

(4)检查前 45 min 口服甘露醇混合溶液 2 000 mL(20 ％甘露醇 500 mL＋温开水 500 mL＋5 ％葡萄糖溶液 500 mL)，每次口服 450～500 mL，每 15 min 一次，共服用 3 次，总量为 1 350～1 500 mL。在扫描前口服剩余混合液。年老及体弱患者可适当减少溶液量，以不引起呕吐为准，儿童患者取半量，分 3～4 次口服。口服甘露醇混合液时密切观察患者有无头晕、心慌、腹痛等不适，必要时经静脉补液支持。

(5)指导患者踱步，以减轻腹胀不适感，加快肠道充盈。

(6)检查前 30 min 肌内注射山莨菪碱 10 mg(前列腺增生、青光眼、肠梗阻等患者禁用)以抑制肠道痉挛，降低管壁张力减少肠蠕动造成的伪影。

(7)对疑似有小肠梗阻性疾病的患者，无须检查前准备，直接行 CT 检查。

(8)指导患者进行屏气训练，平静呼吸下屏气，然后小幅度缓慢呼气；指导患者扫描时随机器指令进行呼吸运动,扫描时需屏气、腹部静止,避免呼吸运动影响 CT 扫描和图像质量。

(二)操作过程及配合

1.操作过程

采用 64 层 CT 扫描机,扫描条件:120 kV,250 mAs,层厚 1.0 mm,重建层厚 1.0 mm,间隔0.75 mm 或 1.00 mm,从膈顶至耻骨联合上缘进行扫描。对比剂采用碘比醇(三代显)90 mL,注射速度 3 mL/s。患者先仰卧再俯卧,分别行动脉期、静脉期、延迟期扫描,扫描数据上传至工作站后,由两名放射科医技人员对横断面 CT 图像和多平面重组重建图像行肠道病变部位、肠黏膜异常、肠壁增厚、肠壁异常强化、肠腔狭窄、肠梗阻、小肠肿块、腹腔淋巴结及肠系膜血管显示等征象进行分析、记录。

2.操作中配合

(1)仔细核对患者信息、申请单及扫描部位,协助其摆好体位,并保护隐私。

(2)指导患者按语音提示进行呼吸,按需屏气、呼气避免影响扫描图像。

(3)操作过程中严密观察患者的生命体征及面色变化,经常询问患者有无腹部胀气、腹痛等情况。

(三)操作后护理

(1)嘱其多饮水,至少 2 000 mL,以利于造影剂排出。

(2)进清淡饮食,避免低血糖发生。

(3)密切观察患者有无腹泻、腹部症状及体征,必要时给予补液及其他治疗。

(4)观察患者有无变态反应。

(5)观察造影穿刺部位有无肿胀、渗液等。CT 增强检查的药物推注必须采用高压注射器,由于压力极高,可能出现碘对比剂漏出,造成皮下组织肿胀、疼痛、麻木感,甚至溃烂、坏死等。

第十三节　内镜下食管、贲门狭窄扩张术及护理

各种原因引起的食管和贲门狭窄可导致食物通过障碍,患者常出现不同程度的吞咽困难,进食时间延长,伴有反食、呛咳,甚至不能进水,引起严重营养不良、脱水等。而内镜下治疗食管、贲门狭窄的目的就是解除狭窄部位的通过障碍,缓解吞咽困难症状。

内镜下食管、贲门狭窄扩张术治疗的原理是通过对狭窄处的食管壁的纤维组织进行强力的伸张作用,或通过对狭窄处的一处或多处撕裂来达到扩张目的。由于扩张本身也造成一次创伤,创伤的修复通过纤维组织的增生来完成,术后有可能再狭窄,需要通过多次扩张才能完成。

一、适应证

(1)食管的炎性狭窄。

（2）食管手术后吻合口狭窄。

（3）内镜治疗后食管狭窄，如食管大面积 ESD 术后。

（4）贲门失弛缓症。

（5）弥漫性食管痉挛。

（6）食管癌或贲门癌。

（7）化学性烧伤后狭窄。

（8）先天性食管狭窄，如食管蹼。

二、禁忌证

（1）同胃镜检查的禁忌证。

（2）无法忍受治疗者。

（3）化学性烧伤后 2 周内。

（4）活动性上消化道出血。

（5）能行手术治疗的食管癌和贲门癌患者。

（6）病变狭窄范围广、位置过高、治疗非常困难者视为相对禁忌证。

三、操作过程

（一）探条扩张术

探条扩张术适用于非动力性狭窄。常规胃镜，确定及观察吻合口狭窄位置，估量狭窄部直径及所需扩张探条，测量狭窄部至门齿距离；经胃镜活检管道送入导丝，使导丝穿过狭窄部位进入胃腔，操作者缓慢拔出胃镜，保证导丝在胃内位置相对固定；选比狭窄部口径略大的扩张条，将导丝穿入扩张条中心管道内，沿导丝送入扩张条，待有阻力感后，慢慢将扩张条的扩张部通过狭窄口送到狭窄部远端，依次增加扩张条的直径，使狭窄吻合口逐渐被扩开；扩张完毕，扩张条连同导丝一起退出；再次进镜，并进入已扩开的狭窄部远端，观察狭窄的扩张程度及有无并发症的发生。

（二）气囊扩张术

气囊扩张术适用于动力性狭窄常规胃镜。观察食管狭窄部位及程度，将气囊导管从活检孔道插入，在内镜直视下将气囊导管通过狭窄部位，当狭窄环位于气囊正中位置后缓慢注气，通过外接压力泵控制球囊压力，选用球囊大小及扩张程度应根据食管狭窄的程度及患者耐受能力而定。根据患者耐受情况持续扩张 1～3 min，然后球囊放气，间隔 3～5 min 再重复操作2～4 次，扩张结束后退出扩张球囊，再插入胃镜可见原狭窄处有少许出血，胃镜顺利通过即达到治疗目的。

（三）水囊扩张术

水囊扩张术适用于动力性和非动力性狭窄。常规胃镜，观察食管狭窄部位及程度，将水囊导管从活检孔道插入，头端通过狭窄处继续插入至黑色标志刚好显露，胃镜头端退至狭窄处，此时扩张器有效直径恰在狭窄处，注水同时操作者固定好扩张器之外露部，以免水囊上滑或下滑。扩张时需要一定的压力，维持 3～5 min 抽尽囊内水，休息 2～3 min，重复上述过程，扩张完毕将胃镜连同扩张器一并拔出。再插入胃镜可见原狭窄处有少许出血,胃镜顺利通过即达到治疗目的。

四、护理

(一)术前护理

1.心理护理

术前应多与患者交流,充分了解患者的心理。向患者及家属介绍手术步骤、方法、术前准备、术后注意事项等,确认签署知情同意书,取得患者的主动配合。

2.术前准备

(1)全面了解病史:术前行消化道钡餐检查,了解病变的长度、位置、狭窄程度和周围组织的关系,查血常规、出凝血时间等,对心、肺功能不良的患者及时调整,评估患者对手术的耐受性。

(2)术前6~8 h禁食、禁饮:食物潴留者,延长术前禁食的时间或术前安置胃管,持续胃肠减压,必要时行食管冲洗,同时予完全肠外营养支持治疗。若存在食管炎症应在扩张前治疗。

(3)协助更换病员服,有义齿的患者事先取出义齿。

(二)术中护理

(1)操作者与助手应该密切配合,手法轻柔,选择恰当的器材,既要扩张力度够、达到疗效,又不要扩张过度,避免并发症的发生。

(2)扩张时,严禁越级扩张。

(3)严密观察患者的反应及病情的变化,并注意患者面部表情及其生命体征的变化,同时要及时清除患者口腔分泌物,并保持其呼吸道的通畅,预防窒息的发生。

(4)密切观察患者有无胸痛、出血、皮下气肿等症状。

(三)术后护理

1.饮食指导

手术当日禁食、禁饮,予静脉补液治疗;禁食24 h后无不适者,先饮少量温热水,患者无呛咳后方可进食流质饮食,术后禁暴饮暴食。扩张每周1~2次为宜,若患者能进食半流质饮食,扩张的间隔时间可延长至每月1次。

2.遵医嘱用药

如抑酸药、黏膜保护药等,行相关药物知识指导。

3.病情观察

观察患者生命体征、意识,准确记录出入量,观察大便、呕吐物颜色性状及量,警惕有无消化道出血;观察有无咳嗽、咳痰、胸痛、呼吸困难、皮下气肿等症状,若有异常及时通知医生处理。

4.并发症及护理

(1)胸骨后疼痛:最常见的并发症,主要由手术创伤所引起,观察疼痛的性质、部位、持续时间,观察有无食管穿孔、破裂等严重并发症发生。一般不需处理。若患者无法忍受,排除穿孔后,可遵医嘱给予止痛药。

(2)出血:术后有少数患者痰中带血,早期主要是扩张所致。护理人员应注意观察血痰量及性质、有无呕血及黑便。及时报告医生,遵医嘱静脉用止血药。

(3)反流性食管炎:指导患者进食的正确体位。严重者可给制酸剂、黏膜保护剂、胃动力药物予以治疗,2~3 d 症状均会有不同程度改善。

(4)穿孔或食管瘘:最严重的并发症。术后应密切观察患者有无难以忍受的疼痛、胸闷、呼吸急促、发绀、脉快、皮下气肿等,考虑穿孔的可能应及时处理。发生较小穿孔时及时使用抗生素,并做禁食和留置鼻胃管等保守治疗,也可内镜下放置可去除带膜支架术进行治疗。

(5)呼吸系统感染:主要是反流、误吸引起。观察咳嗽、咳痰情况,遵医嘱使用抗生素。

(6)再狭窄:主要是手术创伤后瘢痕形成所致,可再次进行扩张手术治疗。

(四)健康指导

(1)保持情绪稳定,积极面对病情。

(2)遵医嘱用药,如口服质子泵抑制剂等。

(3)若出现吞咽困难,可餐前 15 min 舌下含服硝酸盐类药物,如硝酸异山梨酯(消心痛)、硝酸甘油等。此类药物可作用于食管下段平滑肌细胞,使其松弛,降低 LES 压力,减少了食物通过的阻力,缓解症状。若吞咽困难仍未缓解,及时就诊,必要时再次行扩张术治疗。

(4)定期门诊随访。

第十四节　内镜下食管支架置入术及护理

内镜下食管支架置入术是治疗食管狭窄的有效方法之一,其创伤小、痛苦少,可再通食管狭窄、缓解梗阻引起的吞咽困难,阻断食管气管瘘,改善患者营养状况,提高生活质量。支架有带膜支架和不带膜支架两种。带膜支架对食管癌有压迫治疗作用,适用于合并食管-气管瘘者,但带膜支架易移位;不带膜支架附着性强,不易移位,但易阻塞和引起食管炎症。根据支架是否可回收,可分为可回收支架和不可回收支架。可回收支架适用于术后良性吻合口狭窄。扩张术后狭窄复发率高,需反复扩张者,一般放置时间 7~14 d,治疗效果明显。

一、适应证

(1)恶性食管狭窄,如无法手术切除的食管癌或贲门癌、食管切除术后吻合口局部复发和食管癌放疗后狭窄。

(2)各种原因引起的食管气管瘘、食管纵隔瘘、食管破裂。

(3)贲门失弛缓症。

(4)高龄伴有其他疾病,一般情况差,难以承受开胸手术者。

(5)部分良性食管病变、化学性烧伤后瘢痕性狭窄、经反复扩张术后仍复发者,内镜下大面积 ESD 术后狭窄者,经扩张效果不佳者。

二、禁忌证

(1)高位食管癌引起的梗阻。

(2)手术或放疗后2周内。

(3)严重脏器功能衰竭。

(4)不可控制的出血性疾病。

(5)严重瘢痕体质的良性食管狭窄。

(6)管腔梗阻无法通过引导钢丝者。

(7)支架固定困难者。

三、操作过程

胃镜或X线透视介导下置放扩张导丝,使之通过食管狭窄段,达到胃窦部,先把狭窄段扩张至12 mm左右完成胃镜检查,确定病变范围,选择适当长度和类型的支架置入食管后的支架上,下端超过狭窄段2 cm,在0～10 ℃(冰冷水)将支架放入放送器,在导丝引导下,将放送器放入食管,通过狭窄段,当放送器内的支架头部超过狭窄部2 cm,释放支架,待支架恢复原状后,退出放送器和导丝,如果支架位置不合适,稍作调整,支架到位后,退出内镜。

四、护理

(一)术前护理

同本书"内镜下食管、贲门狭窄扩张术及护理"。

(二)术中护理

同本书"内镜下食管、贲门狭窄扩张术及护理"。

(三)术后护理

1.心理护理

鼓励患者树立战胜疾病的信心,保持情绪稳定。

2.休息与活动

进食时要求取坐位或半卧位,进食后忌平卧,睡眠时床头抬高15～30°,或枕高枕取侧卧位。如身体状况允许,应进食后直立1 h,睡前站立或活动0.5 h,尽量使胃排空,以防反流。

3.饮食指导

术后禁食24 h,24 h后鼓励患者多饮温水,使支架扩张到最佳状态。进食的原则要少量多餐、由稀到干、食量逐渐增加,观察进食后的反应,避免进食刺激性食物与碳酸饮料;避免进食过快、过量,禁食硬质食物及冰冷食物。嘱患者一周内以流食为主,以后可酌情进半流食或软食,并将食物仔细咀嚼、少量缓慢咽下,同时忌干、粗糙、硬性食物,防止食物卡在支架上;禁食4 ℃以下的冰冷食物,以防支架变形脱落。适宜温度为40～50 ℃。每次进食前后饮温开水100～200 mL,保持食管腔及支架清洁。

4.抑酸剂及黏膜保护剂的应用

为了预防胃酸反流及出血,术后可给予H_2受体阻断剂、质子泵抑制剂、胃黏膜保护剂等,做大便隐血实验,如阳性者应立即遵医嘱予以止血药物治疗。

5.病情观察

(1)术后密切观察患者的面色及生命体征变化,观察有无胸骨后剧烈疼痛、气胸、皮下气肿、呕血、黑便,如有异常及时通知医生,并做好记录。

(2)观察患者有无咳嗽、咳痰、发热等症状,必要时使用抗生素治疗。

(3)观察患者有无胸痛,胸痛部位、性质、持续时间及与饮食的关系,如有病情变化及时汇报医师处理。

6.并发症及护理

(1)胸骨后疼痛和异物感:最常见的并发症,主要是手术创伤和支架膨胀支撑所引起的,可持续 3～5 d,一般不需处理。观察疼痛的性质、部位、持续时间,通知医生查看有无食管穿孔、破裂等严重并发症发生。排除穿孔后,可遵医嘱给予止痛药,同时向患者和家属解释,给予精神上的安慰和鼓励。

(2)出血:术后有少数患者痰中带血,早期主要是扩张和支架损伤所致。护理人员应注意观察痰量及性质,有无呕血及黑便,遵医嘱用止血药。

(3)反流性食管炎:主要由于置入段部分食管丧失蠕动功能,且支架支撑部分无"活瓣"作用,胃内容物发生反流,应指导患者进食的正确体位(见相关章节)。严重者可给抑酸剂、黏膜保护剂、胃动力药物予以治疗,2～3 d 症状均会有不同程度改善。

(4)穿孔或食管瘘:最严重的并发症。术后应密切观察患者有无难以忍受的疼痛、呼吸急促、发绀、脉搏快等病状,发生穿孔或瘘时应及时处理。

(5)呼吸系统感染:主要是反流、误吸引起。

(6)恶心、呕吐、胃部不适:这些症状可能与支架刺激食管有关。宜少食多餐,进食后取半卧位或进食后适当活动可使症状减轻,如呕吐频繁应观察呕吐物的颜色、性质及量,同时观察腹部体征,呕吐后有无梗阻现象,观察是否有支架随呕吐脱出。

(7)再狭窄:放置支架后期应注意观察患者进食情况,如果发生进食困难,首先要考虑食物嵌塞,或者因两端肿瘤再生长而狭窄。癌组织生长者,可针对肿瘤进行治疗,如化疗、放疗等。

(8)支架移位:支架移位是带膜支架放置中的常见并发症,主要与支架类型、释放技术、剧烈呕吐及过早进固体食物有关。术后应给予科学的饮食指导。如有恶心,可给予甲氧氯普胺 20 mg 肌内注射,防止剧烈呕吐。

(9)支架堵塞:多因患者进食不当引起,指导患者正确饮食,避免黏糯、粗纤维、大团块食物,嵌塞的食物可用内镜取出或推入胃内。

(四)健康指导

(1)保持情绪稳定。

(2)饮食指导:学会正确的进食方法,同时观察进食后的反应,出现咳嗽、呛咳应立即停止进食,及时就诊。

(3)安置金属支架者禁止行 MRI,以防支架移位或脱落;若患者安置的是可回收支架,应随时观察支架外固定绳子固定是否妥当,若有松脱应立即到医院就诊。

（4）出院1周内、3个月内、半年至1年内定期复查，进行钡餐造影或内镜检查，以了解支架的位置、膨胀情况，以防管腔再次阻塞或病情复发，便于尽早采取措施。

第十五节　经口内镜下肌切开术治疗贲门失弛缓症的护理

贲门失弛缓症（achalasia，AC）又称"贲门痉挛""巨食管"，是食管贲门部的神经肌肉功能障碍所致的食管功能性疾病。其主要特征是食管下端括约肌（lower esophageal sphincter，LES）高压和对吞咽动作的松弛反应减弱，以致食物不能顺利地进入胃内。临床上主要表现为吞咽困难、食物反流和胸痛，治疗主要目的是降低食管下端括约肌压力（lower esophageal-sphincter pressure，LESP），使食物能够顺利从食管进入胃中。目前内镜下治疗AC的方法主要有内镜下肉毒杆菌注射、内镜下扩张治疗、内镜下放置食管支架治疗、硬化剂治疗、微波治疗等。但这些方法都不能最终解除LES梗阻，且复发率较高。外科手术切开LES疗效尚可，但手术创伤大、恢复较慢、住院时间长，手术费用也较高。

经口内镜下肌切开术（peroral endoscopic myotomy，POEM）是指通过经口的内镜，在食管黏膜层与固有肌层之间建立一条隧道，通过该隧道对食管下段括约肌进行切开，以治疗贲门失弛缓症的内镜手术，又称"隧道术"，包括内镜下黏膜下剥离术（endoscopic submucosal dissection，ESD）和经自然腔道内镜手术（natural orifice translumenal endoscopic surgery，NOTES）。

一、适应证

（1）有不同程度吞咽困难，经食管吞钡造影及胃镜检查明确诊断为贲门失弛缓症患者。

（2）既往治疗失败，如内镜下肉毒素注射或气囊扩张不完全，或外科手术失败的贲门失弛缓症患者。

二、禁忌证

排除良恶性肿瘤、炎症、硬皮病等引起的继发性贲门失弛缓症。

三、操作过程

（一）麻醉

内镜下冲洗清洁食管，吸尽食管内液体，行气管插管全身麻醉，左侧卧位，术前半小时预防性静脉滴注抗菌药物。

（二）食管黏膜层切开，隧道入口的建立

胃镜前端附加透明帽，吸净食管腔内的潴留液体和食物残渣。距离胃食管交界处（gastro-esophageal junction，GEJ）上方8～10 cm处，在食管右后壁行黏膜下注射，注射液为靛胭脂、肾上腺素和生理盐水的混合液。根据情况选用Hook刀、IT刀或Hybrid刀等纵向切开食管黏膜约2 cm，显露黏膜下层。

(三)分离黏膜下层,建立黏膜下"隧道"

根据情况选用 Hook 刀、IT 刀或 Hybrid 刀等,沿食管黏膜下层自上而下进行分离,边黏膜下注射边分离,建立黏膜下"隧道"直至 GEJ 下方胃底约 3 cm。在黏膜下层分离过程中需避免黏膜层特别是胃底部位的破损和穿孔。

(四)肌层的切开

在胃镜直视下从 GEJ 上方 7～8 cm 处应用 IT 刀或 Hybrid 刀从上而下纵向切开环形肌至 GEJ 下方约 2 cm。肌层切开过程中需由浅而深切断所有环形肌,尽可能保留纵形肌,且避免透明帽顶裂纵形肌。若出现创面出血点需随时采用电凝止血。

(五)金属夹关闭黏膜层切口,隧道入口的闭合

当完整切开食管环形肌后,吸尽黏膜下"隧道"内和食管腔内液体,冲洗创面并电凝创面出血点和小血管。再退镜至黏膜层切口,用多枚金属夹从口侧到肛侧对缝黏膜层切口。

四、护理

(一)术前护理

1.术前评估

(1)对患者的病情、文化程度及心理状态进行认真评估,尤其了解患者有无使用抗凝剂病史,是否有重度贫血或凝血机制障碍。

(2)在患者签署知情同意书后,完善术前各项检查(三大常规、肝肾功能、凝血功能等,麻醉评估),并做好检查指导及健康教育。

2.心理护理

详细向患者及家属讲解此项治疗的优点、手术过程,耐心回答患者提出的问题,以取得信任,向患者介绍治疗成功的病例,帮助其消除紧张、恐惧、焦虑的心理和不适感,增强患者安全感及对该治疗的信心和勇气。

3.术前准备

(1)术前 1 d 更换病员服,保证患者充分睡眠以保持良好的精神状态,并做好胃肠道准备,完善术前食管 X 线造影及高分辨率食管测压检查,以便于评估术后效果。

(2)术前禁食禁饮 3 d,必要时术前 1 d 安置胃肠减压。插胃管时注意动作轻柔,插管深度为 40～45 cm,必要时冲洗食管,冲洗过程中防止患者发生误吸、窒息,避免增加患者不适感。

(3)认真观察和评估患者术前生命体征的变化。

(二)术前评估

术前给予患者全身静脉麻醉评估,必要时胃肠减压,充分有效吸引患者食管、胃内的食物残渣、液体,保证麻醉及手术顺利进行。

(三)术中配合

(1)操作前向患者解释其目的、意义,取得患者的理解和配合。

(2)操作时动作轻柔、娴熟,保持室内适宜温湿度,环境安静。患者取左侧卧位,解开衣领、松解腰带,指导患者深呼吸,咬住牙垫,下颌部放置弯盘,口中有分泌物时随时流出。

（3）安置心电监护，配合麻醉医生行全身静脉麻醉。

（4）一名护士负责协助医生进镜、扶镜和操作配合，另一名护士负责术中设备模式切换与调节，准确而熟练地传递各种器械。在内镜治疗过程中，严密观察患者的意识、面色、生命体征、心电图、血氧饱和度的变化，保持呼吸道通畅，并做好记录。

（5）观察有无并发症的发生，如有异常立即报告操作医生，及时处理。

①颈部皮下气肿：立即配合医生予以金属夹夹闭穿孔处，并在内镜直视下置入胃管持续进行胃肠减压。

②出血：POEM术中易并发出血，主要由于胃食管连接处小血管较丰富，在胃食管连接处剥离时操作不宜过快，遇到小血管出血时及时电凝止血，较大血管出血时用止血钳止血，避免出血导致视野不清，影响手术顺利进行。而术后电凝止血后的血管仍有可能出血，需严密观察患者有无呕血、便血及生命体征的变化。如出现呕血、便血，立即报告医生，同时注意心理护理，稳定患者及家属的情绪，减轻他们的焦虑恐惧心理。出现呕血时协助患者头偏向一侧，用负压吸引器及时吸出口腔、鼻腔的血液，防止发生窒息；建立静脉通道，及时补充血容量、输血，给予止血药物等，并严密观察患者生命体征，必要时行内镜下止血。

（四）术后护理

1.术后监护与观察

了解患者的麻醉方式、术中情况等，及时安置心电监护，严密观察患者意识、生命体征，有无呕血、黑便等，每1h测量一次血压、心率、呼吸、血氧饱和度，平稳后2h再测量一次并记录。严密观察颈部、胸部、腹部症状和体征，若有皮下气肿、胸痛、腹痛、腹胀、压痛、反跳痛及消化道出血等，及时报告医生。

2.体位与休息

术后去枕平卧位6～8h，待全麻清醒及生命体征平稳后改为半卧位休息。有利于呼吸，减轻疼痛，防止胃食管反流，术后严格卧床休息，24h后方可下床活动。

3.饮食护理

术后常规禁食禁水24h。若无胸痛等特殊不适，24h后即可进食温凉流质饮食，然后过渡到半流食持续1周，逐渐过渡到软食、普食。宜选择清淡、易消化的碱性食物，如面条、软饭、香蕉等；避免辛辣等刺激性的食物，如茶、咖啡、巧克力、碳酸饮料及油腻、煎炸和粗纤维饮食。进食时注意观察患者有无吞咽困难。

4.用药护理

建立静脉通道，遵医嘱输入质子泵抑制剂、止血药、抗生素、水和电解质溶液、营养液等，根据患者进食情况逐渐减少输液量，同时观察用药效果。

5.疼痛护理

（1）患者可能会出现不同程度的胸痛。当出现胸痛时，护士向患者及家属详细讲解引起胸痛的原因，并告知胸痛会随着时间的推移逐渐减轻，从而减轻患者及家属的焦虑。

（2）遵医嘱正确使用质子泵抑制剂，减少胃液反流。认真倾听患者主诉，严密观察胸部、腹部症状及体征。如患者疼痛难忍,在排除穿孔后,遵医嘱使用镇痛药,并解释和安慰患者,观察止痛效果。

6.并发症的观察及护理

(1)皮下气肿:可发生于术中或术后,提示食管穿孔。主要因为在术中切断环形肌时容易出现纵行肌裂开穿孔。患者常有剧烈胸痛、胸闷、气急、呼吸困难等,在颈部或胸前区可见皮下气肿,一旦发现皮下气肿应及时报告医生处理。在胃镜下逐层切开环形肌时,需避免切开纵形肌和透明帽,顶住创面,以保持肌层外膜完整,减少穿孔的发生。

(2)感染:感染可能与术中发生小血管出血及液体进入纵行肌裂隙渗漏有关,或者在闭合隧道时金属钛夹缝合不够严密,在进食时液体渗透至隧道也可能继发感染。因此应充分做好术前准备,术中注意严格无菌操作,创面严密止血,夹闭食管黏膜入口前需反复无菌生理盐水冲洗并吸净隧道内的液体等,这样可有效预防感染的发生。术后常规静脉使用质子泵抑制剂和头孢类抗生素,避免感染发生。

(五)健康指导

贲门失弛缓症是一种影响生活质量、易复发的疾病,因此做好出院指导非常重要。告知患者平时应保持心情愉悦,戒烟酒,生活规律,避免进食刺激性食物,进食时细嚼慢咽,进食后不宜立即平卧,避免穿着紧身高领衣服,并注意观察有无迟发性出血及吞咽梗阻发生;1个月内避免剧烈活动,保持大便通畅,若出现胸痛、腹痛、吞咽梗阻、呕血、黑便等情况应及时就诊。术后遵医嘱按时规律服药,如质子泵抑制剂等。术后1、2、3个月定期复查胃镜,以了解食管创面和贲门口愈合情况,食管 X 线造影检查了解食管腔扩张和贲门通畅度。

第十六节 内镜下消化道息肉切除术及护理

内镜下消化道息肉切除术是开展较早、经验较成熟的内镜治疗技术,随着内镜操作技术的不断改进和新技术的不断开发,其适用范围也不断扩大。与外科手术相比,内镜下治疗痛苦小、损伤小、费用低、术后恢复快、并发症及死亡率低,目前被广泛应用,已替代外科手术成为治疗消化道息肉的首选方法。

一、适应证

(1)各种大小的有蒂腺瘤和息肉。

(2)直径小于 2 cm 的无蒂腺瘤和息肉。

(3)多发性息肉和腺瘤,分布分散,数目较少。

二、禁忌证

(一)绝对禁忌证

有内镜检查禁忌者,如高龄、凝血机制障碍、多脏器疾病患者等。

(二)相对禁忌证

(1)直径大于 2 cm 的无蒂腺瘤和息肉。

(2)多发性息肉和腺瘤,局限于某部位,分布密集,数目较多者。

(3)内镜下形态已有明显恶变者。

(4)家族性腺瘤病。

三、护理

(一)术前护理

(1)心理护理:术前患者及家属多有不同程度的疑虑和恐惧,应详细介绍手术目的、配合方法及注意事项,解除患者的思想顾虑,使其配合治疗及护理,并签署手术同意书。

(2)了解患者病情:询问有无出血性疾病史、麻醉史及过敏史。做好各项术前检查,如凝血时间、生化、血常规、心电图等。如服用抗凝药,需停用 3～4 d 才能进行手术。如服用抗血小板药,需停用 7～10 d 才能进行手术。如凝血机制异常,需纠正后才能实施手术。

(3)术晨更换病员服,取下所有金属导电物品、活动性义齿。

(4)术前麻醉访视。

(5)上消化道息肉患者术前 8 h 禁食禁饮,高血压患者根据情况术前 3 h 可服用降压药。

(6)下消化道息肉患者术前 3 d 进少渣饮食。术前 1 d 进无渣饮食,术前 8 h 禁食、禁饮。做好肠道准备,最后排出大便呈淡黄色或清水状、无粪渣为最佳效果。肠道准备期间如有心慌、头晕、乏力等不适及时与医护人员联系。腹泻较严重者可静脉补充液体,防止发生虚脱。目前多采用磷酸盐肠道清洁液,禁用 20 ％甘露醇和山梨醇类药物行肠道准备,以避免其进入肠道后被细菌分解产生易燃气体,如达到可燃浓度,进行高频电切时可能发生爆炸而致命。高血压患者洗肠后根据情况服用降压药。

(二)术中护理

(1)患者的体位、内镜插入方法等同胃肠镜检查。

(2)一旦发现息肉,观察其发生部位、形态、大小和数目,根据情况选择内镜治疗方法。常用的有圈套器电凝切除术、双极法切除、分块切除、热活检、内镜黏膜切除术(EMR)、局部注射息肉切除及内镜黏膜下剥离术(ESD)等。

(3)摘除的息肉需做完整病理学检查,以明确其性质。

(4)术中应密切观察患者的脉搏、血压,如有异常积极给予相应处理。

(三)术后护理

1.术后饮食及休息指导

(1)上消化道息肉切除术后一般先禁食禁饮 24 h,息肉切除多、创面较大者,根据情况延长禁食时间。开始进食时先饮温凉水,如无腹痛、腹胀再给予温凉流质饮食。以米汤、面汤、鸡蛋汤为宜,逐渐过渡到半流质饮食。少食多餐,待病情完全稳定后,嘱患者进质软、易消化、无刺激饮食,以后逐步过渡到普食。患者术后 24 h 应卧床休息,年老体弱及创伤较大者,卧床休息时间应延长至 2～3 d。

（2）下消化道息肉切除术后，小于 0.5 cm 的息肉一般先禁食禁饮 6 h，息肉切除多、创面较大者根据情况延长禁食时间。开始进食时先饮温凉水，无腹胀、腹痛再给予温凉流质饮食。限制豆制品及乳制品的摄入 2～4 d，以减少肠道内气体。然后逐渐过渡到半流质饮食，如米粥、面条、豆腐等清淡饮食。少食多餐，待病情完全稳定后，嘱患者进质软、易消化、无刺激饮食，以后逐步过渡到普食。患者术后 24 h 应卧床休息，年老体弱及创伤较大者，卧床休息时间应延长至 2～3 d。

2.用药护理

术后常规给予静脉补液、止血治疗，息肉较大的根据情况使用抗炎类药物。上消化道息肉切除术后还会使用抑酸药和保护胃黏膜药物。密切观察用药的效果及不良反应。

3.术后密切观察病情

注意有无并发症的发生，并积极给予相应处理。

（1）出血：导致出血的原因主要有粗蒂息肉凝固不足、机械性割断、患者凝血机制不良、创面过大过深及术后活动过度等。密切观察血压、脉搏、意识等变化。少量渗血可不处理，如多量渗血或活动性出血，特别是有心慌、血压下降、脉搏加快、呕血、腹痛、血便等周围循环衰竭的表现，需立即内镜下止血。经内镜下处理后效果不佳者，则需行外科手术治疗。

（2）穿孔：穿孔发生率低于出血，一旦发生，后果严重，多因操作不当或高龄患者营养状况差致肠壁过薄。各部位穿孔可表现出不同的临床症状，食管穿孔可表现出吞咽困难、胸痛、颈及上胸部皮下气肿，吞服水溶性造影剂行食管 X 线检查可明确穿孔部位；十二指肠及胃穿孔出现瞬间剧烈腹痛，数小时后呈弥漫性腹膜炎的症状体征，腹部平片可见膈下游离气体；大肠穿孔如为腹腔外穿孔可无临床表现，腹腔内穿孔可有腹痛、腹胀、下腹部皮下气肿等表现。腹腔内穿孔或食管穿孔均应尽早手术治疗，否则易发生败血症、感染、休克甚至死亡。腹腔外穿孔一般保守治疗即可。

（3）其他并发症：灼伤、浆膜炎等。肠壁灼伤过深可导致浆膜炎，严重时出现类似穿孔症状，腹部平片无膈下游离气体可与穿孔进行鉴别。无须手术治疗，给予对症处理，数天后可自愈。

（四）健康指导

（1）指导患者养成良好的生活习惯。饮食少食多餐，定时定量，食物选择以清淡、少刺激性、易消化为主，避免生冷、辛辣及粗纤维等刺激性食物。1 周内禁浓茶、咖啡、饮酒。

（2）保持乐观的心理状态，保证规律的生活和充足的睡眠。

（3）息肉切除术后 2 周内避免重体力劳动，1 个月内避免做屏气动作或长时间用力下蹲。保持大便通畅，必要时遵医嘱服用缓泻剂，避免大便干结摩擦使焦痂过早脱落而引起出血。

（4）根据情况定期门诊随访，复查胃、肠镜。若出现腹痛、便血等症状，及时就诊。

第十七节　内镜黏膜切除术及护理

内镜黏膜切除(endoscopic mucosal resection，EMR)是指在病灶的黏膜下层内注射药物形成液体垫，使病变与其固有层分离，造成一假蒂，然后圈套电切的技术，它是目前癌前期病变及早期癌首选的治疗方法。对于病变面积较大者可行黏膜分片切除术，其优点是能增加切除的面积和深度，达到根治的目的，主要适用于部分无蒂息肉、平坦或凹陷型息肉、平滑肌瘤、早期癌(包括食管、胃、结肠早期癌)的切除，安全可靠，并发症少，使早期胃肠癌肿患者非手术治愈成为可能。目前已在国际上作为常规方法广泛应用。

一、适应证

(1)扁平隆起病变：早期胃肠癌及平坦型病变和广基无蒂息肉。

(2)黏膜下肿瘤。

二、禁忌证

(1)有胃肠镜检查禁忌证。

(2)凝血功能障碍，有出血倾向。

(3)肿物表面有明显溃疡或瘢痕。

(4)超声内镜提示癌已浸润达黏膜下层 2/3 以上。

三、操作过程

EMR 操作步骤一般包括标记、黏膜下注射和切除。EMR 的切除方法多种多样，包括内镜局部注射高渗钠肾上腺素切除术、透明帽置内镜先端内镜黏膜切除术和内镜结扎方法黏膜切除术等。

四、护理

(一)术前护理

(1)对于上消化道病变者，术前准备同胃镜检查，需禁食、禁饮 6~8 h，以减少胃液的分泌。对于肠道病变者，术前准备同结肠镜检查。

(2)药物准备。①黏膜染色剂：复方碘溶液、0.2 %~0.4 %靛胭脂。②药物：去甲肾上腺素、肾上腺素、生理盐水、高渗氯化钠等。③去泡剂。

(3)签署手术同意书，询问病史，近期有无使用阿司匹林(NASID 类)和抗血小板凝集药物，如有服用应停用 7~10 d。向患者家属讲明手术的必要性和风险性，并确认签署知情同意书。

(4)心理护理，详细向患者及家属解释手术的方法、目的、效果，术中如何配合医生的操作，并发症，术前及术后注意事项，让患者及家属了解治疗的必要性，了解 EMR 是一种较外科手术痛苦小、创伤小、疗效好的技术，消除其顾虑，取得配合。

(5)术前常规检查血常规、血型、出凝常规、血小板计数及心电图等。

(6)术前 15 min 肌内注射或静脉注射山莨菪碱或地西泮 10 mg,有镇静及减少术中胃肠蠕动及痉挛的作用。

(7)监测生命体征,吸氧,建立静脉通道补液。

(二)术中护理

(1)耐心解释,给予患者安慰和鼓励性的语言,消除患者紧张情绪以取得配合,患者如有不适应及时告诉医务人员。

(2)根据手术部位合理摆放舒适体位,配合操作医生完成手术。

(3)密切观察患者反应,特别是患者语言或身体的疼痛表现,随时报告医生及时处理。

(4)手术全程在全麻下进行,手术过程中应注意监测患者的血压、脉搏、血氧饱和度,观察患者对止痛、镇静药的反应。

(三)术后护理

1.病情观察

监测患者生命体征、意识、尿量及腹部症状、体征的变化,特别是血压、脉搏的变化,其可以直接反映有无发生出血及出血程度。观察呕血或黑便的次数、量、性状及伴随的症状。如出现黑便、剧烈腹痛、呕血等立即通知主管医生,采取必要的治疗。

2.休息与活动

嘱患者绝对卧床休息 3～7 d,手术过程中曾发生出血的患者需要适当延长卧床天数。避免用力过猛的动作,可减少机体能量消耗,有利于体能的恢复。严防术后出血或穿孔,确保治疗护理效果。

3.饮食护理

患者常规禁食 2～3 d,如无腹痛及便血等症状,可于 48 h 后进行流质饮食,逐渐过渡到进食清淡、温凉半流质饮食,勿食过热食物、粗糙食物或刺激性食物,72 h 后进行无渣饮食 1 周。

4.心理指导

术后耐心向患者说明手术已顺利完成,使患者进一步消除顾虑,保持情绪稳定,消除紧张恐惧心理,保证足够休息,促进疾病恢复。

5.术后用药护理

应用抑酸止血药,必要时应用抗生素 3 d。严格遵医嘱及时给予静脉输液,准确地补充血容量。

6.加强基础护理

患者禁食期间加强口腔护理,可用口灵含漱液预防口腔感染。卧床期间强调翻身,预防皮肤感染。

(四)并发症观察及护理

1.出血

出血是常见的并发症之一,发生率为 6.8 %～22 %,包括术中出血及术后出血,出血并发症与切除的病变大小有一定的关系。

（1）预防出血：术前应完善各种检查，指标正常者方可进行内镜下治疗。术前建立静脉通道，以便及时补充血容量。

（2）出血处理：可采用注射硬化剂、喷洒止血药物或使用金属钛夹等措施止血。

（3）出血护理：术后应严密观察生命体征、听取患者主诉，禁食，遵医嘱应用止血药物，必要时可输血，观察有无继续出血或出血停止的指标。若非手术疗法不能达到止血效果或出血量大，应紧急进行外科手术止血。

2.穿孔

穿孔是最严重的并发症，发生率为 0.6 ％～5.0 ％，可发生在术中或术后数天。

（1）预防穿孔：检查前详细了解患者病史，对于下消化道病变者，检查前必须做好肠道准备，使手术顺利进行。操作前应预先准备止血钛夹及释放器、胃肠减压管、吸引器等，以防在检查过程中出现穿孔。手术医生掌握好进针的部位、切割时机，使病变部位完整、顺利切除。

（2）穿孔处理：①内镜下如见明确穿孔者可用止血钛夹闭合穿孔处，必要时放置多个止血钛夹。对于较小病变发生的穿孔，可行保守治疗，嘱患者卧床休息、禁食、静脉输液，应用抗生素等处理。协助医生进行 X 线透视，以确定穿孔的位置。②对于病变部位面积较大、经保守治疗无效、内镜下处理不理想者，立即请相关科室会诊处理。

（3）穿孔护理：①对患者进行严密监测，包括生命体征、意识等变化及有无发热，如有异常，及时报告医生。观察患者有无剧烈的腹疼、胸痛、全身发冷等续发穿孔的症状。②发生穿孔后，患者需禁食、禁水，遵医嘱给予补液，并应用抗生素等，经 3～5 d 穿孔可闭合。待病情平稳及各种检查指标正常后方可进食，选择清淡、易消化的食物；避免刺激性食物，戒烟酒和对胃肠道有刺激性的药物。③患者应绝对卧床休息，待病情稳定后再逐渐恢复下床活动。

（五）健康指导

（1）术后嘱患者少食多餐，定时定量，避免暴饮暴食。选择以清淡、少油腻、少刺激性、易消化为主的食物。

（2）保持有规律的生活，按时休息、劳逸有度，参加一些力所能及的轻体力活动，增强体质，提高自身抵抗力，但避免剧烈活动。

（3）保持心情舒畅、情绪稳定，要学会自我调节和调整情绪。

（4）保持大便通畅，避免大便干结和增加腹压的因素；便秘者可适当使用缓泻剂，如口服乳果糖、番泻叶。

（5）定期门诊随访，内镜食管、胃、肠黏膜剥离切除术通常在术后 1、3、6、12 个月复查内镜 1 次，以后 5 年每年随访行内镜检查。

（6）教会患者及家属早期识别异常情况及应急措施，如出现腹痛、恶心、呕血或便血，立即卧床休息，保持安静，减少身体活动，立即到就近医院就诊。

第十八节　内镜黏膜下剥离术及护理

内镜黏膜下剥离术（endoscopic submucosal dissection，ESD）是在内镜黏膜切除术（endoscopic mucosal resection，EMR）基础上发展起来的，ESD 在内镜下能一次性大块完整切除消化道病变部位，可免除传统手术治疗风险，具有创伤小、疗效好、手术技术要求高的特点，适用于治疗消化道的早期癌和癌前病变，对整块组织学切除率显著高于 EMR，病变局部复发率也较低。

一、适应证

ESD 在内镜下可以一次完整地切除病变部位，目前认为只要无淋巴及血行浸润、转移，不论病灶位置及大小，ESD 均能切除。

1.早期癌

肿瘤局限在黏膜层和没有淋巴转移的黏膜下层。

2.巨大平坦息肉

超过 2 cm 的息肉，尤其是平坦息肉。

3.黏膜下肿瘤

超声内镜诊断的脂肪瘤、间质瘤和类癌。

4.EMR 术后残留或复发病变

二、禁忌证

(1)抬举征阴性，即在病灶基底部的黏膜下层注射盐水后局部不能形成隆起，提示病灶基底部的黏膜下层与基层之间已有粘连，即肿瘤可能已浸润至肌层。

(2)严重的心肺功能障碍患者。

(3)心脏、大血管手术后服用抗凝剂。

(4)凝血功能障碍者。

三、操作过程

ESD 的操作步骤包括：①标记；②黏膜下注射；③预切开；④剥离病灶；⑤创面处理。

四、护理

(一)术前护理

详见本章"内镜黏膜切除术及护理"。

(二)术后护理

(1)监测患者生命体征(体温、脉搏、血压、呼吸)及腹部症状、体征。

(2)禁食、禁水，常规补液，使用抗生素和止血药物。

(3)观察排便和腹痛情况，颈部有无皮下气肿等穿孔的症状。

(4)术后复查胸片和腹部平片，了解有无纵隔气肿和膈下游离气体。如无异常，术后第 2

天可以进食流食。

(三)并发症预防及护理

出血和穿孔是 ESD 的主要并发症。预防和护理详见本章"内镜下黏膜切除术及护理"。

(四)健康指导

见本章"内镜黏膜切除术及护理"。

第十九节　隧道法内镜黏膜下肿物切除术及护理

隧道法内镜黏膜下肿物切除术(submucosal tunnel endoscopic resection,STER)指将隧道内镜外科手术应用于治疗来源于固有肌层食管或胃黏膜下的肿瘤。其优势在于应用隧道内镜技术在内镜直视下进行黏膜下肿瘤的切除,不必对穿孔部位进行修补,可直接夹闭黏膜切口,这样既能完整切除肿瘤又能恢复消化道的完整性。STER 手术操作时间短,创伤小,术后患者恢复快,住院时间短,治疗费用低,疗效肯定,无体表瘢痕,充分体现了微创治疗的优越性。

一、操作过程

操作步骤包括:①定位;②建立黏膜下隧道,显露肿瘤;③直视下完整剥离肿瘤并取出肿瘤;④缝合黏膜切口。

二、护理

(一)术前护理

详见本章"内镜黏膜切除术及护理"。

(二)术中护理

(1)耐心解释,给予患者安慰和鼓励性的语言,消除患者精神紧张以取得配合,嘱患者如有不适时应及时告诉医务人员。

(2)术中严密观察生命体征及病情,如出现异常情况,及时告知医生处理。

(3)术中可能出现的较为严重的并发症为气胸和气腹。

气胸:对于术中出现气胸的患者,于气胸侧锁骨中线第 3、4 肋间处穿刺排气,术后接胸腔闭式引流瓶持续引流,促进压缩的肺组织扩张。

气腹:腹腔穿刺针排气,确认无气体自排气针中排出时再拔除。

(三)术后护理

(1)术后严密观察患者生命体征,有无胸闷、气急、发绀,有无腹痛、腹胀和腹膜炎体征,及时报告医生处理。

(2)术后严格禁食 24 h,24 h 后患者如无胸闷、气紧、腹痛,经 B 超检查无胸腔或盆腹腔积液可进流质饮食。忌烫、辛辣和刺激性食物。

(3)术后给予静脉输液,常规使用质子泵抑制剂、抗生素和止血药物,做好药物使用时的观察。

(4)对于术中出现气胸的患者,做好胸腔闭式引流管的护理。

(四)健康指导

见本章"内镜黏膜切除术及护理"。

第二十节　食管、胃底静脉曲张内镜下止血术及护理

食管、胃底静脉曲张内镜下止血术主要包括内镜食管静脉曲张硬化剂治疗(endoscpic varceal sclerotherapy,EVS)和内镜食管静脉套扎术(endoscopic variceal ligation,EVL)。内镜食管静脉曲张硬化剂治疗的主要目的是控制急性出血和预防再出血;内镜食管静脉套扎术则主要适用于中度和重度静脉曲张的患者,与硬化剂治疗联合应用时可以提高疗效。

一、适应证

(1)食管静脉曲张、胃底静脉曲张破裂出血,药物止血无效者。

(2)既往曾接受断流术、分流术、脾切除术后再出血者。

(3)经双囊三腔管压迫止血、血管升压素或生长抑素暂时止血数小时的患者。

(4)重度食管静脉曲张,有出血史、全身状况差,不能耐受外科手术者。

(5)拟行外科手术治疗者,术前行 EVS。

(6)预防食管静脉曲张破裂出血者的择期治疗。

二、禁忌证

(1)心、脑、肺、肾严重功能不全者。

(2)严重出血、出血性休克未纠正者。

(3)全身情况极差、不能耐受和配合治疗者。

三、操作过程

(一)内镜食管静脉曲张硬化剂治疗

内镜食管静脉曲张硬化剂治疗通过内镜下注射硬化剂使曲张静脉发生化学性炎症,血管内膜破坏面相互粘连,血栓形成闭塞管腔,静脉周围黏膜凝固坏死组织纤维化,从而预防静脉曲张破裂出血。适用于食管胃底静脉曲张的患者。

硬化剂的治疗方法及配合如下。

(1)患者的体位、内镜插入方法等同胃镜检查。

(2)用 2%利多卡咽部喷雾局麻后,插入内镜抵达十二指肠球部。在胃镜按顺序退出的同时,观察并记录出血病变部位、静脉曲张的程度及范围。

(3)常用的硬化剂为聚桂醇注射液。协助操作医生将准备好的硬化剂自活检孔道送入注射针,在食管、胃底静脉外选择穿刺点,先远端后近端,不应在同一平面上注射,以防止术后狭窄。然后伸出针尖穿刺静脉,可采取静脉内外结合注入硬化剂。注入剂量为静脉外每点 1 mL、静脉内每点 3~6 mL,总剂量不超过 30 mL,一般共选择 4~5 个注射点。注射结束后

拔出针头再观察数分钟,若穿刺点有出血者应立即喷洒肾上腺素或凝血酶,或者压迫注射点。

(4)注射点的压迫方法有套管压迫法、气囊压迫法和镜身压迫法。注射点压迫的目的包括:①注射前期压迫曲张静脉的近侧端,致使血管充盈,易于穿刺;②注射后压迫致使血流缓慢,硬化剂与血管壁有较长时间接触,避免快速消散于血流;③对注射后针孔予以压迫,可以起到止血作用。

(二)内镜食管静脉套扎术

内镜食管静脉套扎术是在内镜下,用食管静脉曲张套扎器把安装在内镜头端的橡皮圈套扎到食管曲张静脉,经机械作用使血管闭塞,以形成息肉状,数天后自行脱落,从而达到止血和预防止血的目的。内镜食管静脉套扎术适用于食管静脉曲张的患者,不影响食管壁肌层,不会导致食管腔狭窄。内镜食管静脉套扎的方法及配合如下。

(1)患者体位及插镜方法同胃镜检查。

(2)协助操作医生将安装好套扎器的胃镜送入食管确定套扎的部位。

(3)在直视下使内环全周与套扎部位接触后行负压吸引,将曲张静脉吸入内环所形成的腔内。此时视野呈红色,随即拉操作钢丝,"O"形橡胶圈则从内环脱落自然固定在病变的基底部,将病变套扎。用多发连续结扎器(有5环、6环)1次插入胃镜可连续套扎多个点。套扎顺序:从食管下端自下而上,螺旋式逐一套扎,先粗后细。每次套扎数目根据静脉曲张数量及严重程度而定。

四、护理

(一)术前护理

(1)评估患者全身情况和生命体征,失血性休克、肝性脑病者需纠正后才能施行内镜下止血术。

(2)术前向患者解释止血的目的及必要性、方法、注意事项,解除其顾虑以取得配合。

(3)术前需常规禁食、禁饮6~8 h。

(4)完善血常规、心电图、胸片、肝功、凝血时间、上腹+门静脉彩超及CT上腹三维血管重建增强扫描等相关检查,并合血备用。

(5)高血压、糖尿病患者应监测、控制血压和血糖变化。

(6)建立静脉通道(宜选用静脉留置针)。第一次做硬化剂注射或曲张静脉套扎术者可在术前、术中静脉滴注降低门静脉压药物(如生长抑素等),以后酌情应用。

(7)术前半小时遵医嘱酌情给予镇静剂及解痉剂,如地西泮、丁溴东莨菪碱等药物,其余与胃镜检查的准备相同。

(8)签署内镜治疗同意书。

(二)术中护理

(1)术中应密切观察患者的脉搏、血压,如有异常及时通知医师积极给予相应处理。

(2)术中注意患者有无恶心、呕吐,呕吐物的性质、量,以防大出血。

(三)术后护理

1.病情观察

严密观察生命体征、意识;准确记录 24 h 出入量;严格遵医嘱及时、准确补充血容量;观察有无呕血、黑便,准确记录次数、量、性状及颜色等;注意控制输液速度,防止血容量过高引起门静脉压力过高而致出血。

2.休息与活动

严格卧床休息 24 h,24 h 后可床上活动;72 h 后可下床活动,一周内注意限制活动量(套扎球脱落时期,局部形成浅溃疡可引起出血)。术后需禁食、禁饮 24 h,24 h 后无活动性出血可给冷流质饮食,72 h 后可进无渣半流质饮食,1 周后逐步过渡到半流质饮食、软食、普食。保持大便通畅,必要时应用乳果糖等缓泻剂,防止排便时过于用力,避免腹内压增加,造成出血或再次出血。

3.药物护理

应用降门静脉压药物如生长抑素及其衍生物 24～72 h;静脉滴注质子泵抑制剂或 H_2 受体拮抗剂、保肝药物。行 EVL 当天停用心得安(降门静脉压),若无出血,24 h 后加用,出血患者禁用心得安。

4.并发症处理

(1)迟发性出血:套扎治疗 7 d 左右,因形成局部溃疡可发生大出血。

(2)溃疡:EVS,EVL 都可发生溃疡,一般无症状、可自愈。EVS 发生的溃疡与硬化剂的刺激、注射硬化剂的次数、硬化剂黏膜下泄漏程度有关,行 EVL 治疗者可在套扎部位发生浅表溃疡,治疗后应遵医嘱常规予以制酸剂及黏膜保护剂。

(3)疼痛、吞咽困难、低热:一般不需处理,2～3 d 可自行缓解。加强对患者的心理护理,缓解患者焦虑情绪。疼痛发热时可对症处理,必要时使用止痛及退热药物。术后严格遵循饮食原则,可抬高床头,避免胃酸反流引起或加重患者的不适感。

(4)穿孔:穿孔的发生与内镜突破或穿刺针穿透食管、硬化剂反应性组织坏死有关。经保守治疗或行带膜支架置入术,穿孔可愈合,如内科治疗无效,可行外科手术治疗。

(5)狭窄:狭窄发生率约为 3 %,可能与硬化剂剂型、浓度及注射方法有关。

(6)其他并发症:肺部并发症有胸腔积液;偶见食管旁脓肿、菌血症、纵隔炎等;亦可偶见异位栓塞,如脑栓塞、肺栓塞等。

(四)健康教育

(1)注意休息与活动,保持心情愉快,劳逸结合,不可过于兴奋激动。1 个月后可做轻体力劳动,仍需注意避免腹部用力、提重物、用力弯腰及上下楼活动;勿用力咳嗽,忍不住时可舌尖抵住上腭轻咳。

(2)建立合理的饮食结构和饮食习惯,特别注意食用高热量、高蛋白质、高维生素饮食,食物应以低脂肪为主,保持大便通畅。如果有肝性脑病前驱症状,应该禁食蛋白质摄入量,并且及时就诊。

(3)告知患者及家属注意出血症状的观察,如有出血征象、上腹部不适、恶心、呕吐及黑便,应及时就诊。

(4)按医嘱给药,详细向患者介绍药物的名称、剂量,用药时间及方法,教会其观察药物的疗效和不良反应。

(5)定期复查、定期门诊随访。

强调坚持服药和饮食治疗的必要性。年龄小的患儿自控能力差,需要家属督促按时按量服药,坚持低铜饮食。向患儿及其家属说明服药的注意事项和不良反应。嘱患儿于出院后1～2个月门诊复查血、尿常规和肝肾功能及血清铜、铜蓝蛋白含量等,并在医师指导下做好药物调整,根据病情及检查结果约定下次复查时间。

第二十三章 消化系统疾病常见症状

第一节 吞咽困难

吞咽困难是指吞咽费力、食物通过口咽部或食管时有梗阻感、吞咽过程时间较长、伴有或不伴有咽部或胸骨后疼痛,严重时甚至不能咽下食物。

一、病因

1.口咽部疾病

溃疡性口炎或咽炎、咽白喉、咽结核、咽肿瘤、咽后壁脓肿等。

2.食管疾病

①食管器质性疾病:食管炎、食管溃疡、食管肿瘤、食管内异物、先天性食管异常、食管瘢痕性狭窄。②食管肌功能失常:贲门失弛缓症、弥漫性食管痉挛、胃食管括约肌过敏。③食管受压:纵隔肿瘤、甲状腺肿大、心血管疾病如大量心包积液、主动脉瘤等。

3.神经肌肉疾病

迷走神经麻痹、重症肌无力、多发性肌炎、皮肌炎等。

4.全身性疾病

破伤风、狂犬病、肉毒中毒、士的宁中毒、酒精中毒、缺铁性吞咽困难等。

5.精神因素

如癔症。

二、诊断

1.病史

(1)注意起病年龄、病程、饮食习惯、有无嗜酒史及腐蚀剂损伤史等。

(2)注意吞咽困难出现的部位、持续时间、病情发展情况、是否为进行性咽下困难等。

(3)吞咽困难伴随症状,如吞咽痛、胸骨后疼痛、胃灼热、食物反流、声音嘶哑、体重下降等。

2.体检

(1)一般情况:注意营养状态,有无贫血、失水现象。

(2)咽部检查:咽扁桃体有无炎症或白膜,咽壁有无肿胀、触痛和波动感等。

(3)颈部检查:有无肿块,局部有无炎症、水肿、触痛,颈部运动有无受限。

(4)胸部检查:纵隔有无增宽、心界是否扩大等;此外有指征时应做神经系统检查。

3.化验检查

(1)血常规及红细胞沉降率检查。

(2)血生化检查:检测血钾、钠、氯、钙等,了解有无水、电解质紊乱。

4.特殊检查

(1)食管镜或胃镜检查:可明确有无异物、狭窄、肿瘤、憩室、炎症病变及先天性异常等。

（2）X线检查:胸部X线及X线钡餐检查,可发现有无纵隔肿瘤、心血管异常、食管病变等。

（3）饮水试验:患者采取坐位,检查者以听诊器体件放置于患者剑突下左侧腹壁,嘱患者饮水一口,如食管无梗阻,则于10 s内听到喷射性杂音。

（4）必要时做食管测压及24 h pH监测。

三、治疗

（1）未完全梗阻者给予富有营养的流质或半流质饮食。

（2）给予补液,纠正水电解质紊乱。

（3）尽快明确病因,进行病因治疗。

（4）对症治疗:如解痉、镇痛等。

（5）介入治疗:如用支架扩张食管,解除食管良性狭窄。

（6）有外科手术适应证者,应及时手术治疗。

第二节　呕　吐

一、概述

呕吐是胃内容物反流入食管,经口吐出的一种反射动作。可分为三个阶段,即恶心、干呕和呕吐,但有些呕吐可无恶心或干呕的先兆。呕吐可将咽入胃内的有害物质吐出,是机体的一种防御反射,有一定的保护作用,但大多数并非由此引起,且频繁而剧烈的呕吐可引起脱水、电解质紊乱等并发症。

二、病因学

1.感染

病毒性急性胃肠炎、细菌性急性胃肠炎、急性病毒性肝炎等,阑尾炎、胆囊炎、腹膜炎、急性输卵管炎、盆腔炎等。

2.腹腔其他脏器疾病

（1）脏器疼痛:胰腺炎、胆石症、肾结石、肠缺血、卵巢囊肿蒂扭转。

（2）胃肠道梗阻:幽门梗阻（溃疡病、胃癌、腔外肿物压迫）、十二指肠梗阻（十二指肠癌、胰腺癌）、肠粘连、肠套叠、嵌顿疝、肠结核、肠道肿瘤、肠蛔虫、肠扭转、肠系膜上动脉压迫综合征、输出袢综合征、胃肠动力障碍（糖尿病胃轻瘫、非糖尿病胃轻瘫）、假性肠梗阻（结缔组织病、糖尿病性肠神经病、肿瘤性肠神经病、淀粉样变等）。

3.内分泌代谢性疾病

低钠血症、代谢性酸中毒、营养不良、维生素缺乏症、糖尿病酸中毒、甲状腺功能亢进症、甲状腺功能减退症、甲状旁腺功能亢进症、垂体功能减退症、肾上腺皮质功能减退症、各种内分泌危象、尿毒症等。

4.神经系统疾病

中枢神经系统感染（脑炎、脑膜炎）、脑肿瘤、脑供血不足、脑出血、颅脑外伤、脑寄生虫病等。

5.药物等理化因素

麻醉药、洋地黄类、化疗药物、抗生素、多巴胺受体激动药、非甾体抗感染药、茶碱、酒精、放射线等。

6.精神性呕吐

神经性多食、神经性厌食。

7.前庭疾病

晕动病、梅尼埃病、内耳迷路炎。

8.妊娠呕吐

妊娠剧吐、妊娠期急性脂肪肝。

9.其他

心肺疾患（心肌梗死、肺梗死、高血压、急性肺部感染、肺心病）、泌尿系疾患（急性肾炎、急性肾盂肾炎、尿毒症）、周期性呕吐、术后恶心呕吐、青光眼等。

三、发生机制

呕吐中枢位于延髓第四脑室基底部，传入神经主要为迷走神经、内脏神经、前庭神经、舌咽神经、视神经和嗅神经。传出神经为迷走神经、内脏神经、膈神经、腹肌脊神经、舌咽神经等。来自胃肠道病变部位和其他脏器的传入冲动刺激呕吐中枢，反射性地引起胃、膈肌、腹肌及咽、腭、会厌等一系列的共济运动，从而形成了呕吐动作。呕吐中枢邻近呼吸中枢、自主神经中枢、涎核和前庭核，故在呕吐前和呕吐时常伴有面色苍白、出汗、多涎、脉搏和呼吸频率改变等现象。

四、诊断

因为呕吐仅是一种症状，其病因复杂多样、伴发症状不同、表现形式近似，所以需要认真地采集病史，仔细地检查体格，必要又有针对性地选择实验室和影像学检查，最后经过客观的综合分析才能得出初步诊断。

1.病史

一般来说，小儿各年龄组的呕吐均以内科原因占多数，特别是在新生儿期。呕吐是消化系统的一个症状，故采集病史首先应围绕喂养方法、进食内容、时间和习惯等方面进行。对新生儿除注意呕吐的发生和发展情况外，还应了解母亲的妊娠和生产史及用药史。体重的变化常能客观地反映呕吐的严重程度及其对小儿的影响。内科疾病所致者以感染性原因最为常见，外科疾病所致者则以腹腔器官感染和消化道梗阻为主。

2.呕吐特点分析

应结合年龄因素和疾病考虑。分清呕吐为功能性还是器质性，或内科性还是外科性。

（1）时间和次数：呕吐开始出现的时间和每天呕吐的次数，因疾病可有明显差别。如新生儿生后数小时内开始吐咖啡色黏液和3岁以下幼儿反复呕吐咖啡色物，显然源于不同原因。前者可能是误咽母血所致，后者则可能是肠套叠。

（2）方式：可呈溢出样，如奶汁从新生儿口角少量流出；或自口内反流涌出；或从口腔大量吐出；或自口腔和鼻孔同时喷出。在新生儿期前者可能是生理性的，后者则多见于先天性肥厚性幽门狭窄。

（3）内容和性质：对诊断消化道梗阻有重要的参考价值。

五、鉴别诊断

（一）反射性呕吐

1.咽刺激

咽部受刺激，刺激了舌咽神经而诱发反射性呕吐，见于刷牙及医生对患者进行咽检查时。

2.消化系统疾病

（1）胃十二指肠疾病：胃部黏膜刺激或炎症可引起恶心呕吐。①细菌性（如细菌性食物）中毒；②化学性，如某些化学物品及药物的刺激，见于烈酒、阿司匹林、磺胺类、氯化铵、氨茶碱、四环素类抗生素等；③物理性，如胃过度充盈对胃黏膜的直接刺激，见于急性胃扩张。

（2）各种原因的幽门梗阻：消化性溃疡、胃癌、胃黏膜脱垂症、胃肉芽肿（多由血吸虫病引起）及罕见的胃肿瘤等疾病造成。①幽门括约肌痉挛，其所致呕吐通常在进食后几小时内发生，注射阿托品后缓解，可见于消化性溃疡活动期与慢性胃炎急性发作时。②幽门瘢痕性狭窄，其所致呕吐常并发胃扩张与胃潴留，常在食后 6～12 h 发生，呕吐量大，多呈喷射状，多含有隔夜的食物。大多由溃疡瘢痕狭窄引起，发病多在中年，呕吐物中胃酸多增高；少数由胃癌引起，发病多在中年以上，呕吐物中常缺胃酸或低酸。③幽门管被肿瘤脱垂的胃黏膜或肉芽肿所梗阻，如罕见的胃肿瘤（肉瘤、淋巴肉瘤等）、胃肉芽肿等。胃部膜脱垂症时，脱垂的黏膜可阻塞幽门管并可继发胃黏膜的炎症、糜烂与溃疡，引起间歇性上腹痛、恶心、呕吐，甚至上消化道出血。

（3）肠系膜上动脉综合征：任何原因导致肠系膜上动脉与腹主动脉之间的距离变小，致夹在其中的十二指肠受压而造成排空困难，即可逐渐发生上腹胀痛、恶心呕吐。一般于食后数小时后发作，采取俯卧位时可使症状缓解。X 线钡剂透视检查可见十二指肠近端扩张钡剂滞留，胃与十二指肠排空延缓。本病患者以瘦长体型的女性为多，年龄在 20～40 岁。

（4）输出袢综合征：部分胃切除术后空肠输出袢的功能性梗阻引起周期性大量胆汁性呕吐，发生原因未明，典型症状常于术后 8～12 d 出现，表现为上腹部饱胀或胀痛，特别在食后恶心呕吐，呕吐后或插入胃管抽空胃内容物后症状缓解，但几小时后症状又可再现。X 线钡剂透视检查显示胃内有大量空肠滞留液，多数病例经对症治疗后症状缓解。手术瘢痕收缩、手术误差等引起的空肠输出袢器质性狭窄，如反复出现机械性肠梗阻的表现，则往往须手术治疗。

（5）十二指肠梗阻：十二指肠梗阻可由肠外病变压迫或肠内病变阻塞所引起，表现为十二指肠病变部位肠腔的局限性狭窄，最常见的症状是间歇性腹痛与呕吐。腹痛多位于上腹正中或偏右，可为间歇性隐痛乃至阵发性剧痛，伴恶心、呕吐，有时呕血及便血。上腹部可出现蠕动波、振水音，有时出现腹部包块。病因以结核最为多见，其他原因如非特异性粘连或肠腔狭窄、环状胰、癌瘤、肉芽肿性变等均少见。诊断须根据 X 线钡剂检查、纤维十二指肠镜检查与剖腹探查。

3.其他消化系统疾病

（1）腹腔脏器急性炎症：急性腹膜炎早期呕吐轻微，时发时止，病情发展时则呕吐成为持续性,继之为中毒性,最后则由麻痹性肠梗阻引起。急性阑尾炎早期常有脐周痛或中上腹痛,伴恶心呕吐与食欲缺乏,易被误诊为急性胃炎。急性胆囊炎、胆石绞痛及胆道蛔虫病也常有恶心呕吐,但多不严重,呕吐物可为食物胃液、胆汁,有时可见蛔虫,呕吐后病情未见减轻。

(2)急性病毒性肝炎:本病黄疸前期数天至1周可有食欲缺乏,恶心呕吐、腹痛、伴有或不伴有发热,可误诊为急性胃炎、消化不良等,黄疸出现后,自觉症状反而减轻。若急性肝炎病情加剧重新出现呕吐,黄疸进行性加深,须考虑急性亚急性肝萎缩的可能性。

(3)肠梗阻:主要症状是呕吐、肠绞痛与排便排气停止。呕吐常剧烈,并伴有恶心,早期的呕吐为神经反射性,呕吐物初为食物、胃液,继而为黄绿色的胆汁。反射性呕吐停止后,隔一段时间后出现典型的肠梗阻的反流性呕吐,两种呕吐间隔时间长短取决于梗阻部位的高低。梗阻部位愈高,间隔时间愈短;低位回肠梗阻时,时间间隔较长。反流性呕吐是肠内积液不能通过梗阻部位,积聚于梗阻上部的肠段,达相当大量时形成肠逆蠕动而吐出所致,呕吐物早期呈胆汁样液体,继而呈棕色或浅绿色,晚期呈带有粪臭气的液体,这是食物在低位肠道内有较长时间的潴留,受肠内细菌作用而腐败分解所致。

4.急性中毒

急性中毒多由化学因素引起,特别是有害化学物质,如农药中毒、有机溶剂中毒(如苯、汽油、氯化烃类化合物等)、金属中毒(铅、汞、锰、铬等)、植物中毒(如毒草、乌头碱类植物、发芽马铃薯等)等都可在中毒早期出现恶心和呕吐药物反应。呕吐物中多有毒物的气味或残渣,通过询问患者或家属病史,以及出现的临床症状,结合呕吐物的检测一般不难做出诊断。

5.呼吸系统疾病

急性肺炎在发病初期可有呕吐,小儿尤为多见。百日咳的痉挛期,在痉挛性咳嗽发作之后常有反射性呕吐,将胃内容物吐出。

6.泌尿系统疾病

急性肾炎的高血压脑病常突然发生中枢性呕吐,急性肾盂肾炎以恶心呕吐而起病者占30％～36％。肾结石绞痛发作呕吐多与绞痛同时出现。各种原因所致的尿毒症患者常较早出现头痛、恶心、呕吐。如并发尿毒症性胃炎,呕吐更为严重。

7.循环系统疾病

急性心肌梗死的早期,特别是疼痛剧烈时,常发生恶心、呕吐,可能是心肌病灶的刺激引起迷走神经对胃肠的反射性作用所致。偶有疼痛定位于上腹部而呕吐剧烈者,可被误诊为急性胃炎或其他急腹症;充血性心力衰竭有时发生呕吐,可能与肝淤血有关,但在采用洋地黄治疗过程中应警惕洋地黄的毒性作用;低血压性晕厥或休克的初期也常有恶心、呕吐,同时伴面色苍白、心悸、出汗等自主神经失调症状。

8.妇科疾病

女性内生殖器的急性炎症刺激经由自主神经的传入纤维传入呕吐中枢而引起反射性呕吐。炎症扩散可引起急性盆腔腹膜炎,出现高热、下腹痛与压痛,白细胞增多并有排尿困难等症状。

9.青光眼

闭角型青光眼是原发性青光眼较常见的一种类型,以女性为多,发病多在40岁以后。表现为头痛剧烈,可因眼压增高经三叉神经的反射作用而引起呕吐。

(二)中枢性呕吐

1.中枢神经系统疾病

(1)脑血管病变:①高血压脑病时,患者血压急剧升高,脑血循环急剧障碍导致脑水肿与颅内压升高,出现剧烈头痛、眩晕、恶心、呕吐,甚至惊厥昏迷等症状。②高血压动脉硬化的患者突然剧烈头痛呕吐,应警惕脑出血,特别是小脑出血,常出现剧烈头痛、呕吐,以暴发性后脑部疼痛及呕吐为前驱症状,继而出现脑膜刺激征,脑脊液呈血性可诊为蛛网膜下腔出血。③瓦伦贝格综合征发病通常在 40 岁以上,病变主要由椎动脉血栓闭塞引起,有眩晕、恶心、呕吐等前庭神经刺激症状。④动脉供血不足大多发生于中年以上,男性发病高于女性,临床表现多种多样,最常见者为眩晕、恶心、呕吐等,可提示有前庭功能障碍。

(2)中枢神经系统感染:颅内感染可因炎性渗出导致颅内压增高,而有头痛、呕吐等症状。①乙型脑炎大多累及小儿,常有恶心呕吐,多发生于病程的第 1~2 d,呕吐次数不多,仅少数呈喷射状。②病毒性脑炎发生恶心呕吐者也不少见。③脊髓灰质炎的前驱期与麻痹前期也常有头痛、咽痛、恶心呕吐,与流行性感冒相似。④流行性脑膜炎常以高热寒战、头痛、恶心呕吐为急性起病,呕吐是颅内压增高、呕吐中枢及脑膜受刺激而产生的反射性作用引起的,在本病流行期间不难确定诊断。⑤脑脓肿常为继发性,大多为邻近化脓性病灶的直接蔓延,如耳源性脑脓肿起源于慢性化脓性中耳炎或乳突炎,耳源性脑脓肿多位于额叶或小脑,多为单发性。少数病例起源于血行性或外伤性感染,血行性脑脓肿常为多发性,如有颅内压增高和(或)脓肿直接刺激呕吐中枢,则除感染症状外患者还有头痛、呕吐等症状。

(3)脑肿瘤:脑肿瘤常有三种主要症状,即呕吐、头痛、视力障碍。眼底检查常见视盘淤血。此外还常有不同程度脑神经损害的症状。呕吐原因有以下两种:①肿瘤发生在脑脊液通路或其附近引起颅内压迅速增高;②肿瘤直接压迫和刺激延髓呕吐中枢,前庭神经、迷走神经等幕下脑瘤引起呕吐者较幕上脑瘤早而多见。脑肿瘤所致的呕吐和饮食关系不大,常发生于头痛剧烈之时,呕吐后头痛可暂时减轻。无明显消化系疾病的顽固性呕吐须考虑颅内尤其是脑室占位性病变的可能性。小儿脑瘤患者往往表现为不伴有头痛的喷射性呕吐。

(4)头部外伤:脑震荡之后可出现头痛、呕吐、眩晕,并非脑有器质性损伤,而是呕吐中枢受物理刺激所致脑挫伤引起。持续性剧烈头痛伴喷射性呕吐与意识障碍加重者须考虑有颅内血肿形成。

2.药物毒性作用

阿扑吗啡、洋地黄、依米丁(吐根碱)、雌激素、硫酸铜、甲睾酮(甲基睾丸素)等,以及氮芥、环磷酰胺、沙可来新(溶肉瘤素)、氟尿嘧啶、丝裂霉素 C 等抗癌药物,均可兴奋化学感受器触发带,引起呕吐。洋地黄疗程中最早的中毒症状常是食欲缺乏、恶心、呕吐,如兼有心律失常更可肯定洋地黄中毒的诊断。

3.代谢障碍体内毒素的刺激、放射性损害

(1)低钠血症:重度低钠性失水患者常有乏力、恶心呕吐、肌肉痉挛、腹痛等症状,甚至神志淡漠、嗜睡、血压下降与昏迷。病因多为急性胃肠炎、大面积烧伤、肾上腺危象、糖尿病酮症酸中毒、失盐性肾炎等,稀释性低钠血症、水中毒、抗利尿激素分泌异常症也常引起频繁的呕吐。

（2）糖尿病酮症酸中毒：糖尿病患者可因感染、手术、麻醉、中断胰岛素治疗等而发生酮中毒。患者常以厌食恶心、呕吐等为早期症状。由于厌食呕吐与多尿加重了失水与失钠，又使呕吐加剧，诱发酮血症性昏迷。

（3）甲状腺危象：甲状腺功能亢进症的严重并发症，诱因为感染、创伤、未经充分准备而施行手术、精神刺激等。[131]碘治疗甲状腺功能亢进时也偶尔诱发，主要表现为高热或过高热、心动过速、不安或谵妄、大汗、呕吐与腹泻等，如不及时救治，可因周围循环衰竭而引起死亡。

（4）肾上腺危象：肾上腺皮质功能减退症可因感染、手术、过度劳累、中断糖皮质激素治疗等而诱发肾上腺危象。主要表现为体温降低、恶心呕吐、失水、血压下降与周围循环衰竭，最后可陷入昏迷。由于患者常有吐泻交替，可被误诊为急性胃肠炎。

（5）妊娠呕吐：妊娠呕吐约见于半数的孕妇，多发生于妊娠期 5～6 周，但最早可见于妊娠第 2 周，一般持续数周消失。发生原理未明，有人认为与血中雌激素水平增高有关，精神因素也可起一定的作用。患者常表现为困倦思睡，嗜食酸味的食品，呕吐之前常有恶心。分散患者注意力可使呕吐减轻或暂止。体检乳头颜色加深，尿妊娠试验反应阳性。症状轻重不同，轻者不影响日常生活，重者可引起失水、电解质紊乱、酸碱平衡失调、营养障碍。妊娠毒血症发生于妊娠第 24 周以后，多见于年轻初产妇，主要症状为血压升高、蛋白尿、水肿与视力减退，恶心与呕吐常是先兆子痫的表现。

（6）急性全身性感染：多数急性全身性感染性疾病可发生恶心呕吐，尤以重症为多见，可能是由于发热与毒血症状态时，胃蠕动与胃分泌减少，消化功能减退，未消化的食物易积存于胃内，易于呕吐。儿童的呕吐中枢兴奋阈值低，在急性传染病时尤易发生呕吐。最常引起呕吐的急性感染，首先是中枢神经系统急性感染、胃肠道急性感染、腹腔脏器的急性感染等。病原体可为细菌性、病毒性、疟原虫等。细菌性食物中毒时呕吐多发生于腹泻之前；霍乱与副霍乱时，呕吐多发生在腹泻之后。

（7）放射性损害：在深部 X 线治疗、[60]钴照射等治疗之后，均可发生食欲缺乏、恶心、呕吐。急性放射病的初期表现为神经系统的过度反应，致出现头晕、头痛、乏力、恶心、呕吐、腹泻等症状。

（三）前庭障碍性呕吐

1.迷路炎

本病是急性与慢性化脓性中耳炎的常见并发症，病理分为迷路周围炎、局限性迷路炎、弥漫性浆液性迷路炎与弥漫性化脓性迷路炎四种类型。而后者的病情最严重。主要临床表现为发作性眩晕、恶心、呕吐、眼球震颤等，诊断主要靠病史和耳科检查。

2.梅尼埃病

本病以中年男性较多。表现为突发的旋转性眩晕（多为水平性）、耳聋与耳鸣，眩晕发作时意识清醒，常伴有面色苍白、出冷汗、恶心、呕吐、血压下降等反射性迷走神经刺激症状，发作历时数分钟乃至数小时以上，间歇期长短也各有不同。

3.晕动病

本症状发生在航空、乘船、乘汽车或火车时，以面色苍白、出汗、流涎、恶心、呕吐等为主要表现。原因未明，由于反复的俯仰运动、旋转或上下颠簸所致的迷路刺激明显起重要作用。迷路功能丧失的人常不会患晕动病,精神因素可能有重要关系。有些身体健康的人对乘车乘船完全不能耐受,有的虽能耐受,但在车船中嗅到不愉快的气味或听到震耳的噪声等不良刺激即可发生恶心、呕吐。

(四)神经官能性呕吐

呕吐可为胃神经官能症症状之一,其特点是呕吐发作和精神刺激有关。呕吐可以立即发生,呕吐全不费力,每口吐出量不多,吐毕又可再食,虽长期反复发作但营养状况影响不大。嗅到不愉快的气味,听到震耳的噪声或见到厌恶的食物而出现的呕吐称条件反射呕吐,也属神经官能症性呕吐范畴,对神经官能性呕吐须除外一切器质性病因方能确定诊断。女性和神经不稳定的人呕吐中枢兴奋阈限较低,受各种刺激作用时易发生呕吐。

第三节　呕血与黑粪

呕血是指患者呕吐血液,黑粪是指排出柏油样黑色粪便。常由上消化道疾病(食管、胃十二指肠、胃空肠吻合术后的空肠、胰腺、胆道)急性出血所致,少数见于某些全身性疾病。大量呕血易发生失血性休克,危及生命。

一、病因

(1)消化性溃疡:是呕血、黑粪最常见的病因。

(2)食管、胃底静脉曲张破裂。

(3)急性胃黏膜损害:如急性出血性糜烂性胃炎、门静脉高压性胃病;由药物(肾上腺皮质激素、解热镇痛剂、抗生素等)、乙醇、应激因素(严重创伤或感染、大手术、休克、癌症转移)等诱发急性胃黏膜出血或应激性溃疡。

(4)胃癌、胃良性肿瘤、胃息肉。

(5)急、慢性胃炎,十二指肠炎。

(6)食管病变:食管贲门黏膜撕裂综合征、食管裂孔疝、食管炎、食管憩室炎、食管癌等。

(7)肝胆胰疾病:胆道出血(胆管、胆囊疾病或肝动脉瘤破裂所致)、胰腺癌、壶腹周围癌。

(8)全身性疾病:恶性血液病、尿毒症、心血管疾病、遗传性出血性毛细血管扩张症、钩端螺旋体病、结缔组织病等。

二、诊断要点

1.病史

(1)注意询问呕血的特点:呕血前有无恶心、呕血量及色泽,有无食物混杂,呕血前后粪便的性状,黑粪次数和量。注意与咯血及假性黑粪(服用铁剂、铋剂、中药)相鉴别。

(2)伴随症状:有无上腹疼痛、呕吐、反酸、嗳气、腹胀、食欲缺乏、发热、尿黄等。

(3)有无头昏、眼花、心悸、出汗、口干、便意、晕厥等急性大出血症状。

(4)有关诱因:如有饮食不当、劳累过度、精神紧张等。

(5)既往史:注意有无呕血黑粪史及诊治经过。有无胃病史、慢性肝病、腹痛和黄疸史。有无上腹绞痛,长期嗜酒和服用对胃黏膜有损害的药物史。有无容易出血史,或流血时间延长史。

2.体检

(1)一般检查:注意面容与贫血程度,有无周围循环衰竭表现,如烦躁不安、四肢厥冷、脉搏细速、血压下降等。有无黄疸、蜘蛛痣、肝掌及皮肤色素沉着,有无皮肤或黏膜出血,有无锁骨上淋巴结或全身淋巴结肿大。

(2)腹部检查:有无腹壁静脉曲张,有无腹压痛和包块,有无肝脾大和腹水。

(3)肛门直肠指检:可早期发现黑粪,注意有无痔或肿块。

3.化验

(1)血常规、尿常规检查。

(2)血型测定并做好交叉配合试验。

(3)肝功能检查、尿素氮测定。

(4)必要时做 ESR 和出血性疾病常规检查。

4.特检

(1)急诊内镜检查,应在出血 24~48 h 内进行,对出血部位和性质的诊断有重要价值。

(2)超声波肝、脾、胆囊探查。

(3)X 线检查,一般在出血停止后 1 周做胃肠钡餐检查。

(4)必要时做腹部血管造影,协助诊断出血病灶与部位。

三、处理要点

1.一般措施

绝对静卧,监测脉搏、血压、呼吸、神志变化,烦躁不安者给予镇静剂。呕血者宜暂禁食,呕血停止后可给予少量多次流质饮食。

2.迅速及时补液或输血

纠正休克,需要时吸氧。

3.止血措施

(1)食管静脉曲张破裂出血可放置三腔二囊管压迫止血和(或)静注血管升压素、生长抑素。

(2)消化性溃疡或急性胃黏膜病变出血可用 H_2 受体阻断剂如法莫替丁(Famotidine)或质子泵抑制剂奥美拉唑(Omeprazole)静脉注射。

(3)口服或胃内灌注去甲肾上腺素(8 mg/dL 溶液)。

(4)内镜注射硬化剂、组织胶及套扎治疗或电凝止血。

4.介入治疗

严重消化道大出血在少数特殊情况下既无法进行内镜治疗又不能耐受手术治疗,可考虑在选择性肠系膜动脉造影找到出血灶的同时进行血管栓塞治疗。

5.手术治疗

经内科积极抢救 24~48 h 仍不能控制止血时,应考虑外科手术治疗。

第四节　便　血

一、概述

　　血液从肛门排出,大便带血或全为血便,颜色呈鲜红、暗红或柏油样均称为便血。便血一般见于下消化道出血,特别是结肠与直肠的出血,但偶尔可见上消化道出血;除消化道疾病外,便血也可见于全身性疾病。便血的颜色取决于消化道出血的部位、出血量及血液在肠道停留的时间。上消化道出血如肠蠕动增快时,则可排出较鲜红的粪便而不呈柏油样便;小肠出血时,如血液在肠内停留时间较久可排出柏油样便;当出血量多、排出较快时,则呈暗红色甚至鲜红色血便或紫红色血块;结肠或直肠出血时,由于血液停留于肠内时间较短,往往排出较新鲜血块;结肠上端出血时,血与粪便常均匀混杂呈酱红色;乙状结肠或直肠肛门出血时,常有新鲜血液附着于成形粪便的表面,排便后滴血;粪便与血不相混杂者多见于内痔、肛裂、直肠息肉与直肠癌;血便或脓血样便可见于细菌性痢疾、溃疡性结肠炎、结肠癌,偶尔也可见于阿米巴肠病;血便伴有剧烈腹痛甚至出现休克现象者,应考虑肠系膜血管阻塞出血、坏死性肠炎、缺血性"结肠炎"、肠套叠、肠扭转等;便血伴有皮肤、黏膜或其他器官出血现象者,多见于血液系统疾病及其他全身性疾病,如白血病、弥散性血管内凝血等。

二、病因

(一)下消化道疾病

1.肛管疾病

常见于痔、肛裂、肛瘘等。

2.直肠疾病

(1)直肠炎症性疾病:细菌性痢疾、溃疡性结肠直肠炎、直肠结核等。

(2)直肠肿瘤:直肠息肉、直肠乳头状瘤、直肠癌、直肠类癌、邻近恶性肿瘤侵入直肠等。

(3)直肠损伤:放射性直肠炎、异物、器械检查或活检等导致的损伤出血。

3.结肠疾病

(1)炎症性病变:急性细菌性痢疾、阿米巴肠病、溃疡性结肠炎、肠结核、结肠克罗恩病、憩室炎与憩室溃疡等。

(2)肿瘤:结肠癌、结肠息肉病等。

4.小肠疾病

(1)炎症性病变:急性出血坏死性肠炎、憩室炎与憩室溃疡、肠结核、肠伤寒等。

(2)肿瘤:恶性淋巴瘤、平滑肌肉瘤、小肠类癌、纤维肉瘤、神经纤维肉瘤、平滑肌瘤、脂肪瘤、腺瘤、纤维瘤、血管瘤等。

5.下消化道血管病变

缺血性肠病常见于肠系膜动脉栓塞或血栓形成、肠系膜静脉血栓形成、肠套叠、肠扭转、血管畸形等。

(二)全身性疾病

1.急性传染病

流行性出血热、钩端螺旋体病等。

2.血小板因素及凝血机制障碍

血小板减少性紫癜、白血病、再生障碍性贫血、血友病等。

3.尿毒症

4.结缔组织病

系统性红斑狼疮、皮肌炎、结节性多动脉炎等。

三、发病机制

(一)下消化道疾病

1.肛管疾病

痔出血是排便时腹内压增高,导致痔内静脉丛血压增高,加上硬粪块的直接擦损,使痔破裂所致;肛裂在儿童可见于蛲虫病致肛周痛痒,抓破感染而形成,排便时剧烈疼痛伴有便血,量少而鲜红;肛瘘最常继发于肛管直肠周围脓肿,少数继发于肠结核,瘘外口位于肛门附近会阴部或骶尾部,挤压其周围可见脓液自瘘口流出。

2.肠道炎症性疾病

如急性细菌性痢疾、急性出血坏死性肠炎、肠结核、溃疡性结肠炎等,均是由不同病因所引起的不同部位肠黏膜的充血、水肿、糜烂、溃疡出血甚至坏死。表现为脓血便、血水便甚至鲜血便。

3.肠道肿瘤

结肠癌、直肠癌、肠恶性淋巴瘤等,主要因癌组织破溃或淋巴瘤组织破溃,而表现为鲜红色血便或伴有黏液与脓液的血便。小肠良性肿瘤,如小肠神经纤维瘤、平滑肌瘤、腺瘤等出血较少,但瘤体较大可引起肠梗阻。小肠血管瘤感染、破裂可引起急性大出血。

4.下消化道血管病变

肠系膜动脉栓塞或肠系膜动静脉血栓形成,肠扭转、肠套叠等,因肠部膜缺血、坏死、脱落、肠管发绀、水肿和大量浆液渗出,全层肠壁坏死,大量血性液体渗出,可出现腹泻,从而排出暗红色血便。

(二)全身性疾病

严重感染、缺锌等引起消化道黏膜缺血、糜烂、溃疡导致出血;毛细血管病变可引起出血;出凝血机制障碍,凝血因子缺乏,血小板减少或功能障碍亦可引起便血。

四、诊断

(一)病史

急性细菌性痢疾常有不洁饮食史或与痢疾患者接触史,结肠癌、直肠癌、溃疡性结肠炎患者均有较长时间的黏液便及脓血便史,常常有腹痛,有时可触及腹块。结肠息肉患者常常有家族史。内痔便血常在排便前后出血,血呈喷射状流出或便后滴出鲜血。肛裂患者常在排便时及排便后便血,伴有排便时难以忍受的肛门部疼痛。肠伤寒患者均有发热,便血出现在第2周末及第3周初。肠套叠、肠扭转、肠系膜动脉栓塞发病急,伴有严重的腹胀、腹痛、恶心呕吐,严重者可出现休克。白血病、血小板减少性紫癜、血友病等血液系统疾病便血的同时常有全身出血倾向。

(二)体格检查

1.肛管疾病

脱出肛外的内痔及混合痔,在肛门外可见圆形突起的暗红色的小肿物,直肠镜检查可见内痔呈圆形暗红色痔块。肛裂可见肛管下缘呈线状裂缝,继发感染可形成小溃疡。肛瘘随时可见在肛门附近、会阴部或骶尾部有瘘外口,挤压周围可见有少许脓液从瘘口流出。

2.直肠及结肠疾病

慢性非特异性直肠。结肠炎查体可发现下腹及左下腹压痛,左下腹可触及肠壁增厚的肠管。肠结核、克罗恩病腹痛常位于右下腹或脐周,压痛明显。由于肠粘连,肠壁与肠系膜增厚,肠系膜淋巴结肿大,腹部可触及肿块。结肠、直肠癌可触及局限性肿块,呈结节性硬条状,如癌侵犯周围组织则肿块固定。结肠、直肠的憩室、息肉查体可无阳性发现,但若继发感染可有局部压痛,同时可合并下消化道大出血。

3.小肠病变

急性出血坏死性小肠炎,常呈突然发作性腹痛、腹泻、便血和毒血症。腹痛常位于左上腹或左中腹,也可位于脐部或全腹,常伴有恶心、呕吐,粪便呈暗红色或鲜红色糊状血便,具有特殊腥臭味。中等度鼓肠,有时可见到蠕动波。腹部压痛明显,当出现腹膜炎时可有腹肌紧张与反跳痛,当出现中毒性肠麻痹时,肠鸣音减弱或消失。肠伤寒出血常在病程的第2周末、第3周初,血便特点是暗红色稀赤豆汤样,查体发现伤寒面容与相对缓脉。小肠肿瘤引起出血者较少,小肠恶性淋巴瘤、腺癌、经纤维瘤、平滑肌瘤等瘤体增大,可引起部分或完全性肠梗阻。恶性肿瘤除梗阻外可伴有腹胀、腹痛、食欲缺乏、体重减轻、腹块及血便。小肠血管瘤最主要症状为肠道出血或肠梗阻,可表现为急性大出血,但最多者为长期小量失血所致的贫血。

4.下消化道血管病变

肠套叠时除腹痛外腹部可出现肿块,小肠套叠肿块多发生在脐周,移动性较大,回盲部套叠肿块常位于右下腹,呈香蕉形,表面光滑,疼痛发作时包块变硬,间歇期肿块变软。肠系膜动脉栓塞常常发生在心脏病并发心房纤颤的基础上,患者出现突然腹痛,酷似急腹症,晚期出现肠坏死,临床出现休克及血便。

5.全身性疾病

流行性出血热患者起病急,有发热、头痛与腰背痛,查体可见面部潮红,血压偏低或出现休克,肾功能损害较重。重者除便血外常常伴有咯血、尿血及皮肤部膜出血。急性白血病、再生障碍性贫血、血友病等患者便血的同时往往有其他器官的出血现象。骨髓检查有异常发现或凝血系统有异常。结缔组织疾病如系统性红斑狼疮、皮肌炎等检查可发现心、肺、肾等多脏器损害,当胃肠出现并发症时可有便血。

(三)实验室检查

1.粪便检查

细菌性痢疾、溃疡性结肠炎及阿米巴肠病,便常规检查均可呈脓血便,但溃疡性结肠炎粪便反复培养无致病菌生长,而细菌性痢疾可培养出致病菌。在阿米巴肠病患者的新鲜粪便中反复镜检可找到溶组织阿米巴滋养体或包囊。

2.血液检查

伤寒患者血培养可找到致病菌,白血病患者周围血检查可发现幼稚细胞,骨髓检查可确诊。血小板减少症周围血及骨髓检查均可发现血小板异常减少。

(四)影像学及内镜检查

1.X线钡剂及钡灌肠检查

X线钡剂,特别是气钡双重造影能提高X线诊断率。必要时结合小肠造影及钡灌肠检查对小肠的恶性淋巴瘤、脂肪瘤、息肉、憩室、肠结核、克罗恩病、结肠的肿瘤及溃疡性结肠炎等有一定的诊断价值。

2.内镜检查

纤维结肠镜检查可发现直肠、乙状结肠及整个结肠的病变,尤其是电子结肠镜的广泛应用可对大肠病变有更进一步的诊断和治疗价值。操作过程中可以录像,病变部位可以刷片、活检、电切、止血等进行诊断和治疗。近年来小肠镜已开始应用于临床,对不明原因的小肠出血有一定的诊断价值,但因操作难度大,仍未广泛推广使用。

3.选择性腹腔动脉造影

经以上检查出血部位及出血原因仍不明确者,可进行选择性腹腔动脉造影。一般出血速度在每分钟0.5 mL以上时,动脉造影可以显示出血部位。

五、鉴别诊断

(一)肛管直肠疾病

1.内痔

内痔是血便最常见的原因,其特点为排便时或排便后滴出或喷出鲜血,血液与粪便不混合,出血量多少不等,一般为数毫升至十数毫升。粪便干燥,排便时腹内压增高,导致内痔静脉丛血压升高,加上粪便的直接摩擦,常常导致痔核破裂出血。肛门指检可触及肛门内的痔核,肛镜检查时,可在肛管直肠环平面以下呈圆形暗红色的痔块突入镜内。内痔与直肠癌、直肠息肉导致的出血相鉴别。

2.肛裂

肛裂发生于肛管下缘,多见于慢性便秘患者,因粪便过硬,用力过猛,强行通过肛门,使肛门受到较深的撕裂,然后继发感染而逐渐形成溃疡。肛裂也可因肛窦炎并发肛管皮下脓肿破裂而成。肛裂是肛管内全层皮肤的梭形裂口,一般为单发,出血量不多,排便时在粪便表面或便纸上有血迹,有时可滴出少量鲜血。排便时和排便后肛门剧烈疼痛是肛裂的主要症状,检查时双手轻轻分开肛门皮肤,即可见到肛裂。

3.直肠癌

凡30岁以上(甚至更年轻的)患者不明原因的便血,伴有里急后重、体重减轻、贫血等症状,均应可疑直肠癌,癌肿破溃或感染时常常排出黏液血便。癌肿引起直肠狭窄,常见粪便变细。肛门指检在肠壁上可摸到硬性肿块或溃疡,肠腔有狭窄,指套有血、脓或部液,直肠镜检查可直接看到肿瘤,并可做活检以确定诊断。

4.慢性非特异性直肠炎

本病是一种病因不明的直肠和结肠的慢性炎症性疾病,主要临床表现是腹泻,排便次数增多,黏液脓血便,严重时呈血水便,伴有腹痛和里急后重。病变单侵犯直肠者称为慢性非特异性直肠炎。钡灌肠 X 线检查显示结肠正常,纤维结肠镜检查可见直肠黏膜有弥漫性充血、水肿、黏膜下血管模糊不清,黏膜表面呈颗粒状,脆性增大,接触易出血,重者常常有糜烂及多发性小溃疡。

(二)结肠疾病

1.急性细菌性痢疾

急性细菌性痢疾以夏秋季多见,发病急,患者常常有发热、脓血样便,次数频繁伴有腹痛、里急后重及毒血症症状,严重者可出现休克及昏迷。反复便培养可找到致病菌,用抗生素治疗有效。

2.阿米巴结肠炎

本病大多起病缓慢,病变主要位于盲肠,其次为结肠、直肠。排便次数增多,伴有下腹痛,典型者粪便呈果酱样,有腐败腥臭味,也可为液脓血便或血便,多次新鲜粪便检查可发现溶组织阿米巴包囊或滋养体。结肠镜检查可见肠部膜有溃疡,刮取渗出物或黏液血便,镜检可发现滋养体,抗阿米巴治疗效果好。

3.慢性特异性结肠炎

病变波及结肠者称慢性非特异性结肠炎。本病活动期的典型症状是黏液血性腹泻,每日数次至数十次,粪便中含有血、脓和黏液,严重时呈血水便。常有腹痛及下腹压痛,重症者伴有发热、贫血、低蛋白血症、腹胀甚至中毒性巨结肠。钡灌肠检查可见结肠黏膜皱襞紊乱,溃疡形成时肠壁边缘呈锯齿状。后期结肠袋消失,管壁变硬,肠腔狭窄。有假息肉形成时,肠腔呈多发圆形充盈缺损。纤维结肠镜检肠或膜充血、水肿、糜烂、出血及溃疡,本病需与慢性细菌性痢疾、克罗恩病、结肠癌鉴别。

4.结肠癌

结肠癌晚期癌肿破溃,出现鲜红色血便,或伴有黏液与脓液。本病发生部位以乙状结肠最多见,其次为盲肠及升结肠,降结肠、横结肠较少见。表现为排便次数增多或腹泻、便秘交替,便中有脓血、黏液。X 线钡灌肠可见癌肿部位充盈缺损、黏膜破坏、肠腔狭窄,结肠镜检查可见肿瘤大小、形态并能做活检。

5.克罗恩病

一种原因未明的好发于青壮年的慢性肉芽肿性炎症病变,以回肠末端及结肠受累最常见。本病起病隐袭,常反复发作,少数患者发病急,酷似急性阑尾炎或肠梗阻、肠穿孔。临床表现有腹痛、腹泻、发热、腹部包块及瘘管。粪便呈糊状或软便,很少为脓血。小肠广泛受累时可表现水样泻、脂肪泻,结肠受累时有黏液血便,偶可便血。X 线检查表现呈节段性肠道病变,呈跳跃征象,病变黏膜皱襞粗乱,有铺路石样充盈缺损。典型的 X 线征象是回肠下段肠腔狭窄,肠壁僵硬,黏膜皱襞消失,呈现细小的条状钡剂影,称为线样征。纤维结肠镜检查黏膜充血、水肿、溃疡及结节,活检非干酪性肉芽肿有助于诊断。

6.肠结核

肠结核是结核杆菌侵犯肠引起的慢性特异性感染,常继发于肠外结核。本病的好发部位为回盲部,其次为升结肠、空肠、横结肠、降结肠。其临床特点为起病缓慢,有腹痛、腹泻与便秘、腹部包块,增生型肠穿孔及肠出血,表现有血便。X线表现可见回盲部有激惹,肠腔狭窄或不规则充盈缺损。纤维结肠镜检查可明确诊断。

(三)小肠疾病

1.急性出血坏死性肠炎

本病病因不明,临床多见于小儿及青少年。其临床特征为突发性急性腹痛、腹泻、便血和毒血症。早期为黄色水样便,继而出现暗红色或鲜红色糊状便,具有特殊腥臭味,腹泻次数不一,每日可数次至数十次,腹部有压痛及反跳痛,腹胀常明显,全身中毒症状明显,常有高热、抽搐、麻痹性肠梗阻、休克、昏迷。

2.梅克尔憩室炎或溃疡

回肠远端憩室患者 65 %～75 %无症状,憩室并发炎症、溃疡、出血、穿孔时常出现疼痛甚至血便,血便量多少不等。便血期间做肠系膜动脉造影,可显示回肠远端部位有造影剂浓集区。注入放射性核素示踪红细胞,可在相应部位的肠段出现放射性增强区。

3.小肠血管瘤

本病主要症状为肠道出血或肠梗阻,可出现急性大出血,但更多见者为长期小量失血所致的贫血。如发生肠梗阻,则有发作性剧烈腹痛,是血管瘤引起肠腔狭窄肠套叠所致。确诊一般在出血期间做肠系膜上动脉造影,可显示造影剂浓集区。

(四)血管病变

1.肠套叠

2 岁以下儿童多见,男性发病多于女性,主要症状为腹痛、呕吐及果酱样血便,触诊腹部可触及腊肠形具有一定压痛的肿块。诊断依据是 X 线空气或钡剂灌肠检查可见空气或钡剂在结肠受阻,受阻端钡剂呈"杯口"状,甚至呈"弹簧"状阴影。

2.肠系膜上动脉栓塞

患者常有心瓣膜病、细菌性、内膜炎、心房纤颤等病史,突然发作的上中腹疼痛,呈阵发性加剧,并有频繁呕吐。早期腹部体征不明显,晚期出现高热,呕血或便血,腹胀明显。肠鸣音消失,腹部有压痛、反跳痛、肌紧张。腹穿可抽出血性液体。

六、预防

(1)养成定时大便的习惯,大便以稀糊状为佳。

(2)减少增加腹压的姿态,如下蹲、屏气。忌久坐、久立、久行和劳累过度。

(3)忌食辛热、油腻、粗糙、多渣的食品,忌烟酒、咖啡。

(4)多食具有清肠热、滋润营养黏膜、通便止血作用的食品,如生梨汁、藕汁、荸荠汁、芦根汁、芹菜汁、胡萝卜、白萝卜(熟食)、苦瓜、茄子、黄瓜、菠菜、金针菜、卷心菜、蛋黄、苹果、无花果、香蕉、黑芝麻、核桃肉、白木耳等。

(5)要心情开朗,勿郁怒动火。心境不宽、烦躁忧郁会使肠黏膜收缩,血行不畅。

(6)减少房事,房事过频会使肠黏膜充血,加重出血。

第五节　低血容量休克

低血容量休克是大量失血,血浆丧失或严重脱水、失盐所引起的急性周围血液循环衰竭的表现。患者反应迟钝、脸色苍白、四肢湿冷、脉搏细速、血压下降及尿量减少等。

一、病因

1.大量失血或血浆丧失

如消化性溃疡、胃癌、食管静脉曲张破裂、炎症性肠病及伤寒肠出血所致的大量呕血或便血;肺结核、支气管扩张引起大咯血;阴道流血、脾破裂或异位妊娠等引起的内出血;大手术、严重创伤或大面积烧伤等。

2.严重脱水失盐

各种原因引起的剧烈呕吐、腹泻或大量出汗;急性或慢性肾上腺皮质功能不全;过度应用利尿剂或脱水剂等。

二、诊断要点

1.病史

(1)注意有无呕血、便血、黑粪、阴道流血、创伤出血、剧烈呕吐或腹泻等有关失血或丧失体液的病因或病史。

(2)剧烈腹痛伴有休克者应考虑空腔脏器穿孔、异位妊娠破裂出血。

2.体检

(1)仔细测量血压、脉搏、体温及呼吸变化。

(2)一般情况:注意神志及表情,皮肤及黏膜有无苍白、青紫,湿冷程度。有无失水、出血点及瘀斑等情况。

(3)腹部检查:注意腹膜炎及肠道梗阻等体征。疑脾破裂、异位妊娠破裂出血时,应做腹腔试探性穿刺。

(4)注意四肢肢端的颜色、湿度、静脉充盈度,借以判断末梢循环的状况。

3.化验

(1)血、尿、粪三大常规及做血细胞比容检查。

(2)生化检查:血清钾、钠、氯、钙及尿素氮、二氧化碳结合力,血气分析等测定。

4.特检

(1)X线检查:对心、肺、胸腔、急腹症等疾病的诊断有帮助,但应注意休克时不宜搬动,可考虑床边摄片。

(2)心电图检查:了解心肌受损及心律失常的性质。

(3)必要时做中心静脉压及有效血容量测定、甲皱微循环的观察。

三、治疗要点

1.原则

重症监护、病因治疗、抗休克治疗、并发症防治同时进行。

2.一般紧急处理

绝对静卧,保暖,给氧,保持呼吸道通畅,密切监护血压、脉搏、呼吸、神志、皮肤温度、肢端色泽、每小时尿量,并记录 24 h 出入水量,有条件时监测中心静脉压。

3.病因治疗

尽快找出休克病因,及时去除。

4.抗休克的重要措施

(1)迅速恢复有效血容量:

①补液量:根据病因一般每日在 2 000~3 000 mL 或以上。

②补液种类:葡萄糖盐水、平衡液适用于大多数休克患者;鲜血、血浆、低分子右旋糖酐适用于失血或失血浆患者(低分子右旋糖酐 24 h 内不超过 1 000 mL)。

③补液速度:最初阶段要快,可静脉注射或快速滴注。有条件时在监测中心静脉压的情况下,酌情调整输液速度。

(2)纠正代谢性酸中毒:根据休克和酸中毒程度,可选用 5 %碳酸氢钠溶液或 11.2 %乳酸钠溶液静脉滴注。

(3)血管活性药物的应用:根据休克的病因、休克的时期、血容量补充的反应,选用血管扩张药或血管收缩药。血管活性药物一般应在补充血容量和纠正酸中毒的前提下使用,且常常联合应用,剂量不宜过大。

(4)积极防治并发症:如肺水肿、脑水肿、呼吸衰竭、急性肾衰竭、高血钾、DIC 等均应密切观察,早期发现,及时治疗。

第六节 腹 痛

腹痛是指各种原因引起的腹腔内外脏器的病变导致的腹部疼痛。腹痛可分为急性与慢性两类。病因极为复杂,包括炎症、肿瘤、出血、梗阻、穿孔、创伤及功能障碍等。

一、病因学

(一)腹腔脏器的病变

按发病率的高低排列如下。

1.炎症

急性胃炎、急性肠炎、胆囊炎、胰腺炎、腹膜炎等。

2.穿孔

胃穿孔、肠穿孔、胆囊穿孔等。

3.阻塞和扭转

肠梗阻、胆道结石梗阻、胆道蛔虫病、输尿管结石梗阻、急性胃扭转、大网膜扭转及卵巢囊肿扭转等。

4.破裂

异位妊娠破裂、卵巢囊肿破裂、脾破裂、肝癌结节破裂等。

5.血管病变

肠系膜动脉血栓形成、腹主动脉瘤、脾梗死、肾梗死等。

6.其他

肠痉挛、急性胃扩张、经前紧张症等。

(二)腹外脏器与全身性疾病

较常见的有以下几种。

1.胸部疾病

急性心肌梗死、急性心包炎、大叶性肺炎、胸膜炎和带状疱疹等。

2.变态反应性疾病

腹型紫癜症、腹型风湿热等。

3.中毒及代谢性疾病

铅中毒、血紫质病等。

4.神经精神系统疾病

腹型癫痫、神经官能症等。

二、发病机制

腹痛可分为内脏性腹痛、躯体性腹痛及感应性腹痛。

1.内脏性腹痛

内脏性腹痛因腹腔中空性器官的平滑肌过度紧张收缩或因腔内压力增高而被伸展、扩张而引起,亦可因实质性器官的包膜受到内在的膨胀力或外在的牵引而引起。痛觉自内脏感觉神经末梢有关脊神经传入中枢。

2.躯体性腹痛

躯体性腹痛因分布于腹部皮肤、腹壁肌层和腹膜壁层及肠系膜根部份脊神经末梢受腹腔内外病变或创伤等刺激而引起。经 $T_6 \sim L_1$ 各种脊神经传入中枢。

3.感应性腹痛

感应性腹痛是在腹腔脏器病变时在相应神经节段的体表或深部感到的疼痛。亦有表现在远隔部位的,为放射性痛。

三、诊断

(一)病史

1.性别与年龄

(1)儿童腹痛常见的病因是蛔虫病、肠系膜淋巴结炎与肠套叠等。

(2)青壮年多见溃疡病、肠胃炎、胰腺炎。

(3)中老年多胆囊炎、胆结石,此外还需注意胃肠道、肝癌与心肌梗死的可能性。

(4)肾绞痛较多见于男性,而卵巢囊肿扭转、黄体囊肿破裂则是妇女急腹症的常见病因,如系育龄期妇女则应考虑宫外孕。

2.起病情况

(1)起病隐袭的多见于溃疡病、慢性胆囊炎、肠系膜淋巴结炎等。

(2)起病急骤的则多见于胃肠道穿孔、胆道结石、输尿管结石、肠系膜动脉栓塞、卵巢囊肿扭转、肝癌结节破裂、异位妊娠破裂等。发病前曾饱餐或进食过量脂肪餐的应考虑胆囊炎和胰腺炎的可能。

3.既往病史

胆绞痛与肾绞痛者以往曾有类似发作史。有腹腔手术史者有肠粘连的可能。有心房纤颤史的则要考虑肠系膜血管栓塞等。

(二)临床表现

1.腹痛本身的特点

(1)部位:腹痛的部位常提示病变的所在,是鉴别诊断的重要因素。胃痛位于中上腹部。肝胆疾患疼痛位于右上腹。急性阑尾炎疼痛常位于麦氏点。小肠绞痛位于脐周。结肠绞痛常位于下腹部。膀胱痛位于耻骨上部。急性下腹部痛也见于急性盆腔炎症。疼痛的放射部位诊断亦有一定的提示作用,如胆道疾病常有右侧肩背部的射痛、胰腺炎的疼痛常向左腰部放射。肾绞痛则多向会阴部放射等。

不过许多内脏性疼痛常定位含糊。所以压痛的部位要比患者自主感觉疼痛的部位更为重要。

(2)程度:腹痛的程度在一定的意义上反映了病情的轻重。一般而言,胃肠道穿孔、肝脾破裂、急性胰腺炎、胆绞痛、肾绞痛等疼痛多较剧烈,而溃疡病、肠系膜淋巴结炎等疼痛相对轻缓。不过疼痛的感觉因人而异,特别是老年人,有时感觉迟钝,如急性阑尾炎时甚至直到穿孔才感腹痛。

(3)性质:疼痛的性质大致与程度有关,剧烈的痛多被患者描述为刀割样痛、绞痛,消化性溃疡穿孔常突然发生,呈剧烈的刀割样、烧灼样持续性中上腹痛。胆道蛔虫病患者的疼痛常被描述为特征性的剑突下钻顶样痛。胆绞痛、肾绞痛、肠绞痛也相当剧烈,患者常辗转不安。而较缓和的疼痛则可能被描述为酸痛、胀痛。持续性广泛性剧烈腹痛见于急性弥漫性腹膜炎。

(4)节律:腹痛节律对诊断的提示作用较强,实质性脏器的病变多表现为持续性疼痛、中空脏器的病变则多表现为阵发性。而持续性疼痛伴阵发性加剧则多见于炎症与梗阻同时存在的情况,如胆囊炎伴胆道梗阻、肠梗阻后期伴腹膜炎等。

(5)诱发加剧或缓解疼痛的因素:急性腹膜炎腹痛在静卧时减轻,腹壁加压或改变体位时加重。肠绞痛时患者常喜按。胆绞痛可因脂肪餐而诱发。暴食是急性胃扩张的诱因。暴力作用常是肝、脾破裂的原因。急性出血性坏死性肠炎多与饮食不洁有关。

2.伴随的症状

腹痛的伴随症状在鉴别诊断中甚为重要。①伴发热的提示为炎症性病变,伴寒战、高热可见于急性化脓性胆道炎症、腹腔脏器脓肿、大叶性肺炎、化脓性心包炎等,伴发热、咳嗽等则需考虑有肺炎的可能;②伴吐泻的常为食物中毒或胃肠炎,仅伴腹泻的为肠道感染,伴呕吐可能为胃肠梗阻、胰腺炎;③伴黄疸的提示胆道疾病,可见于急性肝胆道疾病、胰腺疾病、急性溶血、大叶性肺炎等;④伴便血的可能是肠套叠、肠系膜血栓形成;⑤伴血尿的可能是泌尿系疾病如输尿管结石;⑥伴腹胀的可能为肠梗阻;⑦上腹痛伴心律失常、血压下降的则亦需考虑心肌梗死;⑧伴休克常见于急性腹腔内出血、急性梗阻性化脓性胆道炎症、绞窄性肠梗阻、消化性溃疡急性穿孔、急性胰腺炎、腹腔脏器急性扭转、急性心肌梗死、休克型肺炎等。

3.体征

腹部的体征是诊断的要点。首先应查明是全腹压痛还是局部压痛,全腹压痛表示病灶弥散,麦氏点压痛为阑尾炎的体征。检查压痛时尚需注意有无肌紧张与反跳痛。肌紧张往往提示为炎症,而反跳痛则表示病变(通常是炎症,包括化学性炎症)涉及腹膜。注意检查有无腹部肿块,如触及有压痛和边界模糊的腹部肿块,多提示为炎症。无明显压痛、边界亦较清晰的肿块,提示有肿瘤的可能性。肿瘤性的肿块质地皆较硬。肠套叠、肠扭转、闭襻性肠梗阻亦可扪及病变的肠管,小儿小肠中的蛔虫团、老年人结肠中的粪便亦可能被当作"腹部肿块"扪及。

在腹壁上看到胃型、肠型,是幽门梗阻、肠梗阻的典型体征。听到亢进的肠鸣音提示肠梗阻,而肠鸣音消失则提示肠麻痹。

下腹部和盆腔的病变,常需做直肠指诊。右侧陷窝触痛或扪及包块,提示阑尾炎或盆腔炎。直肠子宫陷窝饱满、子宫颈有举痛可能提示宫外孕。

腹外脏器的病变亦可引起腹痛,故心和肺的检查必不可少。体温、脉搏、呼吸、血压反映患者的生命状况。腹股沟是疝的好发部位,检查中不可忽略。锁骨上淋巴结肿大,可提示腹腔内肿瘤性疾病。

(三)辅助检查

1.血、尿、粪的常规检查

血常规检查几乎是每个腹痛患者皆需检查的项目。血白细胞总数及中性粒细胞增高提示炎症病变。尿中出现大量红细胞提示泌尿系统结石、肿瘤或外伤。有蛋白尿和白细胞则提示泌尿系统感染。脓血便提示肠道感染,血便提示绞窄性肠梗阻、肠系膜血栓栓塞、出血性肠炎等。

2.血液生化检查

血清淀粉酶增高提示为胰腺炎,是腹痛鉴别诊断中最常用的血生化检查。血糖与血酮的测定可用于排除糖尿病酮症引起的腹痛。血清胆红素增高提示胆道梗阻性疾病。

3.腹腔穿刺液的常规及生化检查

腹痛诊断未明而发现腹腔积液时,必须行腹腔穿刺检查。穿刺所得液体应送常规及生化检查,必要时还需做细菌培养。通常穿刺液的肉眼观察已有助于腹腔内出血、感染的诊断。

4.X线检查

腹部X线平片检查在腹痛的诊断中有重要意义。膈下发现游离气体胃肠道穿孔可基本确定,肠腔积气扩张、肠管中多数液平则可诊断肠梗阻。输尿管部位的钙化影可提示输尿管结石。腰大肌影模糊或消失提示后腹膜炎症或出血。X线钡剂造影或钡灌肠检查可以发现胃十二指肠溃疡、肿瘤等,疑有肠梗阻时应禁忌钡剂造影检查,胆囊、胆管造影,内镜下的逆行胰胆管造影及经皮穿刺胆管造影常用于胆系及胰腺疾病的鉴别诊断。

5.超声与CT检查

对肝、胆、胰疾病的诊断和鉴别诊断有重要作用,必要时在超声定位下做肝穿刺可明确肝脓肿、肝癌等的诊断。

6.内镜检查

可用于胃肠道疾病的诊断和鉴别诊断。慢性腹痛的患者内镜检查非常重要。

四、鉴别诊断

1.急性胃肠炎

腹痛以上腹部与脐周部为主,常呈持续性腹痛伴阵发性加剧。常伴恶心、呕吐、腹泻,亦可有发热。体格检查时可发现上腹部或及脐周部有压痛,多无肌紧张,更无反跳痛肠鸣音稍亢进。结合发病前的不洁饮食史及大便化验可明确诊断。

2.胃、十二指肠溃疡

本病好发于中青年,腹痛以中上腹部为主,大多为持续性疼痛,多在空腹时发作,进食或服抗酸药可以缓解。体格检查可有中上腹压痛,但无肌紧张,亦无反跳痛。频繁发作时可伴粪便隐血试验阳性。胃肠钡剂检查或内镜检查可以明确诊断。

如果患者原有胃、十二指肠溃疡病史或有类似症状,突然发生中上腹部剧烈疼痛,如刀割样,并迅速扩展至全腹,检查时全腹压痛,腹肌紧张,呈"板状腹",有反跳痛、肠鸣消失,出现气腹和移动性浊音,肝浊音区缩小或消失则提示为胃、十二指肠穿孔。腹部 X 线平片发现膈下游离气体、腹腔穿刺抽出炎性渗液可明确诊断。

3.急性阑尾炎

大多数患者起病时先感中腹持续性隐痛,数小时后转移至右下腹,呈持续性隐痛,伴阵发性加剧。亦有少数患者起病时即感右下腹痛。中上腹隐痛经数小时后转右下腹痛为急性阑尾炎疼痛的特点。可伴发热与恶心。体检麦氏点有压痛反跳痛,并可有肌紧张,是阑尾炎的典型体征。结合白细胞总数及中性粒细胞增高,急性阑尾炎的诊断可以明确。若急性阑尾炎未能及时诊断治疗,1~2 d 后右下腹部呈持续性痛,麦氏点周围压痛、肌紧张及反跳痛明显,白细胞总数及中性粒细胞显著增高,则可能已成坏疽性阑尾炎。若在右下腹扪及边缘模糊的肿块,则可能已形成阑尾周围脓肿。

4.胆囊炎、胆结石

此病好发于中老年妇女。慢性胆囊炎者常感右上腹部隐痛,进食脂肪餐后加剧,疼痛可向右肩部放射。急性胆囊炎常在脂肪餐后发作,呈右上腹持续性剧痛、向右肩部放射,多伴有发热、恶性呕吐。患胆石症者多同伴有慢性胆囊炎,胆石进入胆囊管或在胆管中移动时可引起右上腹阵发性绞痛,亦向右肩背部放射,亦常伴恶性。体格检查时在右上腹有明显压痛和肌紧张,Murphy 征阳性氏囊炎的特征。若有黄疸出现说明胆道已有梗阻,如能扪及胆囊说明梗阻已较完全。急性胆囊炎发作时白细胞总数及中性粒细胞明显增高,超声检查与 X 线检查有助于确诊。

5.急性胰腺炎

此病多在饱餐后突然发作,中上腹持续性剧痛,常伴恶性呕吐及发热,上腹部深压痛、肌紧张及反跳痛不甚明显,血清淀粉酶明显增高可以确诊本病。不过血清淀粉酶的增高常在发病后 6~8 h,故发病初期如若血清淀粉酶不高不能排除此病的可能。如若腹痛扩展至全腹,并迅速出现休克症状,检查发现全腹压痛,并有肌紧张及反跳痛,甚至发现腹水及脐周、腹侧皮肤斑,则提示为出血坏死性胰腺炎。此时血清淀粉酶或明显增高或反不增高。X 线平片可见胃与小肠充分扩张,结肠多不含气而塌陷。CT 检查可见胰腺肿大、周围脂肪层消失。

6.肠梗阻

肠梗阻可见于各种年龄的患者,儿童多由蛔虫病、肠套叠等引起。成人多由疝或肠粘连引起,老年人则可由结肠癌等引起。肠梗阻的疼痛多在脐周,呈阵发性绞痛,伴呕吐与停止排便排气。体征检查时可见肠型、腹部压痛明显,肠鸣音亢进,甚至可出现"气过水声"。如若腹痛呈持续性疼痛伴阵发性加剧,腹部压痛明显伴肌紧张及反跳痛,或更发现腹水,并迅速呈现休克者则提示为绞窄性肠梗阻。X线平片检查,若发现肠腔充气并有多数液平时肠梗阻的诊断即可确立。

7.腹腔脏器破裂

常见的有因外力导致的脾破裂,肝癌结节因外力作用或自发破裂,宫外孕的自发破裂等。发病突然,持续性剧痛涉及全腹,常伴休克。检查时多发现为满腹压痛,可有肌紧张,多有反跳痛,常可发现腹腔积血的体征。腹腔穿刺抽出不凝血即可确诊为腹腔脏器破裂。宫外孕破裂出血如在腹腔未能穿刺到可穿刺后穹隆部位,常有阳性结果。超声检查、CT检查、妇科检查等可有助于常见脏器破裂的鉴别诊断。

8.输尿管结石

腹痛常突然发生,多在左或右侧腹部呈阵发性绞痛,并向会阴部放射,多伴有恶心、呕吐,腹部压痛不明显。疼痛发作同时可见血尿为本病的特征,做腹部X线摄片、静脉肾盂造影等可以明确诊断。

9.急性心肌梗死

此病见于中老年人,梗死的部位如在膈面,尤其面积较大者多有上腹部痛,其痛多在劳累、紧张或饱餐后突然发作,呈持续性绞痛,并向左肩或双臂内侧部位放射。常伴恶心,可有休克。体征检查时上腹部或有轻度压痛,无肌紧张和反跳痛,但心脏听诊多有心律失常。做心电图检查及冠状动脉造影可以确诊本病。

10.铅中毒

此病见于长期接触铅粉尘或烟尘的人,偶尔亦见由误服大量铅化合物引起者。铅中毒有急性与慢性之分。但无论急性、慢性,阵发性腹绞痛为其特征,发作突然,多在脐周部。常伴腹胀、便秘及食欲缺乏等。检查时腹部体征可不明显,无固定压痛点,肠鸣音多减弱。此外,牙龈边缘可见铅线,为铅中毒特征性体征。周围血中可见嗜碱性点彩红细胞,血铅和尿铅的增高可以明确诊断。

五、治疗措施

腹痛者应查明病因,针对病因进行治疗。有些如绞窄性肠梗阻、胃肠道穿孔、坏死性胰腺炎、急性阑尾炎等应及时进行手术治疗。腹痛的一般治疗包括以下几种。

(1)禁饮食,输液,纠正水、电解质和酸碱平衡的紊乱。

(2)积极抢救休克。

(3)有胃肠梗阻者应予胃肠减压。

(4)应用广谱抗生素以预防和控制感染。

(5)可应用解痉镇痛药,除非诊断已经明确应禁用麻醉镇痛药。

(6)其他对症治疗。

第七节　腹　泻

腹泻是指排便次数增加,粪便稀薄并可带有黏液、脓血或未消化的食物。腹泻可分急性腹泻与慢性腹泻两类,腹泻超过 2 个月者属于慢性腹泻。

一、病因

1.急性腹泻

(1)肠道疾病:包括由病毒、细菌、真菌、原虫、蠕虫等感染所引起的肠炎。急性出血性坏死性肠炎、急性克罗恩病、溃疡性结肠炎急性发作、急性肠道缺血等。

(2)全身性疾病:如败血症、伤寒或副伤寒、钩端螺旋体病。

(3)急性中毒:食用毒蕈、河豚、鱼胆及化学毒物如砷、磷等引起腹泻。

(4)其他:如变态反应性肠炎、过敏性紫癜、甲亢、肾上腺皮质功能减退危象、尿毒症等。

2.慢性腹泻

(1)肠源性慢性腹泻:慢性菌痢、沙门菌属感染、肠结核、肠道菌群失调、肠道寄生虫病、溃疡性结肠炎、克罗恩病、结肠憩室炎、结肠息肉并发炎症、肠道肿瘤及原发性小肠吸收不良等。

(2)胃源性腹泻:慢性萎缩性胃炎、胃癌、胃空肠吻合术后。

(3)胰源性腹泻:慢性胰腺炎、胰腺癌。

(4)肝胆疾病所致的慢性腹泻。

(5)全身性疾病:尿毒症,系统性红斑狼疮,恶性贫血,糖尿病,甲亢,慢性汞、砷、铅中毒等。

(6)药物不良反应:如利血平、甲状腺素、考来烯胺(消胆胺)等。

(7)神经功能紊乱:如肠易激综合征、神经功能性腹泻。

二、诊断要点

1.病史

(1)腹泻的特点:起病与病程,持续性或间断性腹泻,大便次数与性状、诱因或原因等。

(2)伴随症状:有无发热、腹痛,腹痛与排便的关系,腹痛的部位。有无便秘与腹泻交替,有无里急后重及便血,有无明显消瘦。

(3)既往史:有无急性肠道细菌性感染或寄生虫感染,有无慢性内脏器质性疾病,有无腹部手术史,有无长期毒物接触史,有无习惯应用泻剂、过敏史等。

2.体检

(1)一般营养状况、皮肤及黏膜(包括舌及口腔)变化等,有无全身或局部淋巴结肿大。

(2)腹部有无压痛、肿块,有无肝脾大和腹水等。

(3)肛门指检:有无狭窄、肿瘤、压痛,检查后观察指套上有无血液、脓或黏液附着。

3.化验

(1)粪常规检查,粪便细菌培养及隐血试验。

(2)血常规检查及红细胞沉降率。

(3)必要时做胰腺功能试验、小肠功能试验、胃液分析或肿瘤标志物的检查。

4.特检

(1)消化道内镜检查。

(2)X线检查:胃肠钡餐或钡剂灌肠检查。

(3)如腹内有肿块应做超声波检查,或腹部CT扫描检查。

三、治疗要点

(1)诊断明确前,应予床边隔离。

(2)诊断明确前,一般忌用止泻剂。

(3)一般给予营养丰富、低脂肪无渣流质或半流质饮食。

(4)病因治疗,尽早明确诊断,排除恶性病变,根据不同病因进行治疗。

(5)对症治疗,如解痉剂、镇静剂应用及精神疗法等。

(6)局部治疗,采用药物保留灌肠,每日1次,10~14 d为一疗程。灌肠药物根据可能的病因进行选择。

第八节 便 秘

便秘是指排便频率减少,7 d内排便次数2~3次。粪便量少且干硬,并常有排便困难感觉。

一、病因

1.器质性便秘

(1)直肠和肛门病变:直肠炎、痔、肛裂、直肠癌。肛周脓肿和溃疡引起肛门疼痛和痉挛亦可妨碍排便。

(2)结肠病变:肿瘤、肠梗阻、肠绞窄、结肠憩室炎、特异性(如肠结核、阿米巴肠病)与非特异性炎症(克罗恩病、溃疡性结肠炎)、肠粘连、先天性巨结肠、硬皮病等影响粪便的推进机制造成便秘。

(3)腹腔或盆腔内肿瘤的压迫(如子宫肌瘤)。

(4)全身性疾病使肠肌松弛,如尿毒症、黏液性水肿,此外血卟啉病及铅中毒引起肠肌痉挛亦可导致便秘。

2.功能性便秘

(1)进食量少或食物缺乏纤维素,对结肠运动刺激少。

(2)排便习惯受到干扰,由于精神因素、生活规律改变,长途旅行等未能及时排便。

(3)滥用泻药,使肠道的敏感性减弱,形成对泻药的依赖性。

(4)结肠运动功能障碍,结肠对肠内容物传输延迟,致使水分被过度吸收而干结,从而导致排便困难,如肠易激综合征。

(5)腹肌及盆肌张力不足或出现矛盾收缩,排便推动力不足,难于把粪便排出体外。

(6)结肠冗长。

(7)常用阿片类药,抗胆碱能药、神经阻滞药等使肠肌松弛引起便秘。

二、诊断要点

1.病史

(1)了解便秘是急性或慢性,有无胃肠道疾病、全身性疾病、手术史、滥用药物史。了解饮食习惯改变及生活改变情况等。

(2)伴随症状:有无伴随呕吐、肠绞痛,慢性便秘,有无口苦、食欲减退、腹胀、下腹不适、头晕、头痛、疲乏等症状。

2.体检

腹部有无压痛、腹块,有无肠痉挛,直肠指检有助于发现直肠癌、痔、肛裂、炎症、狭窄、坚硬粪块堵塞及外来压迫,肛门括约肌痉挛或松弛等。

3.特殊检查

(1)直肠镜、乙状结肠镜、结肠镜检查,可观察肠黏膜是否有病变,并可做活组织检查,以明确病变的性质。

(2)胃肠 X 线检查:根据钡剂在胃肠道内的运行情况来了解其运动功能状态。钡剂灌肠特别是采用结肠低张造影,对发现便秘原因可能会有帮助。胃肠 X 线检查的更大意义在于除外肿瘤、结核、巨结肠症、梗阻等器质性病变造成的便秘。

(3)特殊检查方法:如胃肠传输试验、肛门直肠测压、气囊排出试验、排粪造影等。

三、治疗要点

(1)探求便秘的原因,并针对病因来解决便秘。

(2)要适当调整饮食,增加含纤维素多的食物。凉开水、蜂蜜均有助于便秘的预防和治疗。

(3)鼓励患者参加适当的体力劳动或体育锻炼,以增强腹肌、膈肌、肛提肌等的肌力,养成每日定时排便的习惯。

(4)对症处理。如可酌情选用容积性泻药(甲基纤维素每日 1.5~5 g)、润滑性泻剂(甘油或液状石蜡)、高渗性泻剂(硫酸镁、山梨醇、乳果糖)、刺激性泻剂(番泻叶、大黄碳酸氢钠片)及胃肠动力药。上述药物不可滥用和长期使用。

(5)肿瘤、梗阻、绞窄所致的便秘应及时请外科处理。

第九节 黄 疸

黄疸是一种常见的临床表现,系血清内胆红素浓度增高超过 34 μmol/L,使巩膜、皮肤、黏膜、体液和其他组织被染成黄色。黄疸主要由肝胆疾病引起,也可见于其他系统疾病。

一、病因及分类

产生黄疸的病因很多,分类方法也很多。目前多按胆红素代谢障碍及病因发病学分类。

1.按胆红素性质分类

(1)以非结合胆红素增高为主的黄疸:

①胆红素生成增多:如先天性溶血性贫血、获得性溶血性贫血及由无效造血引起的旁路性高胆红素血症等。

②胆红素摄取障碍:如肝炎后高胆红素血症、Gilbert 综合征、某些药物及检查用试剂(如胆囊造影剂)引起的黄疸。

③胆红素结合障碍:葡萄糖醛酸转移酶活力降低或缺乏引起的黄疸,如新生儿生理性黄疸、Crigler-Najjar 综合征、Gilbert 综合征等。

(2)以结合胆红素增高为主的黄疸:可由胆红素在肝细胞内转运、排泄障碍或同时有胆红素摄取、结合及排泄障碍引起。

①肝外胆管阻塞:如胆石症、胆道蛔虫、肿瘤浸润、手术后胆管狭窄及胰头癌、壶腹周围癌、胆管周围淋巴结肿瘤转移等引起胆管压迫。

②肝内胆管阻塞:包括肝内泥沙样结石、原发性肝癌侵犯肝内胆管或形成癌栓、华支睾吸虫病等。

③肝内胆汁淤积:见于病毒性肝炎、药物性黄疸(如氯丙嗪、甲睾酮等所致)、Dubin-Johnson 综合征、Rotor 综合征、原发性胆汁性肝硬化、妊娠期复发性黄疸等。

2.病因发病学分类

(1)溶血性黄疸。

(2)肝细胞性黄疸。

(3)胆汁淤积性黄疸(含肝外阻塞、肝内阻塞和肝内胆汁淤积三种)。

(4)先天性非溶血性黄疸。

二、诊断要点

1.黄疸性质的判断

根据血清胆红素增高的类型与比例,以及尿、粪胆色素的变化特点,可初步判断黄疸属溶血性、肝细胞性或胆汁淤积性。溶血性黄疸时非结合胆红素显著增高,结合胆红素/总胆红素<20 %,尿胆红素阴性,尿胆原显著增加;肝细胞性黄疸时,结合与非结合胆红素均中度增高,尿胆红素阳性,尿胆原不定;胆汁淤积性黄疸时,结合胆红素显著增高,结合胆红素/总胆红素>60 %,尿胆红素阳性,尿胆原减少或无。

2.黄疸的病因诊断

(1)病史:注意患者的性别与年龄,有无传染病接触史,是否接受输血及注射,有无肝胆疾病家族史,是否使用口服避孕药及非甾体抗炎药,以及妊娠史、饮酒史、冶游史和黄疸的病程等,均可提示诊断。

(2)伴随症状:是否伴有发热、腹痛、消化不良、皮肤瘙痒、体重减轻,以及尿、粪颜色的改变及其特点,均有助于黄疸的鉴别诊断。

(3)体重:注意黄疸的色泽、皮肤改变、肝脾大小、胆囊大小,以及有无腹水、男性乳房发育征等。

(4)肝功能试验:

①胆红素代谢试验。

②血清蛋白测定与蛋白电泳:有助于了解肝细胞功能状态。

③血清酶活力测定:血清转氨酶 ALT(GPT)、AST(GOT)为肝细胞损害最敏感的指标;碱性磷酸酶(ALP),在肝内、外阻塞性黄疸及肝内胆汁淤积时,ALP 明显增高,原发性肝癌时

ALP 亦可增高,以 ALP-Ⅱ同工酶增高为主;γ 谷氨酰转肽酶(γ-GT),急性肝炎可有 γ-CT 轻度或中度增高,原发性肝癌及胆汁淤积性黄疸时,则 γ-GT 显著增高。

④血清总胆固醇及胆固醇酯:胆汁淤积性黄疸,总胆固醇含量增高;肝细胞性黄疸特别是有广泛重型肝炎时,胆固醇酯降低。

⑤血清铁和铜含量测定:胆汁淤积性黄疸时,血清铜增高,铁/铜比值<0.5;肝细胞性黄疸急性期的血清铁增高,铁/铜比>1。

⑥凝血酶原时间及其对维生素 K 的反应:可区分肝细胞性和胆汁淤积性黄疸。两者凝血酶原时间均延长,但胆汁淤积性黄疸对注射维生素 K 有反应,而肝细胞性黄疸则无反应。

⑦靛氰绿(ICG)排泄试验:静脉注射 ICG(按 0.5 mg/kg),15 min 后抽血检查,普通人 ICG 平均潴留量为注射剂量的 10 %,肝实质病变时潴留量增加。

(5)影像学检查:包括超声显像、CT 及 MRI、放射性核素检查及 X 线下的各种胰胆管造影术,可显示结石、肿瘤及肝内外胆管有无扩张,对黄疸的鉴别可提供极其重要的信息。

(6)其他检查:如肝活检、腹腔镜检查、十二指肠引流、泼尼松(龙)或苯巴比妥治疗试验,乃至剖腹探查,亦可作为黄疸鉴别的手段。

三、治疗要点

1.原发病的治疗

如病毒性肝炎、胆石症、肿瘤等,应给予相应治疗。

2.症状性治疗

(1)护肝疗法:给予高热量饮食,适当选用护肝药物,注意避免使用损肝药物。阻塞性黄疸时,可因肠道缺乏结合的胆汁酸盐而出现脂溶性维生素(A、D、K)的缺乏,宜注射补充。

(2)对症支持治疗:如止痛、退热;瘙痒明显者,可试用熊去氧胆酸,每日 4 次,每次 100～150 mg。

(3)对 Gilbert 综合征、Crigler-Najjar 综合征Ⅱ型,应用肝细胞葡萄糖醛酸转移酶的诱导剂苯巴比妥,可降低血清非结合胆红素。

(4)对药物引起的肝细胞损伤,尤其是肝内淤胆,使用肾上腺糖皮质激素可能有一定的退黄作用。

(5)中医中药:可选用有退黄作用的中药方剂,随症状加减。如茵陈蒿汤或茵陈五苓散、大黄消石汤、茵陈四逆汤等。亦可静脉滴注茵栀黄、甘草酸二铵(甘利欣)注射液。

第十节 腹 水

腹水指腹腔内游离液体的过量积聚。在正常状态下腹腔内约有 50 mL 液体,对肠道起润滑作用。在任何病理情况下的腹腔内液量增加超过 200 mL 即称为腹水。腹水是许多疾病的一种临床表现。产生腹水的原因很多,较为常见的有心脏疾病、肝疾病、肾疾病、腹膜疾病、营养障碍、恶性肿瘤、结缔组织病等。以往诊断腹水主要依靠腹部叩诊,出现移动性浊音即可诊断为腹水。小量腹水(500 mL 以内)只能在肘膝位时叩诊脐部才能出现浊音,诊断较为困难;

中等量腹水可有明显的移动性浊音,大量的腹水有腹型的改变及波动感,一般诊断不难。目前对小量腹水的诊断可借助 B 型超声等辅助检查来确诊,腹水的诊断很少有漏诊者。对腹水性质的诊断除根据腹水的外观来判断外,主要依靠化验室检查。

一、病因分类

(一)心血管疾病

(1)慢性充血性右心衰竭。

(2)心包炎,如渗出性心包炎、慢性缩窄性心包炎。

(3)瘦型克山病。

(二)肝疾病

(1)病毒性肝炎。

(2)肝硬化。

(3)肝肿瘤。

(4)肝血管疾病:①肝静脉阻塞综合征;②门静脉血栓形成;③下腔静脉阻塞综合征。

(三)腹膜疾病

1.腹膜炎

如渗出性结核性腹膜炎、急性胰腺炎并发腹膜炎、肺吸虫性腹膜炎、播散性红斑狼疮性腹炎、胆固醇性腹膜炎、肉芽肿性腹炎等。

2.腹膜肿瘤

腹膜的转移瘤、腹膜间皮瘤。

(四)肾疾病

(1)慢性肾炎肾病型。

(2)肾病综合征。

(五)营养障碍性腹水

低蛋白血症。

(六)其他原因

(1)乳糜性腹水。

(2)甲状腺功能减退症。

(3)梅格斯(Meigs)综合征。

二、机制

(一)细胞外液量增多导致组织间液增多

细胞外液量增多是水、钠潴留所致。水、钠潴留的基本机制是球-管失平衡导致的肾排钠和排水减少。这种水、钠潴留有原发和继发两大类。

1.原发性肾排钠、排水量减少

肾原发疾病使肾小球滤过量下降,而肾小管的重吸收不减少,使肾排钠、排水减少,导致水、钠潴留。

2.继发性肾排钠、排水量减少

(1)肾小球滤过钠水减少:任何原因使有效循环血量减少时可使肾血流量减少,肾小球滤过率下降。

(2)肾小管重吸收增多:①近曲小管重吸收钠水增多,当有效循环血量减少时利钠素的分泌减少;肾内物理因素的作用即肾小球滤过分数的增加。滤过分数=肾小球滤过率/肾血浆流量。当循环血量减少时,肾小球的滤过率不如肾血浆流量下降明显,因此肾小球的滤过分数增加。此时由于无蛋白滤液相对增多,流入肾小管周围毛细血管的血液中,血浆蛋白的浓度也就相对增高,而管周毛细血管的流体静压则下降,这两个因素都促进近曲小管对钠水的重吸收。②远曲小管和集合管重吸收钠水增加,有效血循环量下降,引起醛固酮的增加、抗利尿素增加致水、钠潴留。

(二)血管内外液体交换失衡导致组织间液增多

组织间液生成和回收的平衡,受血管内外诸因素的调控。这些因素之一的失常或两个以上同时或先后失常,就可使血管内外液体交换失衡,引起组织间液生成过多或回收过少,或两者兼有,结果都可导致组织间液过多积聚而形成腹水,这些调控因素有以下几种。

(1)毛细血管有效流体静压增高。

(2)有效胶体渗透压下降。有效胶体渗透压下降的原因有:①血浆蛋白浓度下降;②微血管壁的通透性增加,血浆蛋白外渗;③组织间液中蛋白积聚。

(3)淋巴液回流受阻及以上诸多因素使多出的液体积聚于组织间隙,形成水肿。

(三)不同疾病腹水形成的机制

1.心肾性腹水的形成机制

(1)心脏病变导致的水肿,为右心功能不全所引起。主要表现为大循环淤血、颈静脉怒张、肝大,甚至出现胸腔积液、腹水,静脉压增高,肝颈静脉回流征阳性,其特点为水肿首先出现于下垂部位,即先从足部开始,向上延及全身,压之可形成凹陷,称可凹性水肿。

(2)肾是机体排除水、钠的主要器官,当肾患病时,水、钠排出减少,乃至水、钠潴留而形成水肿,称为肾性水肿。引起肾性水肿的原因有:①肾小球滤过率降低,水、钠潴留;②全身毛细血管通透性改变,使体液进入组织间隙;③血浆白蛋白水平降低,导致血浆胶体渗透压降低;④有效血容量减少,致继发性醛固酮增多等。

2.肝硬化腹水

肝硬化腹水形成的机制较为复杂。腹水形成的主要因素有门静脉高压引起的循环动力学改变、淋巴循环障碍、低蛋白血症、继发性的肾功能障碍及醛固酮和抗利尿激素的增加。目前有三种学说可用来解释肝性腹水发生机制,即充盈不足学说、泛溢学说及周围动脉扩张学说。

(1)充盈不足学说:肝血液流出道受阻,门脉及肝窦压增高,导致的门脉系统及其引流的脏器血管床淤血。液体静压增加,加上低蛋白血症所致的胶体渗透压降低,肝内毛细血管液体交换平衡的 Starillg 力严重失衡,液体从肝窦漏入 Disse 间隙形成淋巴液。肝淋巴液从肝表面淋巴管及肠浆膜面漏出即形成腹水。腹水形成以后有效血容量减少,醛固酮增加,抗利尿素增加,致水、钠潴留。腹水形成在先,门脉高压、低蛋白血症、淋巴回流量增加为腹水形成的始动因素。水、钠潴留在后,是维持腹水持续发展的因素。

(2)泛溢学说:1969 年利伯曼(Lieberman)等发现,不论有无腹水,肝硬化患者血容量都高于非肝硬化者。该学说认为,肝硬化腹水形成之前就已有钠、水潴留,血容量扩张。淋巴液流量增加,"泛溢"于腹腔内。水、钠潴留是腹水形成的始动因素。导致水、钠潴留的始动因素为肝肾反射。随肝硬化形成,肝内压升高,肝内低压力感受器激活肾交感传出神经后,通过直接促进肾小管对钠的重吸收,增加肾素活性及降低肾血流量、肾小球滤过率等途径使肾对钠排泄障碍,结果导致钠潴留。

(3)周围动脉扩张学说:1988 年雪瑞尔(Shrier)等首先提出这一学说,认为肝硬化腹水形成前首先有周围动脉扩张,有效循环血量相对减少,激活缩血管物质,水、钠潴留系统和交感神经、RAAS、血管升压素(AVP),使肾血管收缩,水、钠潴留,最终形成腹水。周围动脉扩张是肝硬化水、钠潴留的始动因素,引起周围动脉扩张的因素在肝硬化腹水的形成中起中心作用。导致动脉扩张的因素有:①扩血管物质[一氧化氮、胰高血糖素、前列腺素、氨酪酸(GABA)、血管活性肽、胆酸、内毒素及组胺等]增加。②血管对内源性缩血管物质(去甲肾上腺素、血管紧张素-11 等)的敏感性减低。

3.腹膜疾病引起的腹水

腹膜的炎性渗出及恶性肿瘤的浸润所致。乳糜性腹水是胸导管阻塞所致,多见于丝虫病。

三、诊断

(一)病史

不同病因引起的腹水都具有各原发病的病史。如由心脏病引起的腹水,往往有劳力性呼吸困难、下肢水肿,夜间睡眠常取高枕位或半坐位,以往的就医史常能帮助诊断;由肝病引起的腹水,多有肝炎或慢性肝病史。

(二)体格检查

对腹水的体格检查除注意移动性浊音外,还要注意原发病的体征。由心脏疾病引起的腹水查体时可见有发绀、周围水肿、颈静脉怒张、心脏扩大、心前区震颤、肝脾大、心律失常、心瓣膜杂音等体征。肝疾病常表现为面色晦暗无光泽,皮肤巩膜黄染,面部、颈部或胸部可有蜘蛛痣或有肝掌,腹壁静脉曲张,肝脾大等体征。肾疾病引起的腹水可有面色苍白、周围水肿等体征。面色潮红、发热、腹部压痛,腹壁有柔韧感可考虑结核性腹膜炎。患者有消瘦、恶病质、淋巴结肿大或腹部有肿块(多为恶性肿瘤)。

(三)实验室检查

实验室检查常为发现病因的重要手段。肝功能受损、低蛋白血症可提示有肝硬化,大量蛋白尿,血尿素氮及肌酐升高提示肾功能受损,免疫学检查对肝肾疾病的诊断也有重要意义。通过腹腔穿刺液的检查可确定腹水的性质和鉴别腹水的原因。

1.物理检查

(1)外观:漏出液多为淡黄色,稀薄透明。渗出液可呈不同颜色或浑浊。不同病因的腹水可呈现不同的外观,如化脓性感染呈黄色脓性或脓血性;铜绿假单胞杆菌感染腹水呈绿色;黄疸时呈黄色;血性腹水见于急性结核性腹膜炎、恶性肿瘤;乳糜性腹水呈乳白色,可自凝,因为属非炎性产物故仍属漏出液。

(2)相对密度:漏出液相对密度多在 1.018 以下;渗出液相对密度多在 1.018 以上。

(3)凝块形成:渗出液内含有纤维蛋白原及组织、细胞破坏释放的凝血质,故易凝结成块或絮状物。

2.生化检查

(1)蛋白定性试验:漏出液为阴性;渗出液为阳性。蛋白定量为漏出液<0.25 g/L;渗出液>0.25 g/L。

(2)胰性腹水淀粉酶升高。

(3)细菌学及组织细胞学检查:腹水离心后涂片染色可查到细菌,抗酸染色可查到结核杆菌,必要时可进行细菌培养或动物接种。可在腹水中查瘤细胞,其对腹腔肿瘤的诊断非常必要,敏感度和特异性可达90%。

3.超声检查

超声检查不仅可显示少量的腹水,还可显示肝的大小,肝包膜的光滑度,肝内占位性病变,心脏的大小、结构,心脏流入道及流出道的情况,血流情况,肾的大小、形态、结构等。

4.心电图检查

心电图检查可发现心律(心率)的变化、心脏供血情况。

四、鉴别诊断

(一)肝疾病

1.暴发性肝衰竭

暴发性肝衰竭(FHF)系由多种原因引起的急性大量肝细胞坏死或肝细胞内细胞器功能障碍,在短时期内进展为肝性脑病的一种综合征,最初曾称为急性肝萎缩或急性重型肝炎,目前较为普遍地应用暴发性肝衰竭。

由病毒性肝炎引起的暴发性肝衰竭称为重型肝炎或急性重症肝炎,临床上分为:①急性型,在起病10 d内出现肝性脑病;②亚急性型,起病10 d或14 d至8周内出现肝性脑病;③慢性型,亦称慢性肝炎。亚急性重型肝炎是在慢性肝炎或肝硬化的基础上发生的亚急性重型肝炎。暴发性肝衰竭常见的病因有感染性肝炎、药物毒物代谢障碍等。

暴发性肝衰竭的诊断标准:①急性黄疸型肝炎起病10 d内迅速出现神经精神症状(肝性脑病11度以上症状)而排除其他原因者,患者肝浊音界进行性缩小,黄疸迅速加深,肝功能异常(特别是凝血酶原时间延长,凝血酶原活性低于0.40);②应重视昏迷前驱症状(行为反常、性格改变、意识障碍、精神异常)以便做出早期诊断,如果急性黄疸型肝炎患者有严重消化道症状(如食欲缺乏、频繁呕吐、腹胀或呃逆)、极度乏力,同时出现昏迷前驱症状,即应考虑本病,黄疸很轻或无黄疸但肝功能明显异常,又具有上述症状亦应考虑本病。

2.肝硬化

肝硬化是指各种原因作用于肝引起肝的弥漫性损害,使肝细胞变性坏死,残存的肝细胞形成再生结节,网状蛋白支撑结构塌陷,结缔组织增生形成纤维隔,最终导致原有的肝小叶结构破坏形成假小叶,临床有肝功能损坏、门脉高压形成等表现。引起肝硬化的病因很多,但肝硬化腹水的形成机制、临床表现及腹水的性质基本相似。

(1)肝硬化腹水的检测:肝硬化腹水是肝功能失代偿的重要表现。无并发症的腹水为漏出液,一般为黄色或黄绿色,大多清亮透明,相对密度1.014以下,蛋白含量20~25 g/L,白细胞数为$(0.02～0.1)\times10/L$,主要为上皮细胞,中性粒细胞<0.25,葡萄糖<1 400 mg/L,淀粉酶<71 U/L,乳酸脱氢酶(LDH)低于200 U/L,乳酸浓度低于330 mg/L(平均142 mg/L),pH

为 7.44＋0.06,血腹水 pH 梯度为 0.01＋0.06。肝硬化腹水常规生化指标常受一些因素影响而变化,非感染肝硬化腹水患者应用利尿药治疗时,随着腹水量的减少,不少患者腹水中白细胞计数增加,腹水蛋白浓度大于 25 g/L,腹水/血清蛋白比例、血清蛋白含量逐步增加。肝硬化早期腹水含量可升高,晚期则含量减少,门脉压力也影响腹水蛋白含量,门脉高压时腹水中蛋白增加。

(2)肝硬化腹水并发自发性细菌性腹膜炎(SBP)的诊断:SBP 是肝硬化的严重并发症,其腹水为渗出性,由于炎症发生在腹水的基础上,SBP 腹水有时可能表现为漏出性状或中间型腹水。

3.肝肿瘤

肝的肿瘤分为原发与继发,原发于肝的肿瘤又有恶性与良性之分。肝产生腹水的肿瘤主要是恶性肿瘤,原发于肝的恶性肿瘤绝大部分为原发性肝癌(PHC),其在中晚期可出现腹水多,为轻中度的张力性腹水,越晚期腹水越明显。腹水的发生为门脉高压引起或由恶性肿瘤种植于腹膜所致,后者腹水呈血性腹水,也是原发性肿瘤出血所致。肝硬化患者出现血性腹水有力提示原发性肝癌的存在。肿瘤侵袭门静脉或肝静脉再加上栓塞亦可导致腹水。

肝癌的诊断标准如下。

(1)病理诊断:①肝组织学检查证实为原发性肝癌;②肝外组织的组织学检查证实为肝细胞癌。

(2)临床诊断:①若无其他肝癌证据,AFP 对流免疫电泳法阳性或放射免疫法＞500(或400)μg/L 持续 4 周并能排除妊娠、活动性肝炎、生殖性胚胎源性肿瘤及转移性肝癌者。②影像学检查肝内有明确的实质性占位性病变,排除血管瘤和转移性癌并具有下列条件之一者。AFP＞200 μg/L;典型的原发性肝癌的影像学表现;无黄疸而 γ-GI-ALP 明显升高;其他器官有明确的转移病灶或有血性腹水或在腹水中找到癌细胞;明显的乙型病毒性肝炎血清学标记阳性的肝硬化。

(二)肝血管疾病

1.肝静脉阻塞综合征(BCS)

肝静脉和(或)肝段下腔静脉血栓或瘤栓、膜性狭窄或闭塞,出肝血流受阻致窦后性门脉高压,最终形成腹水。

(1)临床表现:肝静脉阻塞综合征的临床表现与阻塞的部位有关。肝静脉阻塞主要表现为腹痛、肝大压痛及腹水。下腔静脉阻塞者在肝静脉阻塞临床表现的基础上常伴有下肢水肿、下肢溃疡、色素沉着,甚至下肢静脉曲张等。对肝静脉阻塞综合征的诊断主要依靠临床表现和必要的辅助检查,急性肝静脉阻塞综合征大多数有腹痛、肝大压痛和腹水三联征。慢性病患者有肝大、体侧支循环形成和腹水三联征,上腹部静脉曲张极为多见,尤其是侧腹壁以外的前胸壁和腰背部浅静脉曲张更具有诊断意义。

(2)超声检查:腹部超声是肝静脉阻塞综合征的重要非创伤性检查。①实时超声,腹部 B 超可以对多数患者做出正确诊断,诊断符合率可达 94.4 ％,肝静脉阻塞时可呈现狭窄、扩张、扭曲、走行异常、静脉壁增厚等;②多普勒超声对肝静脉阻塞综合征有极其重要的诊断价值,可准确判断有无血流信号和血流方向,Bolon 等研究证实多普勒超声诊断肝静脉阻塞综合征的敏感性为 87.5 %。

(3)肝静脉和下腔静脉造影：明确肝静脉阻塞综合征病变部位的最重要方法，可经股静脉、下腔静脉插管或经肝静脉插管，也可通过腹腔动脉和肠系膜上动脉造影来明确诊断。

(4)CT 扫描检查：最具特征性的表现为肝静脉不显影（见于 75 %的患者），少部分患者为肝静脉扩张或充盈缺损。

(5)MRI：肝静脉阻塞综合征时 MRI 可显示肝内淤血，更重要的是可清晰显示肝静脉和下腔静脉的开放状态，甚至可以将血管内新鲜血栓、极化血栓和瘤栓区别开来。

(6)肝活检：通过腹腔镜或肝穿活组织检查可以发现肝组织有肝窦淤血、出血坏死等特征性改变，只要排除了心源性因素，一般都可做出明确诊断。

2.肝小静脉闭塞病（VOD）

肝小静脉闭塞病是由某种原因导致的肝内中央静脉和小叶下静脉的内皮肿胀或纤维化，从而引起管腔狭窄甚至闭塞。临床上患者出现急剧肝区疼痛、肝大压痛和腹水，少数患者发展为肝硬化门脉高压。

(1)发病原因：主要病因为吡咯双烷生物碱，即野百合碱中毒，某些植物如狗舌草或西门肺草草茶含有野百合碱；次要病因为药物中毒，如氨基甲酸乙酯（尿烷）、硫鸟嘌呤、长春新碱、阿糖胞苷、6-巯基嘌呤、硫唑嘌呤等。

(2)临床表现：肝小静脉闭塞病的临床表现非常近似肝静脉阻塞综合征。临床经过有急性期、亚急性期和慢性期。主要表现有静脉流出道梗阻而出现肝大、腹水和水肿。急性型可突然起病，上腹剧痛，腹胀，迅速出现腹水，肝大压痛；亚急性期可有持久性肝大，反复出现腹水；慢性期的表现同其他类型的肝硬化。

(3)诊断：肝小静脉闭塞病的诊断比较困难，如果临床症状典型应仔细寻找有关的病因，如服用相关的草药史，恶性肿瘤化疗史等。肝静脉和（或）下腔静脉造影对本病的诊断价值有限，肝小静脉闭塞病的诊断主要依赖肝活检，腹腔镜直视下活检最具有诊断意义。

3.门静脉血栓形成

门静脉血栓是导致肝外门静脉高压的主要疾病。门静脉血栓形成多继发于慢性肝病及腹腔的恶性肿瘤。临床上根据发病急缓可分为急性型和慢性型：急性型可有腹痛腹胀等症状，慢性型与门静脉高压症状相似。

(1)发病原因：最常见病因为慢性肝病、肝硬化、原发性肝癌、腹腔的恶性肿瘤及手术后（脾切除术后/静脉手术后）周围器官的炎症、脾静脉或肠系膜静脉血栓形成的蔓延、真性红细胞增多症、原发性小静脉硬化等。

(2)诊断：诊断依据为门静脉造影，多普勒超声对诊断也有帮助，部分患者经手术探查方能确诊。本病应与肝静脉阻塞及其他原因引起的上消化道出血、脾增大及脾功能亢进相鉴别。

4.下腔静脉阻塞综合征

因下腔静脉阻塞所导致的静脉血液回流受阻而出现的一系列的临床表现称为下腔静脉阻塞综合征。

(1)发病原因：①血栓形成多由股静脉和髂静脉内血栓蔓延而来，常继发于腹腔感染、产后、手术产伤等疾病；②肿瘤压迫或瘤栓；③下肢静脉先天性畸形，即静脉内隔膜形成。

（2）诊断依据：①患者有腹腔感染、肿瘤或手术史；②典型的临床症状和体征，下腹壁静脉曲张血流由下向上；③下肢静脉压比上肢静脉压显著升高；④下腔静脉造影和大隐静脉造影对诊断困难的病例有重要帮助，考虑本病时须除外心力衰竭、缩窄性心包炎、慢性肾炎、肝硬化及肝癌等。

（三）腹膜疾病

腹膜疾病可致腹水的病因主要是腹膜的炎症和腹膜的肿瘤。

1.腹膜的炎症

（1）渗出性结核性腹膜炎：结核性腹膜炎是由结核杆菌引起的慢性弥漫性腹膜感染。有报道称，1/3 以上的结核性腹膜炎并发腹水，称为渗出性结核性腹膜炎或腹水型结核性腹膜炎。多见于青少年或青壮年，女性多于男性。主要临床表现为发热、盗汗、食欲缺乏、腹痛、腹胀、有腹壁柔韧感或有肿块。渗出性结核性腹膜炎的诊断主要是依靠临床表现和腹水检查。

腹水检查：腹水为草黄色渗出液，静置后自然凝固，少数呈淡血性，偶见乳糜性。相对密度一般超过 1.016，蛋白含量在 30 g/L 以上，白细胞计数在 $0.5×10^9$/L 以上，以单核细胞为主，因低蛋白血症或在合并肝硬化时腹水的性质可接近漏出液，须结合临床全面分析，腺苷脱氨酶（ADA）明显增高，腹水涂片结核菌培养阳性率都很低，腹水动物接种阳性率可达 50 % 以上，PCR 检测可获得阳性结果。

结核性腹膜炎诊断参考标准：①青少年或青壮年患者，尤其是女性过去有结核病史，伴有其他器官结核病证据；②不明原因的发热达 2 周以上，伴倦怠、盗汗、腹胀、腹痛、腹泻等症状；③腹部检查有压痛，腹壁柔韧，腹水或肿块；④白细胞计数与分类在正常范围内或轻度增高，腹水为渗出性；⑤腹部 B 超发现腹内粘连腹水，不规则的液平或炎性包块；⑥腹部 X 线平片及胃肠道钡剂造影可发现散在钙斑、肠梗阻及肠粘连；⑦腹水动物接种可得阳性结果，腹水培养阳性率低；⑧腹腔镜检查可见渗出粘连粟粒状结节或其他结核病变，腹膜活检可证实诊断；⑨足量的抗结核药物治疗 2～4 周疗效明显。具备上述①～⑥项中之四项，如能除外腹腔内肿瘤或腹膜转移癌可诊断，具备⑦～⑨项中之一即可确诊。

结核性腹膜炎鉴别诊断：结核性腹膜炎以腹水为主要表现者，应与肝硬化、慢性肾炎，尤其应与肝硬化合并结核性腹膜炎相鉴别，腹水比较顽固者须与缩窄性心包炎、肝静脉阻塞综合征及慢性胰源性腹水鉴别，如为血性应与腹膜恶性肿瘤相鉴别。

（2）胰源性腹水：胰腺疾病在下列情况可发生腹水。急性胰腺炎尤其是出血坏死性胰腺炎常伴有少量腹水，系化学性炎症所致；慢性胰腺炎；胰腺癌；胰腺疾病伴有肝硬化。急性胰腺炎并发腹水常有急性胰腺炎的症状，腹水为自限性，随着胰腺炎的消退消失。

发病机制：胰源性腹水主要见于酒精所致的慢性胰腺炎，有报道称，2/3 的病因与酒精有关，其次为创伤。胰源性腹水的形成是胰管破裂，胰液漏入小网膜囊或游离于腹腔的后果。胰源性腹水通常澄清呈淡黄色，偶呈乳糜状或血性，腹水中淀粉酶几乎全部升高，一般可达数千单位，腹水中清蛋白浓度＞30 g/L，营养不良者腹水清，蛋白可不高，常伴低蛋白血症。

诊断：血清淀粉酶增高、腹水淀粉酶增高和腹水蛋白含量增加为本病的三联征，是诊断本病的重要依据，内镜逆行胰胆管造影（ERCP）可显示胰液从胰管漏入腹腔，既是诊断的重要手段，也为手术提供正确定位。

鉴别诊断：本病主要与肝硬化腹膜癌、胰腺癌等病相鉴别。

(3)肺吸虫病性腹膜炎：肺吸虫幼虫可侵入腹膜而引起渗出性腹膜炎。临床上可有腹痛腹水等症状，应注意与结核性腹膜炎相鉴别。鉴别要点有如下。①腹膜肺吸虫病患者均有相应的流行病学史；②肺吸虫病患者痰多呈铁锈色痰，内可发现肺吸虫卵；③肺 X 线检查可发现由多个圆形或椭圆形小空泡组成的囊状阴影；④腹膜炎症较急，常在数日内自愈。

(4)播散性系统性红斑狼疮并发腹膜炎：播散性系统性红斑狼疮(SLE)并发腹膜炎时可产生腹水，腹水呈浆液性渗出液量一般不多。

系统性红斑狼疮系全身性疾病，有典型的皮肤改变、关节炎、肾损害及特异的免疫学检查(抗核抗体、抗 ds-DNA、抗 Sm 抗体阳性)可帮助鉴别。

(5)胆固醇性腹膜炎：胆固醇性腹膜炎为一少见疾病，病因可能与结核有关。患者多数有较长的病史，积液长期积聚于腹腔未被吸收以致大量胆固醇结晶出现，与其他疾病的鉴别要点如下。①腹水呈黄色、淡黄色或褐色，浑浊，可见浮游发亮的结晶；②相对密度高，多在 1.020～2.300；③蛋白定性试验(Rala 试验)阳性；④镜下可见大量扁平长方形或菱形的胆固醇结晶体；⑤白细胞多在$(0.1～2.3)×10^9/L$；⑥普通细菌培养与结核菌培养均阴性；⑦血清胆固醇显著增高。

(6)肉芽肿性腹膜炎：本病主要由滑石粉和玉米淀粉污染腹膜引起，其他的病因有结节病、克罗恩病、寄生虫、真菌等，但均少见。滑石粉或淀粉用于润滑外科医生的双手，便于戴手套，如不慎未洗净，手术时可污染腹膜，以后发生异物反应形成肉芽肿性腹膜炎。腹膜充满小结节，粘连和腹水常在术后 2～9 周发病，发生率约为 0.15 %。表现为腹胀、腹痛、腹部触痛、发热、恶心和呕吐，有少量腹水，约有 25 %的患者发生肠梗阻，诊断主要依据有手术史，腹腔穿刺寻找含滑石粉或淀粉颗粒的吞噬细胞。

(7)糖衣肝：本病很少见，病因尚不十分清楚，一般认为是由毒力较弱的细菌引起的慢性浆膜结缔组织的慢性增生。本病的特点是由于严重的慢性肝周围炎，肝表面覆盖一层厚而发亮的坚韧的纤维膜，类似糖冻。本病多见于中年，早期可无症状，晚期出现重度腹水及类似肝硬化腹水期的体征。形成腹水的机制较复杂，可能与腹膜的慢性炎症、腹腔淋巴循环障碍、静脉高压及低蛋白血症有关。本病腹水顽固，但一般无恶病质、黄疸及上消化道出血，腹水一般为漏出液。诊断较困难，临床上有顽固性腹水，一般情况好，除外其他疾病的可能性，可考虑本病。确诊需腹腔镜检查或手术探查。

(8)嗜酸性粒细胞性腹膜炎：本病少见，病因尚不十分清楚，可能为嗜酸性粒细胞性胃肠炎的病变侵及浆膜所致。嗜酸性粒细胞性胃肠炎的病变主要为黏膜层及黏膜下层，有的可侵及浆膜下形成腹膜炎而出现腹水。病理表现为浆膜增厚、水肿，嗜酸性粒细胞、淋巴细胞和浆细胞浸润。临床表现除腹水外，症状及体征不明显，有自发性缓解与周期性发作的倾向。

诊断：①腹水为渗出性，腹水中有大量嗜酸性粒细胞；②血中嗜酸性粒细胞增多；③本病为自限性疾病，用肾上腺皮质激素治疗，病情可很快缓解，但易复发。

2.腹膜的肿瘤

(1)腹膜转移癌：腹膜转移癌常为腹腔脏器癌的晚期表现，可见于胃、肝、胰、卵巢等脏器的癌瘤。主要临床表现为原发癌的局部症状、腹水、弥漫性腹痛、恶病质与体重减轻。诊断要点为腹水生长迅速,多为血性,可为漏出液或渗出液或称中间型腹水;腹水中可找到癌细胞。

(2)腹膜间皮细胞瘤:原发性间皮细胞瘤起源于间皮的上皮细胞和间质细胞。本病少见,约 65 ％累及胸膜,25 ％累及腹膜。本病原因与长期接触石棉有关。

诊断要点:①有长期接触石棉的历史;②多见于 50 岁以上的男性;③临床上有腹痛、腹胀、腹部包块等症状;④50 ％的患者有石棉肺;⑤CT 检查示斑块状肿块及腹水;⑥腹水为血性,腹水中透明质酸水平＞120 mg/L;⑦确诊有赖于腹腔镜和活检,腹腔镜可见腹膜充满散在的结节和斑块。

(3)腹膜假黏液瘤:一种少见病,也称假黏液瘤性炎或假性积水。特点为腹膜被大量的胶样黏液所充填,形成假性腹水,是一种相对良性疾病。病因不十分清楚,首先来源于卵巢的液性囊腺瘤或囊腺癌,或阑尾黏液囊肿,卵巢的黏液性囊腺病 90 ％～95 ％为良性;其次来源于卵巢畸胎瘤、卵巢纤维瘤、子宫癌、脐尿管囊肿的腺癌、脐的黏液样脐肠系膜囊肿及胆总管癌。诊断要点为病程长,腹部逐渐胀大,但一般健康状况良好,与大量腹水不相称;抽出液为胶冻样,用组织化学方法检查为蛋白;腹腔镜检查或剖腹探查腹腔内充满透明的胶冻样均匀一致的浆液,或是大量黏液囊,像成簇的葡萄附着在腹膜上。

(四)肾疾病

慢性肾炎肾病型及肾病综合征可出现大量的腹水,腹水为漏出液。临床上有高度水肿,大量蛋白尿,低蛋白血症及高胆固醇血症等,一般诊断不难。

肾病综合征(NS)不是一个独立的疾病,而是多原因、多因素的临床综合征,其表现包括:①大量蛋白尿(成年人 24 h 尿蛋白定量＞3.5 g,儿童＞50 mg/d);②低蛋白血症(血清蛋白＜30 g/L,儿童＜25 g/L);③高脂血症,总胆固醇、游离胆固醇、三酰甘油(甘油三酯)、低密度脂蛋白、极低密度脂蛋白、磷脂等可一项增高或全部增高;④水肿可轻可重,一般较重,甚至浆膜腔积液;⑤脂肪尿,尿中出现游离脂肪,呈椭圆形脂肪小体、脂肪管型。①和②两项是必备条件,其余为参考条件,临床上称"三高一低"。

(五)营养障碍性疾病

各种原因引起的营养障碍可出现低蛋白血症及维生素 B 缺乏症,由此可产生腹水。目前营养摄入不足引起的低蛋白血症已不多见,多为胃肠道疾病引起的吸收不良,或由蛋白丢失性肠病等引起。腹水一般为漏出液,低蛋白症被纠正以后腹水消失。诊断并不困难,主要是应找出原发病。

(六)其他原因引起的腹水

1.乳糜腹水

乳糜在腹腔积聚称乳糜腹水。乳糜腹水的原因是腹腔肿大的淋巴结群压迫或阻塞了胸导管及乳糜池所致。发病原因有腹腔腹膜后肿瘤等压迫,腹部外伤损伤淋巴管,肝硬化、真性细胞增多症等导致的门脉血栓,小肠梗阻引起的淋巴管坏死、胰腺疾病、丝虫病、梅毒及其他肉芽肿性疾病,以及先天性淋巴管的异常。急性乳糜性腹膜炎少见,临床表现呈典型的急腹症表现。多数为慢性,一般无腹痛,主要表现为腹部逐渐增大及下腹不适,晚期可伴有皮肤损害、淋巴性水肿、阴囊渗出综合征等。乳糜腹水有特殊外观,诊断不难,对乳糜腹水的诊断主要是鉴别乳糜腹水的真假性乳糜液。乳糜腹水的鉴别诊断如下。

乳糜腹水的诊断:①外观呈乳白色;②相对密度＞1.012,呈碱性,静置后分三层,上层呈乳状,中间如水样,下层为白色沉淀;③乙醚试验阳性,苏丹Ⅲ脂肪染色呈阳性反应;④脂蛋白电泳可见宽而厚的乳糜微粒带;⑤红细胞及白细胞含量高;⑥腹水中三酰甘油增加,可形成乳糜腹水,腹水中三酰甘油＞2.2 mmol/L(200 mg/dl),有人认为此为真性乳糜腹水的可靠标准。

假性乳糜腹水的诊断:①外观浑浊或呈云雾状,相对密度＜1.012;②静置后不分层;③乙醚试验阴性;④蛋白质含量＞30 mmol/L;⑤苏丹Ⅲ染色无脂肪球。

2.腹膜脏器恶性淋巴瘤

腹膜脏器的恶性淋巴瘤若压迫门静脉及其分支可出现腹水,腹水为漏出液;肿瘤累及或压迫肠系膜静脉及淋巴道而产生腹水,下肢水肿及腹水可为乳糜性。本病的平均发病年龄较腹膜癌约早10年,多有不同程度的发热,呈不规则型或弛张型热,消瘦,表浅淋巴结肿大及腹腔肿块,临床诊断困难,误诊率很高,常被误诊为结核性腹膜炎。本病的确诊常需在腹水中发现肿瘤细胞或病理组织学检查。

3.甲状腺功能减症

各种原因引起的甲状腺功能减退症,糖胺聚糖的沉积可产生新液性水肿及浆膜腔积液而出现腹水。临床上可有表情淡漠、面色苍白、毛发脱落、皮肤干燥等症状。本病的诊断要点有:①上述临床表现;②T_3、T_4水平降低;③原发性甲状腺功能减退症TSH升高,下丘脑或垂体性TSH减低或正常,TSH、TRH兴奋试验有助于原发性、垂体性和下丘脑性甲减的鉴别,阳性为下丘脑性,阴性为垂体性。腹水常误诊为结核性腹膜炎,本病周围性水肿明显。应与肾病综合征鉴别,一般来说,诊断与鉴别诊断不难。

4.梅格斯综合征

本病具有盆腔肿瘤(绝大多数为卵巢纤维瘤)、腹水与胸腔积液三大特征,腹水常为渗出液,可误诊为结核性腹膜炎、腹膜癌等病,确诊为本病后手术治疗效果良好,因此具有重要鉴别诊断意义。腹水和胸腔积液患者做妇科检查、B超、CT等发现盆腔有肿瘤可考虑为本病。

五、腹水预防

卧床休息和低盐饮食,配合利尿药使用,后者使肾排出更多的水分,如腹水导致呼吸和进食困难可经腹壁穿刺放腹水(治疗性腹穿),无任何原因可继发腹水感染,特别是酒精性肝硬化患者,这种感染叫作特发性细菌腹膜炎,需用抗生素治疗。

第十一节 肝 大

正常成人肝上界在右锁骨中线第5肋间,下界在肋缘下一般不能触及或1 cm内触到,肝左叶下缘在剑突下3~5 cm,质地柔软,表面光滑,没有压痛。如超出上述标准,性质有改变且肝上界正常或升高,则提示肝大。检查时应注意有无内脏下垂、肺气肿、右侧胸腔积液所致的肝下移。

一、病因

1.感染性肝大

(1)细菌性与病毒性感染:如病毒性肝炎、细菌性肝脓肿、肝结核、慢性胆囊或胆管炎、急性梗阻性化脓性胆管炎、布鲁菌性肝病、钩端螺旋体病、回归热、伤寒、败血症、传染性单核细胞增多症、肝放线菌病等。

(2)寄生虫感染：血吸虫病、阿米巴脓肿、疟疾、肝棘球蚴病、华支睾吸虫病等。

2.非感染性肝大

(1)淤血性肝大：心包炎、右心衰竭、肝静脉或下腔静脉阻塞综合征等。

(2)胆汁淤积性肝大：各种原因引起的肝内淤胆或肝外胆管结石、炎症、肿瘤引起胆汁排泄障碍。

(3)中毒性肝大：如乙醇、四氯化碳、利福平、异烟肼等可引起中毒性肝炎，全身性感染，除病原体直接侵犯肝脏外，毒血症、营养不良、高热、缺氧等因素亦可引起肝大。

(4)代谢性肝大：如肝豆状核变性(Wilson 病)、血色病、脂肪肝、肝淀粉样变性、肝糖原累积病。

(5)肝硬化：各种病毒性(乙、丙型肝炎)、心源性和原发性胆汁性肝硬化等。

(6)血液病：多发性骨髓瘤、恶性组织细胞病、白血病、霍奇金病及真性红细胞增多症等。

(7)结缔组织病：系统性红斑狼疮、结节性多动脉炎等。

(8)肝囊肿与肝肿瘤：先天性多囊肝、肝海绵状血管瘤、原发性和继发性肝癌等。

二、诊断要点

1.病史

病史常可为肝大诊断提供有意义的线索，包括发病年龄、性别、职业、是否在寄生虫病疫区居住或工作、是否经常接触病毒性肝炎患者或病毒携带者、是否接受过输血或血制品注射、口腔疾病治疗史、既往饮酒史、手术史或长期服药史、有无肝脏疾病家族史等。

2.临床表现

(1)常见症状：①乏力、食欲缺乏、腹胀、恶心、体重减轻；②肝区或右季肋部疼痛可呈隐痛、钝痛或剧痛，表现为持续性、进行性加重或发作性绞痛；③皮肤巩膜黄染伴尿黄，常有程度不等的皮肤瘙痒；④牙龈出血、鼻出血或皮下出血点与瘀斑；⑤病初或病程中常伴有不同程度的发热。

(2)重要体征：对判明有无肝大、肝大性质及病因等有重要价值。

一般状态：消瘦、营养不良，可有肝病面容、肝掌、皮肤色素增加、下肢水肿、腹壁静脉曲张等。

黄疸：皮肤巩膜可呈金黄色(如急性病毒性或中毒性肝炎)、柠檬色(溶血性疾病)或黄绿色(见于胆汁淤积性疾病)。

肝大：应仔细检查肝大的程度、质地、压痛、肝表面和边缘、肝大的动态变化，以及脾大情况等。①大小。弥漫性肝大见于急慢性肝炎、脂肪肝、肝淤血，局限性肝大见于肝脓肿、肝肿瘤、肝囊肿。临床上常以轻度肿大、中度肿大或高度肿大来描述肝大的程度。②质地。一般将肝质地分为三级，即质软、质韧(中等硬度)和质硬。正常肝脏质地柔软，如触撅起口唇；急性肝炎、脂肪肝时肝质地稍韧；慢性肝炎及肝淤血质地中等硬度，如触鼻尖；肝硬化、肝癌质硬，如触前额。表浅肝囊肿、肝脓肿时可呈囊性感。③压痛。正常肝无触痛，肝大时可使肝包膜伸张或牵拉，或有炎症反应，则有压痛。轻压痛见于肝炎、肝淤血，肝脓肿常有局部显著压痛与叩击痛。④肝表面。肝质硬且表面不光滑，呈不均匀结节状，边缘厚薄不一，见于肝癌和肝硬化。

3.辅助检查

(1)实验室检查：

血液检查：白细胞增高见于肝脓肿，白细胞减少见于脾亢或病毒性感染，嗜酸粒细胞增高见于血吸虫病和肝棘球蚴病。

粪便检查：粪便中找到溶组织阿米巴滋养体，提示有阿米巴肝脓肿，大便虫卵检查对华支睾吸虫病、血吸虫病有诊断价值。

红细胞沉降率：肝脓肿、肝癌、肝结核、二期梅毒等红细胞沉降率可增快。

肝功能试验：试验种类繁多，缺乏特异性，结果正常亦不能排除肝病，故对肝功能试验应有正确估评。结合临床资料合理选择检查的指标且定期复查，将有助于诊断。

十二指肠引流：胆汁中可发现寄生虫卵（梨形鞭毛虫、华支睾吸虫）和溶组织内阿米巴滋养体，细菌培养阳性可诊断胆道感染。

免疫学检查：①乙型肝炎标记检查；②甲胎蛋白（AFP）检查；③Widal 试验阳性有助于伤寒的诊断；④皮内和补体结合试验对布氏杆菌病、血吸虫病、肝棘球蚴病和华支睾吸虫病有诊断意义。

(2)X 线检查：肝肿瘤、脓肿或囊肿常有局限性肝大或右隔局限性隆起，食管吞钡有助于发现食管静脉曲张，胃肠钡餐检查可发现胰头癌或壶腹癌。

(3)超声波与 CT 检查：可对肝癌、肝囊肿、肝脓肿做出定位、定性诊断，对肝硬化亦有重要辅助诊断价值。

(4)腹部血管造影：诊断价值同上。

(5)肝穿刺活体组织检查：对难以确诊的黄疸性肝炎、酒精性或药物性肝炎、代谢性疾病、脂肪肝、肝硬化、肝肿瘤等均可通过此法确诊。

(6)腹腔镜：腹腔镜检查及直视下肝脏穿刺组织活检对诊断原因不明的肝大、原发性和转移性肝癌、慢性肝炎、肝硬化等均有重要价值，对肝内外梗阻性黄疸的鉴别亦有一定的帮助。

第十二节　腹部肿块

腹部肿块是指在腹部检查时可触及的异常包块。常见的原因有脏器肿大、空腔脏器膨胀、组织增生、炎症粘连及良恶性肿瘤等。

一、病因及分类

(一)右上腹部肿块

1.肝增大

如肝炎、肝肿瘤、肝囊肿等。

2.胆囊肿大

如急性胆囊炎、胆囊积水、胆囊积血、淤胆性胆囊肿大、先天性胆总管囊肿、原发性胆囊癌、胆囊扭转等。

3.右曲部结肠癌

(二)中上腹部肿块

1.胃部肿块

如溃疡病、胃癌及胃部其他良恶性肿瘤、胃黏膜脱垂、胃石症等。

2.胰腺肿块

如急性胰腺炎、胰腺囊肿、胰腺囊性腺瘤、胰腺癌等。

3.肝左叶肿大

4.肠系膜与网膜肿块

如肠系膜淋巴结核、肠系膜囊肿等。

5.小肠肿瘤

如小肠恶性淋巴瘤、小肠癌、其他少见的小肠肿瘤。

6.腹主动脉瘤

(三)左上腹部肿块

1.脾大

肝硬化、游走脾、副脾等。

2.胰腺肿瘤与胰腺囊肿

3.脾曲部结肠癌

(四)左右腰部肿块

1.肾疾病引起的肿块

如肾下垂与游走肾、先天性肾囊肿、肾积水、肾积脓、蹄铁形肾、肾包虫囊肿、肾肿瘤等。

2.嗜铬细胞瘤及肾上腺其他肿瘤

3.原发性腹膜后肿瘤

(五)右下腹部肿块

1.阑尾疾病

如阑尾周围脓肿、阑尾类癌、阑尾部液囊肿等。

2.回盲部肿块

多见于回盲部结核、克罗恩病、盲肠癌、回盲部阿米巴肉芽肿、回盲部放线菌病。

3.大网膜扭转

4.右侧卵巢肿瘤

(六)中下腹部肿块

可见于膀胱肿瘤、膀胱憩室、子宫肿瘤。

(七)左下腹部肿块

可见于溃疡性结肠炎、直肠及乙状结肠癌、直肠及乙状结肠血吸虫病性肉芽肿、左侧卵巢囊肿等。

(八)广泛性与不定位性肿块

常见的病因有结核性腹膜炎、腹型肺吸虫病、腹部包虫囊肿、腹膜转移癌、肠套叠、蛔虫性肠梗阻、肠扭转等。

二、发病机制

(一)脏器肿大

腹腔实质性脏器常因为炎症或脏器肿瘤组织增生而使脏器肿大。循环障碍,如慢性充血性心力衰竭或缩窄性心包炎时,肝可因淤血而肿大。肾可因输尿管堵塞、狭窄或受压而流不畅致肾积水使肾肿大。各种原因引起的门静脉高压致使脾静脉血流受阻而引起脾大。也可由脏器的扭转或异位形成。

(二)空腔脏器膨胀

空腔脏器常可因炎症、肿物或脏器扭转而引起梗阻。梗阻以后腔内积液积气引起脏器膨胀,如幽门梗阻时可在上腹部见到胃的膨胀,肠梗阻可在梗阻的上段见到肠型,下尿路梗阻使膀胱积尿致膀胱膨胀,胆管阻塞胆汁排泄不畅使胆囊肿大。

(三)腹腔的炎症

腹腔脏器或组织发生炎症时,如果形成脓肿就可出现炎性包块。如肝脓肿、肾周围脓肿、阑尾周围脓肿。腹腔的炎症可使脏器与脏器、组织之间相互粘连形成包块。最常见的是结核性腹膜炎。

(四)腹腔肿物

腹腔脏器的良恶性肿瘤,由于组织的不正常的增生常在所在部位形成包块,如胃癌、胰腺癌常在上腹部见到肿块。肿物压迫邻近脏器,如胰腺癌压迫胆总管引起胆囊肿大。腹腔的良性肿物多见于囊肿。可为先天性或继发于炎症。一般生长速度缓慢,但体积可以很大。

三、诊断

(一)病史

详细了解病史对腹部疾病的诊断有重要意义。肿块的生长速度、伴随症状都可以给诊断提供一定的线索。胃癌在病史中常有进行性的食欲缺乏、贫血、消瘦。胆囊肿大,伴有进行性的黄疸而无腹痛常提示有胰头癌。胆囊肿大,间歇性黄疸伴有发作性右上腹痛及发热多见于胆石症。肝大,如病史中有慢性心力衰竭可能为肝淤血。炎性肿块常有发热及相应部位的疼痛史。病史长,肿块生长速度缓慢,不伴有其他症状,多提示为良性肿块。

(二)体格检查

腹部肿块主要依靠触诊检查。触诊应注意肿块的位置、大小、形态、硬度、有无压痛及移动度,借此来鉴别肿块的来源和性质。

1.腹部肿块的位置

确定肿块的位置可了解肿块的来源。某个部位的肿块多来源于该部位的脏器,如右上腹的肿块多来源于肝、胆囊或肝曲结肠。带蒂包块或肠系膜、大网膜的包块位置多变。肠管分布区的较大包块,如果伴有梗阻,肿块可能为该段肠管内肿物;如果不伴有梗阻,多来源于肠系膜、大网膜或腹膜后脏器。多发而散在者常见于肠系膜淋巴结核、腹膜结核或腹腔转移癌。

2.肿块的大小

在脐周围触到较小的肿块可能为肿大的肠系膜淋巴结。巨大的肿块多发生于肝、脾、胰腺、肾、卵巢及子宫等脏器,以囊肿多见。如包块大小变异不定,甚至可消失,可能为充气的肠曲引起。

3.肿块的形态

圆形、表面光滑的包块,以囊肿为多。形态不规则,表面不光滑、质地坚硬多为恶性肿瘤、炎性肿物或结核包块。索状或管状肿物,短时间内形态多变者可能为蛔虫团或肠套叠。右上腹触到卵圆形肿物,光滑可能为胆囊或肾。肿大的脾可以触到脾切迹。

4.肿块的硬度和质地

肿块如果质地硬多见于肿瘤、炎性或结核性肿块,如胃癌、肝癌及结核性腹膜炎形成的包块。肿块若为囊性,肿物质地柔软,多见于囊肿。

5.压痛

炎性肿块有明显压痛。如位于右下腹的包块压痛明显,多为阑尾周围脓肿。肝大有明显压痛可能为肝脓肿。

6.移动度

如果包块随呼吸上下移动,可能为肝、脾、肾、胃或这些脏器的肿物。胆囊、横结肠的肿物也可随呼吸上下移动。包块能用手推动者,可能来自胃、肠或肠系膜。移动范围广、距离大的肿物多为带蒂的肿物,如游走脾、游走肾等。凡腹膜的肿瘤及局部的炎性肿块一般不移动。

(三)实验室检查

实验室检查对腹腔肿块的诊断有重要意义。如果肿块明显压痛,白细胞升高,多为炎性肿块。巨大脾伴有白细胞显著增高达数万至数十万,并有幼稚细胞,提示为慢性粒细胞性白血病,骨髓细胞学检查可明确诊断。上腹部肿块,如果大便隐血试验持续阳性,肿块可能为胃癌。肝大,常伴有肝功能异常。肝大伴甲胎蛋白升高,提示为原发性肝癌。如果伴有腹水,腹水常规检查可鉴别腹水为渗出液还是漏出液。肝大伴有漏出性腹水,可能为肝硬化或循环障碍引起的肝淤血。可根据腹水的白细胞鉴别化脓性感染和结核感染。血性腹水多提示为恶性肿瘤。如果在腹水中发现了癌细胞,说明癌肿已发生转移。对肿块穿刺抽取活组织,进行组织学检查,常可明确肿块的性质。

(四)影像学及内镜检查

为了查清腹腔肿块的确切部位和所在脏器,以及肿块的性质,有必要选择适当影像学及内镜检查,以便为外科手术治疗制定方案提供可靠的依据。常用的检查方法有X线造影、B型超声、CT、磁共振、内镜等。

消化道的肿物可行钡剂造影检查。B型超声、CT、磁共振适用于实质性脏器的检查,以了解脏器内的占位性病变,也是诊断膀胱、子宫肿物的重要手段。胃肠道的肿物最好的检查方法是用胃镜和肠镜。腹腔的肿物可用腹腔镜检查。在行内镜检查时应取活组织进行组织学检查,以便确定肿物的性质。对上述检查方法的选择,应选择既经济又准确的手段。应避免重复检查。

四、鉴别诊断

(一)腹壁肿块

在腹部发现肿物时应首先确定是腹壁肿物还是腹腔肿物。腹壁肿物如脂肪瘤、皮下脂肪结节、腹壁脓肿、脐囊肿等,位置较表浅且可随腹壁移动,当患者坐位或收紧腹肌时,肿物更显著,腹肌松弛时肿物即不明显。检查时令患者仰卧位起坐,如肿块仍然清楚、可触及,为腹壁肿物;如系腹腔内包块往往不能触及。

(二)右上腹部肿块

1.肝大

2.胆囊大

(1)急性胆囊炎:约 1/3 的患者可触及肿大的胆囊,本病诊断并不困难。患者常有发热寒战、恶心、呕吐、腹胀及右上腹剧痛、腹痛剧烈间歇性加剧,可向右肩部放射。右上腹可有压痛及肌紧张,墨菲征阳性,部分患者有黄疸。根据上述症状和体征可做出诊断。

(2)胆囊积水:由一种慢性化学性炎症引起。因胆囊管阻塞,胆汁滞留于胆囊内,胆色素被吸收而引起化学性刺激发生慢性炎症。腹部检查可触及肿大的胆囊有轻度压痛或无压痛,临床诊断较困难。B 型超声 CT 检查可协助诊断,本病确诊依靠手术探查。

(3)淤胆性胆囊肿大:肝外胆道梗阻所致的淤胆性胆囊肿大,可见于壶腹癌及胰腺癌。常有典型的梗阻性黄疸的临床表现,如皮肤巩膜黄染、皮肤瘙痒、陶土样便,直接胆红素增高,B 型超声、CT 检查可辅助诊断。如系胰头癌,X 线钡剂造影可见十二指肠环扩大。

(4)先天性胆总管囊肿:本病又称胆总管囊性扩张,胰胆管合流异常综合征,多属先天性发育畸形,是一种少见疾病。患者多为女性青少年与儿童。如果在右上腹发现较固定的不随呼吸运动的囊性肿物,临床上有右上腹钝痛或无疼痛,间断发热及黄疸。X 线检查对本病的诊断有较大的意义。X 线腹部平片可见右上腹致密肿块影。钡剂造影显示,胃向左前方移位,十二指肠向左前下方移位,十二指肠环增大,结肠肝曲向下移位。胆囊造影多不显影。内镜逆行胰胆管造型术对本病诊断价值很大。B 型超声和 CT 检查可显示肿物呈囊性,明确提示肿物位置和大小一般能确诊,部分患者需在手术探查时确诊。

(5)胆囊癌:胆囊的肿瘤,多见于 50 岁以上的中老年女性,临床上可有右上腹痛、黄疸,进行性食欲缺乏消瘦。多并发于胆囊结石症。常被胆石症症状掩盖,借助胆囊造影、B 型超声、CT、MRI、选择性腹腔动脉造影可提示诊断。有时确诊须手术探查。

(6)胆囊扭转:发病急剧,突然右上腹持续性剧烈绞痛。向右侧后肿及背部放射,短时内可在右上腹触及肿大的胆囊,表面光滑,明显压痛,右上腹肌紧张。肿大的胆囊可随呼吸移动。若无胆石症病史,发病初期无发热、白细胞不高,临床上与急性胆囊炎、胆石症鉴别困难。常须紧急手术探查方能明确诊断。

3.肝区结肠癌

本病常有右上腹部不适感或疼痛,可有血便及不完全性肠梗阻,有时可在右上腹部触到条状肿块,质地硬,钡剂灌肠造影与结肠镜检查有助于确定诊断。

(三)中上腹部肿块

中上腹部肿块常见于胃部疾病、胰腺肿物、肝左叶增大、肠系膜肿物、小肠肿物等。

1.胃部的肿块

(1)溃疡病:一般单纯的胃十二指肠溃疡不会出现上腹部肿块,常见于溃疡病并发慢性穿透性溃疡或者幽门梗阻。在出现这些并发症之前可有典型的溃疡病病史,如慢性发病、周期性发作、疼痛的节律性及泛酸、胃灼热等,发生慢性穿透性溃疡以后疼痛的节律性消失,疼痛向背部放射。常规治疗无效,常因与周围组织粘连在上腹部形成包块。包块边界不清,有压痛,X

线钡剂造影、胃镜检查可助诊断。部分患者须经手术探查。溃疡病并发幽门梗阻时,在中上腹部可触及有压痛的肿块。患者常伴顽固性恶心呕吐,呕吐物含有宿食。上腹部可见胃型及胃逆蠕动波,胃部有振水音。根据临床表现诊断一般不难。

(2)胃癌:胃癌患者上腹部出现肿块时已属中晚期。临床上常有进行性的食欲缺乏,消瘦或贫血,大便隐血试验持续阳性。上腹部肿块界线不清、不规则质硬、压痛不明显、可以移动。有时可在左锁骨上窝触及肿大的淋巴结,X线钡剂造影、胃镜检查可确诊。

(3)胃黏膜脱垂症:有时可在幽门区触到柔韧的包块。临床上出现以下情况要考虑到胃脱垂的可能性。①不规则的上腹痛右侧卧位时疼痛加重;②不明原因的上消化道出血;③没有溃疡病病史而发生幽门梗阻。确诊有赖于X线钡餐造影。典型的影像呈张伞状幽门管增宽。胃镜下可见到胃黏膜进入十二指肠或由十二指肠脱出。由十二指肠脱出的黏膜常有充血水肿或有出血。

(4)胃部的其他肿瘤:胃肉瘤、胃平滑肌肉瘤乃胃霍奇金病,均较少见。X线钡剂造影对鉴别诊断也有困难。常在手术中做冷冻切片方能确诊。

(5)胃石症:胃石症常见的有胃柿石、胃毛发石。柿石多见于男性,毛发石多见于女性。病史中有吃柿子、发毛瘦肉史。症状有上腹胀满,疼痛恶心、呕吐等。上腹部可触及能移动的肿物,X线检查发现可移动的阴影或胃镜检查发现结石便可确诊。

2.胰腺的肿块

胰腺的肿块见于胰腺的炎症、囊肿及胰腺囊腺瘤等。

(1)胰腺炎:少数急性胰腺炎患者,有时在左上腹部或脐部可触及边缘不清、有明显压痛的肿块,肿块可能由胰腺肿大、局限性腹膜炎引起。胰腺脓肿或囊肿所致一般都有急性胰腺炎的病史,如发热、剧烈的上腹痛恶心、呕吐等症状。上腹可有压痛及反跳痛、尿淀粉酶升高有助于诊断。

(2)胰腺囊肿:胰腺囊肿可分为真性囊肿和假性囊肿。真性囊肿临床上少见,多数体积小又位于腹膜后,一般无特殊临床表现。假性囊肿临床上较多见,约75%的患者继发于急性或慢性胰腺炎,20%发生在外伤以后,其余是其他原因所致。在临床上有以下情况者应考虑胰腺假性囊肿的可能。①急性胰腺炎或胰腺外伤后,上腹出现囊性肿块并逐渐增大。②伴有上腹痛或不适感,餐后腹胀恶心、呕吐、食欲缺乏等消化不良症状或有血糖、尿糖增高。③X线钡剂造影可见胃、十二指肠或横结肠有受压推移,表现位于胰头的囊肿可使十二指肠环扩大。X线腹部平片有时可见到囊壁有钙化。静脉肾盂造影可显示左肾向下移位,左侧横膈抬高。④B型超声、CT、MRI检查发现腹腔有囊性肿物,如能除外其他脏器的囊肿如肝囊肿多囊肾、肠系膜囊肿、卵巢囊肿等,便可做出诊断,如有血、尿淀粉酶的增高更支持诊断。

(3)胰腺癌:40岁以上的患者,临床上出现顽固性的上腹胀、上腹痛及进行性的体重减轻或有脂肪泻,应注意胰腺癌的可能性。由于胰腺本身解剖位置较深,同时胰腺和肝、胆的关系密切,很多肝胆和胰腺疾病的症状相似,鉴别诊断比较复杂,因此胰腺癌的早期诊断十分困难。如果上腹部肿块可疑为胰腺癌,可做以下检查帮助诊断。①钡剂造影可有十二指肠环增宽,十二指肠降部胰腺侧呈"倒3征",胃和十二指肠横部多被推向前方,横结肠向下方移位。②选择性动脉造影,胰腺内部或邻近血管被肿瘤包裹而显影不良、血管移位受压等。癌肿内血管显影内镜逆行胰胆管造影(ERCP)可显示胰腺管狭窄扭曲或梗阻。④十二指肠镜下观察壶腹的情况有无肿瘤存在,可收集胰液行细胞学检查。⑤B型超声、CT、检查可显示胰腺内占位性病变的位置、大小性质、胰腺的外形变化,胆总管和胰管有无扩张等是诊断胰腺肿块的重要手段。⑥胰腺穿刺行活体组织检查,经皮胰腺穿刺或通过胃镜行胰腺穿刺吸取活组织做病理学检查具有确诊意义。⑦对诊断十分困难者可开腹探查。

3.肝左叶肿块

肝左叶肿块可见于左叶肝癌、阿米巴肝脓肿、肝囊肿。一般行 B 型超声检查,CT 或 MRI 检查可做出诊断。

4.肠系膜与网膜肿块

(1)肠系膜淋巴结结核:常为腹膜结核的一部分,多见于儿童与青少年,肿大的肠系膜淋巴结互相粘连成较大的四块,边缘不齐,位置较深,中等硬度,急性期可伴有脐周剧烈腹痛、发热等。慢性期,X 线腹部平片可见钙化现象,临床上如能除外肿瘤,可行抗结核诊断性治疗。如疗效不佳,宜做手术探查明确诊断。

(2)肠系膜囊肿及大网膜囊肿:多见于女性,肿物表面光滑,有囊性感,有一定的移动性。无压痛。钡剂造影及泌尿系造影可除外肠管内及肾脏病变,还可发现肠管受压现象。B 型超声、CT 或 MRI 往往可提示囊性肿物,但肿物的确切来源须手术探查方能确诊。

5.小肠的肿瘤

小肠肿瘤较肠道其他部位肿瘤少见,2/3 为恶性肿瘤,恶性肿瘤以肉瘤最多,小肠癌甚少。患者有以下情况之一或多项者,应考虑有小肠恶性肿瘤的可能性:①短期内体重明显减轻,乏力,经常腹痛或无明确原因的柏油样便;②慢性腹泻、发热伴急性或慢性肠梗阻;③腹部肿块;④X线造影或内镜检查能除外胃及结肠病变。如果临床征象可疑,大便隐血阳性,应做小肠系统检查以协助诊断。

6.腹主动脉瘤

肿块多位于上腹部,有膨胀性搏动,不随呼吸移动,有压痛,消瘦的患者可触到震颤,可听到滚筒样杂音。常有动脉硬化、梅毒及外伤史,由梅毒所致者,梅毒血清反应阳性,X 线平片可有椎体受浸,但椎间盘正常。多普勒超声、CT、ECT、MRI 等检查可提供诊断。

(四)左上腹部肿块

1.脾大

2.游走脾

脾离开其解剖位置而游离到其他部位时称为游走脾或游动脾。产生脾游走的原因是脾大及脾蒂与韧带松弛。可因腹壁松弛或腹外伤而诱发,好发于中年妇女,尤其是多次妊娠的经产妇或内脏下垂患者。游走脾一般不产生临床症状,如果压迫或牵引附近器官可产生相应症状。如胃被牵引可出现腹痛、恶心、呕吐、嗳气等症状。如游走至盆腔压迫膀胱,可出现排尿困难;压迫直肠可出现里急后重等症状。主要诊断依据是:①腹腔内触及表面光滑有弹性的肿物,肿物有切迹,能活动,无压痛;②叩诊脾区浊音界消失;③B 型超声脾区无脾而在其他部位发现声影与脾相似有切迹的肿物可提示诊断。X 线气腹造影也可提示诊断。

3.胰腺的肿瘤与胰腺囊肿

4.脾曲结肠癌

脾曲结肠癌有时可因癌组织增生并向周围浸润,在左上腹可触及肿块,肿块硬,不光滑,可以活动。常伴肠梗阻用便紊乱、便血等钡剂灌肠及肠镜检查可明确诊断。

(五)左、右腰腹部肿块

1.肾下垂与游走肾

健康人的肾在腹腔内一般不能触到,当有肾下垂或有游走肾时则可触及肾,肾下垂与肾多发生于 20～40 岁的瘦长型的女性。多见于右侧,但也可见于双侧。临床上多无,如有症状一般为腰酸、腰痛、血尿等,身体瘦弱的患者可触及位置较低的肾下极,呈圆钝形,质实而有弹性,表面光滑,当被触及时患者有恶心或不适感。肾移位可分为三级:第 1 级仅能触到肾下极或肾体的一半,第 2 级能触到整个肾,第 3 级肾可越过脊柱线游走至对侧腹腔。先天性肾异位较固定,不能被推回肾窝内。B 型超声与静脉肾盂造影有助于肾下垂与游走肾的诊断。

2.巨大肾积水

一般将内容 1 000 mL 以上的肾积水称为巨大肾积水。常见的病因有先天性肾盂、输尿管连接部狭窄,肿瘤或结石等。主要症状有腹痛、腰痛血尿等。腰腹部可触及囊性肿块。主要诊断依据有:①腰腹部一侧性逐渐胀大的囊性肿块,肿块光滑,无压痛;②大量排尿后肿块可迅速缩小,尿量减少时肿块可增大;③肿块向外伸延至棘肌外缘有波动感;④尿检查无明显异常;⑤B 型超声、CT 检查一般可提供诊断;⑥静脉肾盂造影患侧不显影,健侧显正常,逆行输尿管造影显示患侧输尿管向对侧移位,输尿管上端有梗阻;⑦经腰部穿刺做肾盂造影是最可靠的诊断方式,可以明确肾积水的原因和部位,为制定手术治疗方案提供依据。巨大肾盂积水须与卵巢囊肿、肠系膜囊肿、胰腺囊肿、肾囊肿、多囊肾及肾上腺囊肿相鉴别。

3.肾盂积脓

肾盂积脓由肾盂积水继发化脓性细菌感染而引起。患者可有恶寒或寒战、高热、肾区压痛与叩击痛,血中白细胞增多,中性粒细胞核左移。可排脓尿或菌尿,尿培养常有大肠埃希菌生长。

4.先天性多囊肾

先天性多囊肾有婴儿型与成人型,婴儿型病情严重,患儿多于 2 岁内死亡;成人型病情较轻,起病缓慢,多在成年以后才发病。多为双侧,一侧比较明显;如为单侧,以左侧多见。多囊肾可以很大,可为正常肾的 5～6 倍,形态近似球形。早期患者可无症状或仅有腰痛或腰部不适感。随着囊肿的增大,腰痛逐渐加剧,从一侧发作性疼痛转为持续性双侧痛。中期可出现头痛、呕吐、血尿、蛋白尿、管型尿、高血压等症状。晚期可出现尿毒症。主要诊断依据:①双肾区触及结节状的球形肿块质韧、无明显波动感;②单侧肾增大伴有肾功能减退者;③肾区肿块伴有血尿或高血压者;④B 型超声、CT 及肾盂造影对本病的诊断有重要价值。本病须与单纯性肾囊肿及肾包虫性囊肿相鉴别,肾囊肿一般无肾功能损伤。肾包虫性囊肿常伴有其他脏器的包虫病血中嗜酸性粒细胞增多。包虫抗原皮内试验阳性,间接血凝试验阳性。

5.肾的肿瘤

肾良性肿瘤少见。肾癌是最常见的肾肿瘤,约占肾肿瘤的 75 ％,多见于男性,好发于盂癌男性多见,血尿为其主要症状。肾胚胎瘤是婴幼儿常见的恶性肿瘤之一。□□□□床少见生长迅速,可在短期内形成巨大肿块。肾的恶性肿瘤肿物多位于腰部或可被□□□部呈肾形,可随呼吸移动。诊断依靠膀胱镜检查及肾盂造影。膀胱镜检查发现患侧输□□管口喷血提示肾盂癌,肾盂造影显示充盈缺损及肾盂肾盏变形。B型超声、CT、MRI 检查对诊断也有很大帮助。

6.原发性腹膜后肿瘤

原发性腹膜后肿瘤系发生在腹膜后间隙的肿瘤,肿瘤可来源于脂肪组织、结缔组织、筋膜肌肉、血管、神经及淋巴组织肿瘤或良性或恶性,男性多发。患者早期常无症状,直至肿瘤生长到相当大时方出现症状。一般恶性肿瘤全身情况较差,肿瘤生长快,肿块不规则、质硬。良性肿瘤全身状况良好,肿瘤生长慢,表面光滑或呈囊性。常见的临床症状有腹胀腹痛。增大至一定程度时,邻近的器官和脏器受压可出现相应的症状。诊断方法:①胃肠钡剂造影钡剂灌肠可发现胃肠受压现象;②肾盂造影可除外肾疾患;③腹膜后充气造影对诊断腹膜后肿瘤有重要价值;④B型超声、CT、MRI对诊断也有很大的帮助。

(六)右下腹肿块

右下腹的肿块常见的有炎性肿块、回盲部的结核与肿瘤、女性的附件肿物等。

1.阑尾周围脓肿

阑尾周围脓肿是急性阑尾炎的主要并发症,急性阑尾炎治疗不及时可发生穿孔,在穿孔前阑尾已被大网膜及肠段所包裹,穿孔后化脓性感染局限于阑尾周围,形成阑尾周围脓肿。诊断:①典型的病史如右下腹痛、恶寒或寒战、发热、白细胞增高等;②肿块于病后2~3 d出现,为圆形,边缘不规则,明显压痛,局部有肌紧张;③直肠指检可触及脓肿壁。一般不需特殊检查便可确诊。

2.回盲部的结核

增殖型肠结核常在回盲部或升结肠形成肿块。患者多为青壮年,女性多于男性,病程发展缓慢,常见的症状有腹胀、腹痛、腹泻或腹泻与便秘交替出现,可有低热、盗汗等症状。右下腹可触及肿块,肿块质地中等硬度、表面不光滑。继续发展可出现不完全性肠梗阻。主要诊断依据:①临床上有结核病史,出现右下腹痛、腹泻,或腹泻与便秘交替出现,或有不明原因的肠梗阻;②钡剂造影或钡剂灌肠见回盲部有充盈缺损影像;③结肠镜检查取病理活检可确诊;④诊断困难者可给抗结核药物做试验性治疗。

3.克罗恩病

克罗恩病又称局限性肠炎节段性肠炎、肉芽肿性小肠结肠炎。本病和溃疡性结肠炎统称为炎症性肠病。

(1)临床表现:主要临床特点为腹痛、腹泻、腹部肿块和肠梗阻。可伴有发热、营养障碍等表现。发病年龄多在15~40岁,男性多于女性。

(2)诊断:青壮年患者有上述临床特点;经X线造影或结肠镜检查发现病变主要在回肠末端,与邻近右侧结肠或呈节段性改变者应考虑本病;组织学检查发现有非干酪样肉芽肿组织,能排除其他有关疾病可做出本病的诊断。根据世界卫生组织提出的临床病理概念,日本于1976年制定的诊断标准如下:①非连续性或区域性病变;②病变黏膜呈铺路石样或纵行溃疡;

③全层性炎症性病变,伴有肿块或狭窄;④结节样非干酪性肉芽肿;⑤裂沟或瘘管;⑥肛门病变有难治性溃疡,非典型肛瘘或肛裂。具有上述①、②、③者为疑诊,再加上④、⑤或⑥之一可以确诊。有①、②、③中两项,加上④也可确诊。

(3)鉴别诊断:本病须与溃疡性结肠炎肠结核、右侧结肠癌相鉴别。

4.盲肠癌

右下腹肿块是盲肠癌最常见的体征,有以下的临床特点:①发病年龄在50岁以上;②双侧性。肿块表面不光滑或呈结节状,可伴有不同程度的下腹痛与腹胀,子宫出血、月经紊乱、腹水等症状。

良性与恶性卵巢肿瘤的鉴别要点为:①良性肿瘤病程长,下腹部的肿块逐渐增大,恶性肿瘤病程短,肿块生长迅速;②良性肿瘤早期一般无症状,恶性肿瘤早期即出现压迫症状,且呈进行性;③良性肿瘤肿块多为囊性,表面光滑有移动性,恶性肿瘤肿块多为实质性,表面不平或呈结节状肿块固定,一般无移动性;④良性肿瘤多没有腹水,全身状况良好,恶性肿瘤多有血性腹水,腹水中可找到瘤细胞。

(七)下腹部肿块

1.膀胱肿瘤

本病是泌尿外科常见病,在泌尿生殖系统肿瘤中是最常见的肿瘤。膀胱肿瘤多见于男性,男女之比为(3~4):1,好发年龄为50~70岁。主要的临床表现是血尿,次要的临床表现是尿频、尿痛和夜尿增多。位于膀胱颈或带蒂的肿瘤可引起排尿困难或尿潴留。有时可在耻骨上触及肿块。膀胱肿瘤的诊断主要依靠膀胱镜检查,B超、CT检查对诊断也有很大帮助,尿细胞学检查也占有重要地位,膀胱造影可协助诊断。其他方法有流式细胞学技术、检查标志染色体特异性红细胞吸附试验。

2.子宫肿瘤

(1)子宫肌瘤:子宫肌瘤是女性生殖系统常见的良性肿瘤,好发年龄为30~50岁。较大的肿瘤常在下腹部形成肿块,可有压迫症状,如盆腔部的沉坠感、尿频或尿潴留、便秘、下肢水肿等。常伴有月经失调、痛经、白带增多等症状。肿块具有实体感,质韧、表面光滑,可向前后及左右移动,但不能上下移动。根据年龄、不育史症状、体征及妇科检查不难做出诊断。较大的呈囊性变的子宫肌瘤须与卵巢囊肿,鉴别B超、CT检查对诊断有较大帮助。

(2)子宫肉瘤:子宫肉瘤较少见,多见于40岁以上的妇女。如常在绝经期后出现子宫迅速增大,同时伴大量的不规则的阴道出血,下腹痛如肉瘤发生溃烂,则有恶臭液体自阴道流出。子宫肉瘤的诊断主要依靠从子宫腔内刮出肿瘤组织或手术切除后做病理活检。

(3)子宫内膜癌:子宫内膜癌多发生于50~60岁的妇女,发病前往往有功能性子宫出血。当浸润至邻近组织时有时可在耻骨上部深处触及不规则、质地坚硬、呈结节状的肿块。B超、CT检查可协助诊断,最可靠的诊断方法是宫腔内刮出物病理活体组织检查。

(八)左下腹肿块

1.溃疡性结肠炎

溃疡性结肠炎常见的症状是腹痛腹泻,多为黏液血便,伴有里急后重。部分患者可在左下腹部触及腊肠形状的肿块,一般为挛缩或增厚的结肠。主要依靠X线钡剂灌肠和肠镜检查进

乙状结肠癌

直肠癌在临床上多见,但腹部不易触及包块。直肠乙状结肠癌向邻近组织浸润,可在左下腹部触到质硬呈结节状、不移动的肿物。常伴腹泻便血。诊断需 X 线钡剂灌肠及结肠镜检查。肠镜活组织病理检查应与直肠、乙状结肠血吸虫病性肉芽肿及乙状结肠侧巴性肉芽肿相鉴别。

3.左侧的卵巢肿瘤

(九)广泛性与不定位性腹部肿块

1.结核性腹膜炎

干酪型及粘连型结核性腹膜炎常可在腹部触及大小不等、界线不清楚、有压痛的肿块。患者常伴发热盗汗,偶尔可出现肠梗阻。本病常有腹膜外的结核病灶,抗结核治疗效果良好。有时不易与腹腔恶性淋巴瘤鉴别,须手术探查明确诊断。

2.腹膜的转移癌

腹壁转移癌常来源于胃、肝、胰腺、结肠直肠等消化系统恶性肿瘤及卵巢癌。在腹部可触及大小不等、形状不规则、质地坚硬的肿块。多有较大量的腹水,影响触诊,排放腹水后触诊更清楚。诊断的要点是找到原癌灶及在腹水中找到癌细胞。

参考文献

[1] 丁淑贞，丁全峰. 消化内科临床护理 [M]. 北京：中国协和医科大学出版社，2016.

[2] 唐前. 内科护理 [M]. 重庆：重庆大学出版社，2016.

[3] 黄欢. 临床护理路径 [M]. 昆明：云南科技出版社，2018.

[4] 乐俊. 临床内科常见疾病的诊疗与护理 [M]. 昆明：云南科技出版社，2014.

[5] 温贤秀，蒋蓉，蒋文春. 疾病护理常规：内科疾病 [M]. 北京：人民卫生出版社，2018.

[6] 刘丽琴. 现代内科护理精粹 [M]. 西安：西安交通大学出版社，2018.

[7] 孙伟平. 现代临床基础护理技术 [M]. 北京：科学技术文献出版社，2018.

[8] 谷业云. 现代临床护理学 [M]. 上海：上海交通大学出版社，2018.

[9] 郭礼. 最新临床内科诊疗精要 [M]. 西安：西安交通大学出版社，2018.

[10] 胡艺. 内科护理学 [M]. 北京：科学出版社，2018.

[11] 李晓. 全科诊疗与护理 [M]. 昆明：云南科技出版社，2014.

[12] 金梅，张志贤，朱慧. 内科护理学 [M]. 北京：科学技术文献出版社，2017.

[13] 王洪飞. 内科护理 [M]. 北京：科学出版社，2017.

[14] 谭严，李大权，邓意志. 内科护理 [M]. 2版. 北京：科学出版社，2017.

[15] 丁兆红，迟玉春，侯树爱，等. 急危重症护理 [M]. 北京：科学出版社，2017.

[16] 关玉霞. 北京协和医院消化内科护理工作指南 [M]. 北京：人民卫生出版社，2016.

[17] 李丹. 内科护理学 [M]. 上海：上海科学技术出版社，2016.

[18] 王美芝，孙永叶. 内科护理 [M]. 济南：山东人民出版社，2016.

[19] 刘风侠，梁军利，刘晋. 急危重症护理常规 [M]. 长春：世界图书出版公司长春有限公司，2016.

[20] 李晓明. 全科医学与护理 [M]. 昆明：云南科技出版社，2014.

[21] 刘翠. 中西医结合护理学 [M]. 北京：科学技术文献出版社，2016.

[22] 张兰凤，刘瑞珍，黄争春. 内科护理学 [M]. 延吉：延边大学出版社，2016.

[23] 卜秀梅，王文刚，刘晓亭. 实用内科护理学 [M]. 西安：西安交通大学出版社，2016.

[24] 郝元媛. 健康教育干预应用于慢性胃炎护理的临床效果分析 [J]. 中国现代药物应用，2018，12（8）：170-171.

[25] 曾亮. 优质护理在消化内科护理管理中的应用 [J]. 当代医学，2016，22（31）：104-105.

[26] 张欣. 健康教育在消化内科护理中的应用 [J]. 实用临床护理学电子杂志，2017，2（26）：17，194.

[27] 解群. 优质护理在消化内科护理管理中的应用效果分析 [J]. 健康之路，2017，16（11）：159.

[28] 郭仲响. 消化内科患者恶心呕吐的临床研究 [J]. 中外医学研究，2017，15（34）：25-26.